POCHES PRATIQUE
ODILE JACOB

MAIGRIR,
C'EST FOU !

DU MÊME AUTEUR
CHEZ ODILE JACOB

Maigrir, c'est dans la tête, 1997.
Folie @ trois, 1999.
Les Relations durables, 2004.

Dr GÉRARD APFELDORFER

MAIGRIR C'EST FOU !

Odile Jacob pratique

15, RUE SOUFFLOT, 75005 PARIS

www.odilejacob.fr

ISBN 2-7381-1785-6

ISSN : 1767-2384

Remerciements

Merci à mes patients, qui me racontent leurs aventures amincissantes. Merci à Sophie Suberbère pour son précieux travail de documentation ainsi qu'à Jany Cornuejols et Serge Brault, qui m'ont fourni quelques pièces manquantes du puzzle. Merci au docteur Jean-Philippe Zermati qui a bien voulu apporter ses commentaires et ses critiques au manuscrit. Merci à Catherine Meyer qui a aidé à l'accouchement.

Introduction

Maigrir. Les trois quarts de la population en rêvent. Les gros, bien sûr, mais aussi les moins gros, les justes enveloppés, ceux qui en sont venus à penser qu'on n'est jamais ni assez riche, ni assez mince.

La motivation ? Ils l'ont, chevillée au corps. Bon nombre de gros échangeraient volontiers leur obésité contre une maladie, n'importe laquelle, même grave, même mortelle. En fait, une enquête a même montré que neuf obèses sur dix aimeraient mieux être amputés d'une jambe plutôt que de rester gros, et trouvent préférable d'être muet ou même aveugle plutôt qu'obèse. Si on leur donne à choisir entre avoir enfin un poids normal, ou bien rester obèse et être multimillionnaire, tous les sujets de l'enquête choisissent d'être pauvres, mais minces[1]…

Comment en est-on arrivé là ? Nous verrons que la passion de maigrir est une longue histoire, plongeant ses racines dans la plus haute Antiquité. Hippocrate et Galien avaient leur opinion, de même qu'Avicenne ou les médecins de la Renaissance. Mais durant longtemps, seules les obésités majeures étaient considérées comme posant problème. Puis, peu à peu, de façon irrégulière, l'exigence de minceur et l'intolérance à l'obésité s'accroissent. Au XXe siècle, la frénésie amaigrissante vire à la rage. Et plus la pression en faveur de la minceur augmente, plus le pourcentage d'obèses augmente dans la population… Mais quel est l'effet, quelle est la cause ?

Depuis le début de ce siècle, nos sociétés marchandes ont érigé la course à la minceur en business. Nous passerons en revue cette incroyable diversité de produits pharmaceutiques et cosmétiques, d'appareillages amaigrissants, de méthodes alimentaires multiples et variées, de thérapies du corps ou de l'esprit. L'industrie agro-alimentaire et ses produits de plus en plus diététiques, le monde de la pub, de la presse et de l'édition qui vendent des images et du papier grâce à l'appétit de minceur ambiant font eux aussi partie intégrante de ce *fat business* (mot à mot « marché de la graisse »). Nous verrons que même la morale, la culpabilisation et les pratiques de repentance peuvent être récupérées et devenir sources de revenus. Une étude de 1994 estimait le *fat business* à 30 milliards de dollars par an, rien que pour les États-Unis[2]. Ce livre, d'ailleurs, participe lui aussi du *fat business*. Merci de l'acheter.

Le marché de l'obésité soulève plusieurs questions. La première est celle de son efficacité. L'affaire, aujourd'hui, est entendue : les méthodes amaigrissantes actuelles, prises dans leur ensemble, ont des résultats médiocres. Le taux d'échec est en effet de l'ordre de 75 à 95 % sur une période de cinq ans. En d'autres termes, si vous êtes gros et si vous tentez de perdre du poids au moyen d'une machine à maigrir, ou en consommant des produits diététiques, ou en suivant un régime amaigrissant, ou en prenant des médicaments vendus en pharmacie et prescrits par un médecin, ou par toute autre méthode, vous avez environ neuf chances sur dix, cinq ans plus tard, de peser (au moins) le même poids qu'aujourd'hui.

Dans ces conditions, comment se fait-il que les gros et les moins gros continuent à consommer méthode amaigrissante sur méthode amaigrissante, et surtout, comment se fait-il que des médecins soi-disant sérieux persistent à recommander des régimes et des produits amaigrissants à leurs patients ? Intrigantes questions, auxquelles nous tenterons de répondre.

Mais, direz-vous, il existe des raisons objectives de vouloir mincir. Des raisons de santé, par exemple : en France, l'obésité engendrerait ainsi chaque année 9 milliards de francs de surcoût médical[3]. Certes, et il ne me viendrait pas à l'esprit de le nier. Mais quand le désir de maigrir confine à la rage, quand les journaux font leurs gros titres sur l'art de mincir, non plus uniquement en début de printemps, comme c'était la tradition, mais tout au long de l'année, quand l'industrie pharmaceutique investit massivement dans la recherche de molécules amaigrissantes, quand les industries de l'agroalimentaire cherchent à nous concocter des aliments de moins en moins nourrissants, quand des congrès internationaux sur le thème de l'obésité réunissent des milliers de spécialistes médicaux qui se penchent doctement sur nos kilos, quand l'art de manger et la nécessité impérieuse de maigrir ou de ne pas grossir s'apprennent dans les écoles primaires, quand perdre du poids devient une affaire d'État, quand même les minces veulent maigrir, on ne peut s'empêcher de penser que nous sommes devant un phénomène irrationnel d'une ampleur sans précédent. Se demander quel est le sens de tout cela ne serait peut-être pas tout à fait inutile.

Nous commencerons par faire le tour du propriétaire, par détailler les méthodes amaigrissantes de tous ordres qui caractérisent la rage de maigrir. Le loufoque y cotoie la pseudoscience, le charlatanisme et l'escroquerie voisinent avec le moralisme et les bonnes intentions. Mais, comme chacun sait, l'enfer en est pavé, de bonnes intentions…

PREMIÈRE PARTIE

Histoire de la mincitude

Maigrir de l'Antiquité à nos jours

La rage de maigrir ne procède pas de la génération spontanée. Bien au contraire, c'est une vieille histoire. Mais, dans le monde antique, seules les obésités massives, qui gênaient la mobilité et avaient un retentissement évident sur la santé, étaient considérées comme problématiques. Les surpoids modérés, alliés à un solide appétit, étaient au contraire vus comme un signe de bonne santé : mieux valait disposer de quelques réserves que d'être souffreteux et cachectique…

L'Antiquité

Hippocrate, qui vivait au ve siècle avant notre ère, le siècle de Périclès et Sophocle, et qui est considéré comme le père de la médecine telle que nous l'entendons — le jeune médecin prête encore aujourd'hui le serment d'Hippocrate — considérait la bonne santé comme un équilibre entre les quatre humeurs corporelles. Un corps bien proportionné — c'est-à-dire point trop gros — témoigne de l'harmonie entre les quatre éléments (la terre, l'air, le feu et l'eau) et les quatre humeurs (la bile noire, la bile jaune, le sang et la lymphe). Pour perdre sa graisse dysharmonieuse, Hippocrate recommande le retour à un mode de vie spartiate : on doit vivre à la dure, ne pas s'attarder dans des bains émollients, préjudiciables

CONSEILS AUX OBÈSES DE TEMPÉRAMENT SANGUIN
HIPPOCRATE (Ve SIÈCLE AV. J.-C.)

Conseils d'hygiène

- Rester nu aussi souvent que possible.
- Ne pas prendre de bain.
- Dormir sur un lit dur.
- Faire de l'exercice ou des travaux de force avant de manger. Ne manger que lorsqu'on halète de fatigue.

Conseils diététiques

- Consommer des plats riches en graisses et avec des assaisonnements gras, de telle sorte qu'on soit rassasié avec peu de nourriture.
- Ne pas boire avant les repas, sauf un peu de vin, dilué et pas trop froid.
- Les personnes ayant un tempérament sanguin, une apparence rougeaude et des muscles lâches devront, en raison de leur constitution humide, absorber des aliments secs une grande partie de l'année.

Répartition

- Ne manger qu'une seule fois par jour.

aux personnes de constitution « chaude et humide », ne pas trop se vêtir et même rester nu autant que possible, ne manger qu'après s'être beaucoup dépensé, une seule fois par jour et un petit volume d'aliments, de préférence bien gras, afin qu'on soit vite rassasié.

L'obésité peut être la cause de mort soudaine, plus fréquente selon Hippocrate chez le gros que chez le maigre, ou encore être responsable de stérilité chez la femme, non seulement parce que la graisse peut obstruer les voies féminines et empêcher la fécondation, mais aussi en raison du frein qu'elle représente au bon déroulement du rapport sexuel.

La distinction hippocratique entre deux types d'obésité, celle des personnalités sanguines, caractérisées par l'association du chaud et de l'humide, et celle des personnalités flegmatiques, froides et humides, s'est perpétuée au travers des siècles. La première est à prépondérance masculine : les sanguins grossissent surtout en avançant en âge, ils sont bons vivants, joyeux, dynamiques. Les personnes flegmatiques sont quant à elles le plus souvent des femmes, qui ont une graisse maladive,

CONSEILS AUX OBÈSES MORBIDES
CLAUDE GALIEN (IIe SIÈCLE AP. J.-C.)

Conseils d'hygiène
- À jeun, pratiquer la course rapide et essuyer la sueur avec un tissu doux ou rêche.
- Faire suivre d'un massage intensif avec des onctions reconstituantes.
- Puis prendre un long bain reposant, se livrer à une activité de détente à laquelle on est accoutumé, et prendre un second bain. Ne se restaurer qu'ensuite.

Conseils diététiques
- Prendre une nourriture abondante mais peu nourrissante, de telle sorte qu'elle remplisse mais ne se distribue pas dans l'organisme.

souffrent de troubles circulatoires et ont une tendance à la dépression. Mais comme rien n'est simple, la médecine moderne a renversé les critères de gravité : ce sont les obésités des sanguins (souvent celles des hommes, avec un ventre proéminent et un corps en forme de pomme) qui ont un retentissement néfaste sur le cœur et les vaisseaux ; les obésités en poire, concernant les fesses et les hanches, cellulitiques et féminines, n'ont au contraire qu'une faible incidence sur la santé et l'espérance de vie…

Claudius Galenus, plus connu sous le nom de Galien, fut médecin à Rome au IIe siècle après J.-C. et écrivit quantités de livres sur tous les sujets de la médecine, qui constituèrent une référence inégalable durant mille trois cents ans. Il distingue deux types d'obésité : une obésité modérée, considérée comme normale et de bon aloi, et une obésité immodérée, morbide, qu'il convient de corriger. Galien a un point de vue plus moral qu'Hippocrate : il considère en effet que l'obèse est responsable de son obésité, qui est due à la désobéissance aux lois de la nature. Une bonne santé, en effet, découle d'une vie conforme aux lois naturelles qui veulent qu'on se nourrisse de façon frugale et qu'on donne à son corps l'activité physique dont il a besoin. Si, selon Galien, il convient de faire de l'exercice avant de manger, il recommande à l'inverse d'Hippocrate de s'en tenir à une alimentation volumineuse mais peu nourrissante. En homme de son époque, qui fréquentait les thermes, Galien est aussi favorable aux bains et aux massages.

Soranus d'Éphèse, lui aussi médecin émigré à Rome, ne s'écarte guère du point de vue de Galien : les individus gros sont paresseux et inactifs[4]. L'important pour

MAIGRIR AVEC SORANUS D'ÉPHÈSE (IIe SIÈCLE AP. J.-C.)

Conseils d'hygiène

- Dormir le moins possible, faire des concours de chant ou de poésie, ou encore voyager.
- Faire le plus d'exercice possible.
- Prendre des bains de soleil, des bains chauds, se faire masser ou s'exposer à de la chaleur vive.

Conseils diététiques

- Ne manger qu'une seule fois par jour et un seul plat, froid, à base de légumes, avec un peu de poisson, de lapin ou de chevreuil secs, ou encore de porc desséché, le tout accompagné de pain rassis.
- On évitera les aliments trop bons et trop bien cuisinés, à base de lait, de cervelle, d'œufs, de poissons à la chair tendre, ainsi que les nourritures grasses.
- Si tout cela ne suffit pas, on prendra des purgations et des émétisants, on se mettra des cataplasmes irritants sur la poitrine.

eux est de s'impliquer davantage dans leurs activités quotidiennes, de dormir moins, de faire plus d'exercice. Ils pourront aussi prendre des bains de soleil ou, si cela ne suffit pas à faire fondre leur graisse, s'exposer à une chaleur vive. Prendre des bains chauds, se faire masser, boire de l'eau minérale ne peut leur faire que du bien. Les concours de chant ou de poésie sont encore un moyen réputé pour perdre du poids, de même que toute activité qui tient longtemps éveillé. Enfin, si on pense trop à manger, on pourra aussi se distraire en voyageant. Manger, vous avez dit manger ? On se nourrira une fois par jour et d'un seul plat froid, à base de légumes, agrémenté de poisson de la variété la plus coriace, de lapin ou de chevreuil secs, ou encore de porc bien desséché, le tout accompagné de pain rassis. On évitera bien évidemment tout ce qui est bon : les petits plats exquis, le lait, la cervelle, les œufs, les poissons à la chair tendre et les nourritures grasses. Si tout cela ne suffit pas, on aura recours aux purgations et aux émétisants, ainsi qu'à des cataplasmes irritants.

Le Moyen Âge

Ces bons principes ne sont guère remis en question durant le Moyen Âge, que ce soit dans l'Occident chrétien ou dans le monde byzantin ou arabe. Avicenne, philosophe et médecin iranien qui vécut aux X-XIe siècles, conseille lui aussi de consommer de grands volumes d'aliments peu nourrissants, qui trompent la faim, de prendre fréquemment des bains avant de manger et de faire beaucoup d'exercice. Il conseille aussi d'accélérer la descente des aliments dans l'estomac et l'intestin au moyen de purgatifs afin d'en empêcher la digestion.

L'histoire édifiante de Sancho Ier le Gros illustrera notre propos[5]. Sancho aurait dû monter sur le trône de Léon en 958, à la mort de son père. Malheureusement, il est gros, très gros, et ses sujets, le jugeant inapte à la fonction de roi, le destituent. Heureusement pour lui, Sancho a une sympathique et intelligente grand-mère qui, constatant l'incapacité des médecins de Léon, a l'idée de demander son aide au calife de Cordoue. Quoique les deux royaumes soient en conflit pour une sombre affaire de limites territoriales, le bon calife lui délègue son médecin personnel, Hisdai ibn Shaprut.

Hisdai ibn Shaprut est un brillant médecin, qui sait en particulier confectionner la fameuse thériaque, une potion de l'Antiquité, mise au point par Galien, à base de chair de vipères, d'une soixantaine de plantes, et surtout d'opium. La thériaque était utilisée contre les morsures de bêtes sauvages, comme antidote de divers poisons (certains prétendent qu'elle aurait été inventée par Mithridate) et plus généralement pour procurer une bonne santé.

Hisdai ibn Shaprut fait donc venir Sancho le Gros à Cordoue et lui fait suivre un traitement prolongé dont on ne connaît pas la nature précise, mais dans lequel la thériaque joue sans doute un rôle important. Et le traitement est une réussite : Sancho le Gros maigrit. Mieux encore : ses sujets, du coup, lui rendent son trône. Léon et Cordoue signent un traité de paix. Vive la thériaque !

À Byzance aussi, il faut maigrir[6]. Au milieu du XIVe siècle, l'empire byzantin est en proie à une crise de succession : l'empereur Andronicus III vient de mourir en 1341. Sa veuve, Anne de Savoie, proclame son jeune fils empereur et Cantacuzenus, l'homme fort de l'empire durant le règne d'Andronicus, devient régent. L'impératrice Anne est soutenue par Apocaucus, gouverneur de Constantinople et des régions limitrophes. Mais Cantacuzenus, le régent, se proclame lui-même empereur sous le nom de Didymotichus. À nouveau, l'empire byzantin a à sa tête deux empereurs.

Gavalas, lui aussi personnage influent et Megas Logothetis de l'empire — soit l'équivalent de ministre des Affaires étrangères — qui penchait plutôt du côté de

Cantacuzenus, décide de changer de camp et de s'allier avec Apocaucus contre Cantacuzenus. Il demande à ce que l'union entre les deux clans soit scellée par un mariage. Mais voilà : le mariage tarde à se faire. Apocaucus, gêné, explique que sa fille ne peut décidément s'y résoudre en raison de l'obésité repoussante de Gavalas. Qu'à cela ne tienne ! Ce dernier fait donc venir à grands frais un médecin d'Italie, qui rédige son ordonnance : il faut se nourrir de légumes, de fruits, de poisson, de volaille, éviter le pain, la viande, les abats, les coquillages, le fromage et le vin. Il faut aussi prendre des bains chauds afin de transpirer beaucoup, faire des massages et de l'exercice. Des purgatifs et des émétisants font partie de la prescription.

Certes, Gavalas maigrit, mais devient fatigué et sans force. Le mariage ne se fait jamais et, pour finir, Apocaucus se retourne contre Gavalas…

L'obésité est tout autant décriée en Extrême-Orient. On peut ainsi admirer au musée de Fukuoka, au Japon, un rouleau du XIIe siècle représentant une Japonaise obèse au point de devoir se faire aider par ses servantes pour marcher. Elle transpire, respire difficilement, souffre le martyre. L'histoire nous dit qu'il s'agit d'une usurière, devenue énorme à force de manger des nourritures trop riches. Pour les Japonais des temps médiévaux, les usuriers sont des personnes égoïstes et avides. Comme la plupart des maladies sont attribuées à des fautes morales antérieures, l'obésité devient la traduction concrète d'une trop grande avidité dans cette vie ou dans une vie précédente[7].

Un autre texte, datant de 1254, nous raconte l'histoire d'un noble Japonais devenu obèse à force de nourritures trop riches, qui consulte un médecin afin de maigrir. Ce dernier préconise un régime frugal à base de gruau de riz. Quelque temps plus tard, lorsque le médecin retourne voir son patient, il le surprend à engloutir des monceaux de gruau et de sushi de poisson. Effaré, le médecin se sauve en s'exclamant qu'il comprend pourquoi son patient est aussi énorme[8] !

Les débuts de la période moderne

Je n'ai pas pu résister au plaisir de vous conter ces historiettes, mais il ne faudrait pas que ces cas d'espèce nous induisent en erreur : en fait, durant le Moyen Âge et dans l'Occident chrétien, être gros ne constitue pas un problème en soi. C'est le péché de gourmandise, le refus de prendre la juste mesure des besoins humains en mangeant plus que nécessaire, qui est critiqué. Le péché de gourmandise vaut pénitence s'il a conduit à voler ou à commettre un sacrilège, mais il n'est que péché véniel si l'on a simplement trop mangé aux repas. Rappelons que le terme de « gourmandise », signifiait à l'époque « manger avec avidité », ce que traduit bien le synonyme anglais *gluttony*. Ce n'est qu'à partir du XVIIIe siècle que le gourmand cesse d'être un pécheur pour devenir un gastronome. Afin d'éviter tout contresens, je parlerai de gourmandise gloutonne lorsqu'il s'agira plus d'un péché capital que d'un plaisir des sens.

Au Moyen Âge, donc, face à des gens qui abusent de la bonne chère, on cite saint Paul, qui stigmatise « les ennemis de la Croix du Christ dont le but est la destruction, et dont le dieu est dans leur ventre[9] », ou Tertullien qui, au IIIe siècle, considère que la faute d'Adam qui aurait entraîné sa chute est davantage la gourmandise que le péché d'orgueil. Ce sont Augustin, au Ve siècle, et Grégoire Ier, au VIIe siècle, qui font de la gourmandise un des sept péchés capitaux. L'obésité est la traduction visible d'un péché contre Dieu, de la désobéissance aux lois de Dieu.

C'est à partir de la fin du Moyen Âge qu'insidieusement, la médecine vient mettre son grain de sel dans un champ qui n'était que moral et religieux. Est-ce en raison d'une nourriture devenue plus abondante et, de ce fait, d'un nombre d'obèses allant croissant ? Certes, la gloutonnerie conduit toujours à l'enfer, où des diablotins infernaux forcent les pécheurs à ingurgiter des mets infâmes et nauséabonds assaisonnés de sauces sulfureuses. Mais on en vient à considérer de plus en plus qu'en fait, l'obèse est déjà en enfer, puisque l'obésité et son cortège de dysfonctionnements constituent la première des punitions. Ainsi, la punition de Gargantua pour son laisser-aller alimentaire est d'avoir dix-huit mentons et un tempérament flegmatique. L'énorme Falstaff aura à connaître une tombe trois fois plus large que celles des autres hommes.

On commence donc à se préoccuper sérieusement de maigrir. Et, de ce point de vue, deux styles, deux états d'esprit s'opposent, que nous retrouvons tout au long de l'histoire des méthodes amaigrissantes. Et ces deux styles s'incarnent dans deux Italiens du XVIe siècle, Luigi Cornaro et Santorio Santorio.

Luigi Cornaro est un Vénitien du XVIe siècle qui, souffrant lui-même de la goutte et de troubles digestifs, prêche pour la rédemption de l'obèse par le régime amaigrissant. Pour lui, la restriction alimentaire permet un changement intérieur, récompensé de façon visible, béni en permanence. À partir de la simple décision de mener une vie tempérée, de manger avec frugalité des choses simples, on reçoit ces présents merveilleux que sont la rejuvénation et la longévité. La bataille du curiste contre sa gloutonnerie est une bataille magique : à chaque étape gagnée, à chaque kilo perdu, on gagne en force, en jeunesse et en pouvoir. Plus on est léger et plus on est agile et alerte. Plus longtemps dure la bataille et plus on acquiert de vigueur. Maigrir ressemble à une quête initiatique : au fur et à mesure qu'on maigrit, on se transforme et on transforme le monde autour de soi. Maigrir ressemble à une épopée : la minceur se conquiert, le chevalier ne doit pas se laisser arrêter par quelques déroutes passagères, il doit avancer vaille que vaille jusqu'à la victoire finale.

Luigi Cornaro a clairement une vision héroïque de l'amaigrissement. Maigrir est un combat, une épreuve de volonté. Celui qui parvient à vaincre son obésité devient, par son odyssée, un héros admirable. On chante sa gloire, on l'érige en modèle.

Santorio Santorio[10] est médecin à Padoue et appartient à la génération suivante. Sa vision du problème est toute différente. Vers l'âge de quarante ans, il fait construire une énorme chaise-balance suspendue à un bras d'acier à hauteur de plafond et dont les pieds frôlent le sol : elle lui permettra de se peser en continu tout en mangeant. Durant trente ans, Santorio se pèsera, évaluera ce qu'il mange, ce qu'il excrète, ce qu'il dépense en efforts physiques et au cours de sa vie sexuelle, cherchant à comprendre comment les aliments sont absorbés, comment se dissipe le poids par une transpiration invisible, comment les émotions influent sur cette fameuse transpiration invisible, ainsi que ce qu'il convient d'ajouter ou de retrancher afin de préserver ou de recouvrer sa santé.

Pour Santorio, le pesage du corps est une métaphore du pesage de l'âme. Maigrir n'a rien de romantique. Il convient au contraire de ne pas montrer d'impatience, d'en faire un rituel immuable, un rituel où l'on pèse, où l'on mesure jour après jour, semaine après semaine. Alors que le héros cherche à prendre son problème pondéral à bras le corps, désire maigrir tout de suite et au plus vite, le disciple de Santorio comprend que maigrir ne peut s'obtenir que par une attention constante et quotidienne. On mange selon un rituel immuable des nourritures soigneusement calibrées, on se pèse et on se repèse, on évalue ses dépenses, on mesure les variations, on tente d'en déchiffrer le sens. Ainsi procède la médecine scientifique. Ainsi procèdent aussi bien d'autres méthodes qui n'ont qu'une apparence de rationalité.

En pratique, nombre de candidats à la minceur oscillent entre la tendance héroïque et la tendance ritualisée. Tel est le cas du docteur George Cheyne, qui naît en Écosse en 1673 dans une famille où l'on est en bonne santé, mais où l'on a des prédispositions à l'obésité. Une jeunesse londonienne, une vie dissolue, le rendent gros à l'extrême. Il a le souffle court, est léthargique et indolent. Cheyne décide donc de se mettre au vert, de soigner sa santé et de maigrir. Il prend des vomitifs, de la quinine, de l'eau ferrugineuse ; comme il continue à souffrir de céphalées et de mélancolie, il se met au laudanum, une médication à base d'opium et utilisée comme calmant, ainsi qu'au calomel, un sel de mercure, utilisé comme purgatif et antiseptique intestinal. Mais ces traitements lui détraquent encore un peu plus le foie et la vésicule biliaire. Finalement, ce sera sa régularité aux bains qui lui permettra de recouvrer minceur et santé.

Malheureusement, dès qu'il va un peu mieux, il recommence à manger des « nourritures animales » et regrossit illico. Un clergyman lui vante alors les bienfaits de la cure de lait, qui a fort bien réussi à un épileptique de sa connaissance. Cheyne se met donc à la diète au lait durant six mois, au bout desquels il se retrouve mince, agile, mais néanmoins oppressé et déprimé. Il revient donc à une vie frugale, parcourt quotidiennement quinze kilomètres à cheval et prend régulièrement des purgatifs. Mais dès qu'il se sent mieux, il bascule derechef dans son vice, regoûte aux nourritures animales, « aspirant les sucs de la nourriture comme une éponge, et devenant brutalement rondouillard, gras et robuste, mais à l'évidence trop rapidement ». Il pèse 450 livres (soit plus de 200 kilos), est la proie d'asthme, d'ulcères scorbutiques et d'érisypèle. Nouvelle cure de lait et de viandes blanches, puis de lait et de légumes.

Dix ans plus tard, quinquagénaire, Cheyne s'est assagi et a abandonné la méthode héroïque pour un système ritualisé. Il s'est définitivement converti à une nourriture végétarienne, additionnée de lait, de café et de thé. « Plus mon alimentation est légère, et plus je me sens en forme », remarque-t-il. Cette épuration va avec une santé rayonnante, la vacuité et la paix de l'âme. Écrivant sur sa maladie, que Cheyne nomme la « maladie anglaise », il la comprend comme le signe des interférences entre le poids du corps et le poids de l'âme, qui retentissent l'un sur l'autre. Quelque chose comme : *mens sana in corpore sano,* en somme[11].

Les cures amaigrissantes du XVIIIe au XIXe siècle

Au XVIIIe siècle, le corps médical commence à s'intéresser de près à l'obésité. Les thèses de médecine sur le sujet se multiplient, on pousse des cris d'alarme face à l'augmentation inquiétante du nombre d'obèses, on s'inquiète de ce préoccupant « problème de santé publique », comme on dirait de nos jours.

Le travail de Thomas Short, un médecin anglais qui publie un opuscule sur le sujet en 1727, est représentatif de l'époque[12]. On y retrouve les thèses bien connues de Galien, l'obésité vue comme la conséquence du non-respect d'un mode de vie naturel. L'obèse est ce qu'il est parce qu'il s'adonne à trois péchés capitaux : la gourmandise gloutonne, la paresse et la luxure. On grossit parce qu'on reste trop longtemps dans le confort de son lit, parce qu'on se livre à la débauche, parce qu'on fréquente trop les lieux de plaisir. Les taverniers et leurs clients assidus, les personnes au tempérament un peu trop joyeux, sont d'ailleurs connus pour être bien enrobés, remarque Short.

Short ne se contente pas de faire de la morale : il l'agrémente aussi de diverses explications scientifiques. Ce qui est à la mode, c'est la plus ou moins bonne circulation du sang et la plus ou moins bonne élimination des toxines. L'obèse a trop de sang et de graisses, qui sont stockées dans de petites vésicules graisseuses, tout

MAIGRIR EN ANGLETERRE DANS LA PREMIÈRE MOITIÉ DU XVIIIe SIÈCLE

LES BONS CONSEILS DE THOMAS SHORT (1727)

Conseils d'hygiène

- Lorsqu'on a tendance à l'embonpoint, choisir un lieu de vie où l'air n'est pas trop moite et humide ; éviter les pays plats et pluvieux, les régions boisées, ainsi que les villes.
- Faire de l'exercice afin d'augmenter la transpiration.
- Dormir peu.
- Évacuer beaucoup en prenant éventuellement des laxatifs.
- Éviter les trop grands élans passionnels.

Conseils diététiques

- Consommer des portions modérées et d'une nourriture dégraissée. Viandes et poissons seront choisis parmi les moins nourrissants.

cela parce qu'il ne parvient pas à les éliminer par les moyens naturels, en particulier la transpiration. Il faut donc é-li-mi-ner. En particulier en faisant de l'exercice, qui fait transpirer, et en utilisant des laxatifs.

Short nous parle aussi de la qualité de l'air : un air trop chaud et humide empêche la transpiration et relâche les fibres corporelles, ce qui conduit irrémédiablement à l'obésité. D'ailleurs, nous assure Short, dans des régions comme la Hollande, où l'air est constamment humide, dans les régions marécageuses, ou encore dans ces antres de perdition que sont les grandes villes, ne rencontre-t-on pas plus d'obèses qu'ailleurs ?

MAIGRIR À PARIS DANS LA SECONDE MOITIÉ DU XVIIIe SIÈCLE

LES BONS CONSEILS D'ANTOINE PETIT, DOCTEUR EN MÉDECINE DE LA FACULTÉ DE PARIS (1765 ET 1767)

Conseils d'hygiène

- Dormir peu.
- Occuper son esprit.
- Faire de l'exercice, de préférence de la course à pied. Éviter de monter à cheval.
- Éviter l'usage immodéré des femmes.
- Prendre un bain tous les huit jours, d'un quart d'heure au plus, à la suite duquel on se fera essuyer et frotter avec de la flanelle. On peut se faire frotter deux à trois fois par semaine, même sans bain, pour animer la transpiration.

Conseils diététiques

- Manger en petite quantité, en restant sur son appétit.
- Ne faire de préférence qu'un seul repas par jour.
- Les viandes : éviter les aliments trop nourrissants (mouton, bœuf, vieux animaux, gelées, consommés, mets préparés au jus). Consommer plutôt veau, poulet, lapin, viandes noires, oiseaux de rivière, levreau.
- Le poisson : en petite quantité.
- Les légumes : éviter farineux (riz, pois, fèves, gruau), consommer végétaux acides et aqueux (épinards, laitues, chicorées, pourpier, cardes, cardons), mettre beaucoup de vinaigre dans la salade.
- Les fruits : on peut consommer pommes, poires, pêches, abricots, melons, concombres, cerises, groseilles.
- Laitages et fromages : s'en abstenir.
- Pain : s'abstenir.
- Les boissons : éviter le vin rouge, boire du vin blanc, de préférence de Champagne, et du café noir après dîner, avec très peu de sucre.

Des bons conseils de ce type, Short est loin d'être le seul à les dispenser. Lisons les comptes rendus de consultations d'Antoine Petit, docteur en médecine de la faculté de Paris, en 1765 et 1767 : pour lui aussi, l'obésité est due à la bonne chère et l'oisiveté, et se combat par la frugalité et le travail. Il convient donc de dormir peu et d'occuper son esprit, de ne manger qu'une seule fois par jour, des aliments peu nourrissants et en petite quantité, de laisser son cheval à l'écurie et de lui préférer la course à pied, de ne pas se prélasser dans son bain et d'éviter l'usage

MAIGRIR EN ANGLETERRE DANS LA SECONDE MOITIÉ DU XVIIIe SIÈCLE

LES BONS CONSEILS DU DOCTEUR MALCOLM FLEMYNG, (1760)

Conseils d'hygiène

- Prendre des bains froids afin de resserrer les tissus.
- Augmenter les évacuations : éviter les excès de purges, trop dangereux, et faire plutôt de la marche à pied qui favorise les évacuations par la transpiration.
- Absorber du savon, qui est diurétique et dissout les substances grasses.

Conseils diététiques

- Manger en petite quantité ; sortir de table en ayant encore de l'appétit.
- Limiter le choix des plats.
- Se remplir l'estomac avec des fruits ou des produits frais, ou boire un verre de vin doux afin de tromper sa faim.
- Manger du pain blanc plutôt que du pain complet.
- Manger des légumes, racines et verdure, mais sans adjonction de beurre.

immodéré des femmes, qui « ajoute à l'embonpoint par l'expérience ». Lorsque malgré tout, la fornication s'avère nécessaire, le docteur Petit y va de ses conseils : « Pour les hommes qui ont beaucoup d'embonpoint, il n'existe qu'une manière commode de remplir le devoir conjugal : elle consiste à être debout, l'épouse étant renversée sur le bord du lit, et les cuisses de la susdite étant relevées et appuyées sur les bras du mari de manière que les jambes passent sur les épaules [...]. »

À la même époque, Malcolm Flemyng, médecin à Édimbourg, recommande lui aussi, en 1760, de manger avec frugalité, de préférence une alimentation monotone, riche en légumes, racines et verdure, mais sans adjonction de beurre, de tromper sa faim en se remplissant l'estomac de fruits de saison ou en buvant un verre de vin doux, de préférer le pain blanc au pain complet, de prendre des bains froids afin de resserrer les tissus, de faire de la marche à pied qui favorise les évacuations par la transpiration, d'éviter les excès de purges, trop dangereux, mais d'absorber du savon, qui est diurétique et qui, comme chacun sait, dissout les substances grasses.

La médecine amaigrissante du XIXe siècle

Le XIXe siècle se caractérise par de nombreuses avancées médicales et scientifiques : la théorie de la conservation de l'énergie et le développement de la calorimétrie permettent de mieux comprendre comment l'organisme utilise la nourriture comme combustible pour effectuer un travail musculaire ou maintenir le corps à 37°, ou bien encore comment il stocke cette énergie sous forme de graisses. Mais connaître un peu est souvent pire que ne pas connaître du tout.

En fait, les conseils amaigrissants prodigués par nos Diaphoirus deviennent plus fous que jamais. Le docteur Dancel, à Paris, en 1849[13], interprétant à sa façon les récentes découvertes de la chimie organique, en conclut que boire de l'eau fait grossir. En effet, « l'eau contribue à la digestion des corps gras et prend une part directe à la formation de la graisse, l'hydrogène de l'eau se combinant au carbone pour former de la graisse ». Il propose donc ce qu'on a appelé le « régime sec », dans lequel on boira le moins de liquide possible et où on évitera les aliments riches en eau, tels les fruits crus, les légumes verts et les asperges. On leur préférera les pommes de terre et les haricots blancs, car ils contiennent peu d'eau, le pain, blanc ou noir, les fruits secs, et on consommera le plus de viande possible.

MAIGRIR AVEC LE RÉGIME SEC DU DOCTEUR DANCEL (PARIS, 1849)

- Boire le moins possible.
- Éviter les aliments riches en eau, comme les fruits frais, les asperges, les épinards, l'oseille, les choux-fleurs, les carottes et les navets.
- Manger le plus de viande possible.
- Manger beaucoup de pommes de terre, de haricots blancs, de pain et de fruits secs.

On commence à se méfier des sucres, qui sont des hydrates de carbone et qui comme leur nom l'indique, apportent de l'eau, une eau qui fait grossir, la chimie l'a prouvé. Les graisses ? Certains les déconseillent, d'autres non. Dans ces conditions, il ne reste somme toute que les protéines qui soient consommables, ce qui explique sans doute qu'elles se taillent de plus en plus souvent la part du lion dans les régimes amaigrissants de l'époque.

Ainsi en va-t-il du régime Harwey-Banting, prototype des régimes hyperprotidiques, publié en 1865. Monsieur

MAIGRIR AVEC LE RÉGIME DE HARWEY-BANTING (LONDRES, 1865)

Conseils diététiques

- Manger de la viande et du poisson maigres, et le moins possible de sucres, de féculents et de corps gras.
- Boire du vin rouge, du Sherry ou de l'eau autant qu'on le désire.

Répartition

- *Petit déjeuner :* 120 à 150 grammes de viande ou de poisson (éviter porc et saumon), 30 grammes de pain blanc grillé, thé ou café sans lait ni sucre.
- *Déjeuner :* 150 à 180 grammes de viande, accompagnement de légumes excepté les pommes de terre, 30 grammes de pain blanc rôti, 2 à 3 verres de vin rouge ou de Sherry.
- *Goûter :* fruits (60 à 100 grammes), quelques gâteaux secs avec du thé.
- *Dîner :* 150 à 200 grammes de viande ou poisson, 1 à 2 verres de vin rouge, eau à volonté.

William Banting est un Anglais obèse et gros mangeur, entrepreneur de pompes funèbres de son état. Il a tout essayé pour maigrir, sans succès. Il demande alors conseil au docteur William Harwey, un chirurgien renommé. Ce dernier se rappelle une conférence d'un physiologiste français, Claude Bernard, qui avait remarqué la richesse en sucres du foie des diabétiques. Or les diabétiques étant fréquemment gros… Harwey préconise donc au sieur Banting un régime sans sucre ni farineux. Fou de joie d'avoir maigri grâce à ce régime miraculeux, Banting se dépêche d'en faire un livre[14]. Maigrir est simple : il suffit de consommer « un apport considérable d'albuminoïdes (les protéines), avec inter-

MAIGRIR DANS LA MAISON DE CURE DU DOCTEUR SCHWENINGER (ALLEMAGNE, 1860-1880)

Conseils d'hygiène

- Se faire masser énergiquement trois fois par jour pendant un quart d'heure.
- Prendre quotidiennement des bains chauds des mains, des pieds et du siège, dont la température sera progressivement élevée de 37 à 50 °C.

Conseils diététiques

- Manger une nourriture variée, mais peu abondante, comportant beaucoup de viande.
- Éviter les laitages, les corps gras, le pain, les biscuits et les gâteaux, le sucre, le café, le thé, le vin, la bière et l'eau-de-vie.
- Boire de l'eau uniquement en dehors des repas.

diction complète des graisses et des hydrocarbures (les glucides), [qui] déterminent l'usure de la graisse organique et l'amaigrissement ». On devra manger beaucoup de viande et de poisson maigres matin, midi et soir, à l'exception du porc et du saumon, que l'on accompagnera de légumes autres que les pommes de terre. On pourra boire sans restriction, du vin, du Sherry et même de l'eau.

À peu près à la même époque, vous pourrez aussi maigrir à la méthode prussienne grâce à ce bon docteur Ernst Schweninger. Les curistes admis dans son établissement feront six petits repas par jour, essentiellement à base de viande. On les découragera de consommer des laitages, des corps gras, du pain, des biscuits et des gâteaux, du sucre, du café, du thé, du vin, de la bière et de l'eau-de-vie. Ils pourront boire de l'eau, mais modérément et seulement entre les repas, pour éviter des interférences métaboliques grossissantes. Et surtout, ils subiront

MAIGRIR AVEC LA DIÈTE GRASSE D'EBSTEIN
(ALLEMAGNE, 1883)

- Éviter les aliments à base d'hydrates de carbone : sucre, pommes de terre et autres féculents, carottes, navets.
- Limiter le pain à 80 à 100 grammes par jour et le consommer avec du beurre.
- Cuisiner les viandes de préférence en sauces grasses, en manger sans restriction particulière.
- Boire peu, et pas plus de 2 ou 3 verres de vin.

des massages énergiques trois fois par jour ainsi que des bains chauds des mains, des pieds et du siège, dont la température sera progressivement élevée de 37 à 50 °C. Le chancelier Otto von Bismarck s'étant estimé des plus satisfaits de sa cure et ayant perdu plus de 30 kilos en moins d'un an, vous seriez bien mal venu de vous plaindre.

Le docteur Max Joseph Oertel[15] pense aussi, en 1886, que l'eau fait grossir. Il préconise de manger des œufs, de la viande accompagnée de légumes à volonté et d'un peu de pain et de boire le moins d'eau possible. Mieux vaut, selon lui, manger seul et le plus vite possible, sans doute afin d'éviter les tentations. Et puis, cela libérera du temps pour faire du sport : deux heures d'équitation, en trottant, s'il vous plaît, suivies d'une promenade au pas de gymnastique durant 3 kilomètres, et nous finirons la journée par 25 minutes d'escrime, ni plus ni moins. Dans son sanatorium de Munich, les chemins plats sont balisés de rouge tandis que les raidillons sont signalés en jaune. Il s'agit, pour le bon curiste, de passer des « marécages sanglants » aux « sommets dorés ».

Peut-être trouvez-vous cela bien dur ? Que nenni, on vous dorlote, c'est là un traitement de bourgeois. Le jockey, ou bien le compétiteur de canot, du côté d'Epsom ou d'Oxford, sont soumis à un régime autrement plus radical. Ce sont là des sportifs qui, rappelons-le, se doivent d'être à la fois en excellente condition physique et les plus légers possible. Pour cela, il leur faut se contenter de côtelettes ou de beefsteack au petit déjeuner, avec tout de même une tasse de thé, de pain sec, d'un déjeuner à base de mouton ou de bœuf accompagné de légumes verts, de pain rassis et de deux verres de bière. À cinq heures et demie, ils prendront deux œufs crus avec leur

MAIGRIR AVEC LE RÉGIME JOCKEY
(AU XIXe SIÈCLE, EN ANGLETERRE)

1er jour et suivants

- Le matin au lever, à six heures, prendre du sel d'Epsom, se promener une demi-heure.
- À huit heures, déjeuner avec une côtelette ou un beefsteack, une tasse de thé, un peu de pain sec.
- De neuf heures à midi : promenade à pied à cinq kilomètres à l'heure.
- À une heure, dîner avec bœuf, mouton, légumes verts, pain rassis et deux verres de bière.
- À cinq heures et demie, pain sec, deux œufs crus, une tasse de thé.
- De six heures à huit heures, promenade à cinq kilomètres à l'heure.
- À neuf heures, souper au pain sec, avec un verre de bière légère.
- Promenade d'une demi-heure.
- À dix heures, coucher (le sujet peut prendre un peu de vin d'Espagne, s'il se sent faible).

Les 4e, 15e, 27e et 38e jours

- Le matin, course de déperdition avec toute la vitesse possible, le corps couvert de vêtements chauds, un demi-verre de Xérès s'il y a défaillance.
- À une heure et demie, dîner.
- À deux heures et demie, promenade à raison de cinq kilomètres à l'heure.
- À quatre heures, ramer quinze cents mètres, puis même régime.

c'est sûr, ne sauraient faire grossir ? La viande, elle aussi, est bonne pour ce que vous avez. Le mieux est de la consommer accompagnée d'une sauce bien grasse et précédée d'une bonne soupe à la moelle de bœuf. Le croirez-vous ? On maigrit tout autant avec le régime du docteur Ebstein qu'avec celui de ses collègues. Ce n'est pas le bon docteur Atkins et ses fils spirituels qui me contrediront.

Les puritains américains et leurs rejetons

En bons moralistes, l'objectif des puritains américains n'est pas de combattre l'obésité en tant que telle, mais la gloutonnerie dont elle est la manifestation. Le révérend Sylvester Graham, un pasteur presbytérien, démarre en 1834 une véritable croisade contre le péché de gourmandise gloutonne. Pour lui, l'Amérique compte certes trente mille ivrognes, mais elle compte aussi trois cent mille gloutons (sur dix-huit millions d'habitants)[17].

Deux choses semblent tout particulièrement angoisser Graham : le péché et la maladie. En fait, pour lui, le premier appelle immanquablement le second. Pour Graham, la graisse est de la chair en trop, et la chair nous rappelle notre condition de mortels. Que l'on se garde du péché et on conservera sa santé, on sera exempt de troubles digestifs, des manifestations de la vieillesse, voire de la mort. Pour vivre vieux et en bonne santé, il faut non pas obéir à ses appétits mais les dominer. C'est à l'esprit de commander à l'estomac et non l'inverse.

Ce sera une nourriture simple qui permettra de mieux juguler les appels de la chair. On renoncera donc à l'alcool et au tabac, mais aussi au sel, au poivre, aux épices, aux plats en sauces, au thé, au café, au beurre et aux pâtisseries. Une alimentation saine sera composée de pain, de céréales, de légumes, de fruits, d'eau et d'un peu de crème fraîche. On ne prendra que deux à trois repas par jour, on mâchera lentement et on se gardera de grignoter entre les repas.

Graham est un prédicateur qui s'adresse essentiellement aux mères de famille. Il les exhorte à nourrir leurs enfants de bon pain et d'aliments peu sophistiqués. Car des enfants auxquels on donne une nourriture trop riche en goût en abusent et mangent trop. Leurs appétits, aiguisés par le sel et le poivre, le thé et le café, les conduisent à rechercher toutes sortes d'excitants sensuels. Qu'on ne s'étonne pas alors qu'ils aient des pollutions nocturnes. Habitués dès leur jeunesse à la gourmandise gloutonne en public et au péché de chair en privé, ce seront des jeunes gens qui s'adonneront aux excès sexuels au sein du couple ou, pis encore, hors des liens du mariage. Adultes, ils seront anxieux, toujours insatisfaits, dyspeptiques, la proie de toutes sortes de maladies.

Si ce discours puritain n'a guère eu d'écho en tant que tel dans les pays à majorité catholique, il nous est revenu au travers des rejetons plus ou moins avoués du puritanisme. Herbert Shelton est par exemple un hygiéniste qui, entre 1928 et 1968, écrit trente-cinq livres ayant tous pour sujet la bonne santé par le régime dissocié et la pratique du jeûne. Lui aussi recommande l'ascèse et proscrit les stimulants de toutes sortes. Comme on le verra dans le prochain chapitre, nombre de régimes médiatiques, tels les régimes Beverly Hills ou le régime Demis Roussos, sont directement inspirés de l'hygiénisme sheltonien et jettent les mêmes anathèmes sur la bonne cuisine, les épices, l'alcool ou le tabac. Plus encore, l'immoralité de la bonne chère et des cuisines sophistiquées, la nécessité d'un retour à une alimentation plus dépouillée, centrée de préférence sur les produits végétaux, font aujourd'hui figure d'idéologie dominante, de pensée « diététiquement correcte ».

La montée en puissance de la culpabilisation de l'obèse

Jusqu'à l'orée du XXe siècle, l'apologie de la frugalité et la détestation des rondeurs ne concernent qu'une frange limitée de la population. Un corps épanoui, bien nourri, un solide appétit continuent à être considérés comme des témoins de vigueur et de bonne santé. Si on est bien en chair, c'est donc que l'on n'est pas phtisique, chétif ni malnutri. Ce qui est blâmable, c'est le péché, celui de paresse ou de gourmandise. Un individu pansu, mais normalement actif et sachant se contenter de mets ordinaires ne prête guère à la critique.

Au XXe siècle, le sort fait aux gros s'aggrave notablement. Le monde s'industrialise et a soif d'efficacité, d'organisation, de gestion, de contrôle. Dans ce contexte, l'obésité, si elle continue à être considérée comme la résultante du péché et d'une carence de la volonté, apparaît aussi de plus en plus comme un gaspillage antiéconomique, le témoin d'une regrettable absence de contrôle de l'organisme. L'obèse n'est plus considéré comme bonhomme et bon vivant ; désormais, on le trouve laid et on commence à ricaner dans son dos.

Il devient donc carrément malsain d'être obèse. Malsain, en effet, parce que les premières statistiques des compagnies d'assurances, dès 1880[18], mettent en évidence que le surpoids va de pair avec une moins bonne santé et une réduction de l'espérance de vie. Enfin, durant la Première Guerre mondiale, les obèses apparaissent comme des « planqués de l'arrière », des profiteurs égoïstes et gaspilleurs : non seulement être gros est laid et peu recommandé pour la santé, mais cela devient aussi incivil.

Comme le corps médical s'accorde alors à penser que l'obésité est due surtout à des fautes diététiques, en particulier une nourriture trop abondante et trop riche, tout un chacun peut donc être tenu pour responsable de son tour de taille. Et comme les merveilleuses avancées de la science mettent justement à la disposition des gros toute une série de méthodes plus miraculeuses les unes que les autres, des coupe-faim et des stimulants, des diurétiques, des purgatifs, des thés spéciaux, des sels de bains amaigrissants, ainsi que des diètes rivalisant d'ingéniosité, l'affaire semble entendue : ceux qui restent gros font décidément preuve de mauvaise volonté, ou bien en manquent, tout simplement. Ils méritent donc leur sort et bien bête serait celui qui les plaindrait.

Les aventures d'Horace Fletcher, le Grand Masticateur

L'histoire d'Horace Fletcher et du mouvement qu'il a suscité, le flétchérisme, illustre bien cette époque. Horace Fletcher est un Américain de San Francisco à qui tout réussit. Il fait fortune dans la fabrication des encres et dans l'import-export avec le Japon ; c'est un homme accompli, athlète, tireur d'élite et artiste-peintre à ses heures de loisir. Mais, en 1895, sa compagnie d'assurance sur la vie lui annonce qu'il est décidément trop gros — 100 kilos pour 1,67 mètre — et qu'elle se voit dans l'obligation de résilier son contrat. Cette décision agit sur Fletcher comme un coup de fouet et il décide de maigrir coûte que coûte. Il s'essaie à suivre quelques régimes, mais sans succès. Puis il entend parler de la méthode de Lord William Gladstone, Premier ministre britannique, qui recommande de mâcher trente-deux fois chaque bouchée afin de maigrir et d'être en bonne santé. Fletcher se met donc à mâcher et perd une vingtaine de kilos en 1889, qu'il ne reprendra pas jusqu'à sa mort en 1919. On l'appellera « le Grand Masticateur ».

Les aliments pauvres en fibres sont avalés assez rapidement, trente secondes par bouchée. Les liquides comme le lait et les soupes prennent encore moins de temps, mais sont eux aussi mâchés symboliquement avant d'être avalés. À l'inverse, pour un plat d'échalottes, chaque bouchée peut nécessiter sept minutes de mastication. Fletcher, comptabilisant ses coups de dents, aboutit à la conclusion que la consommation d'un plat représentant douze à quinze bouchées prend de quinze à vingt minutes, et qu'un dîner nécessite environ deux mille cinq cents mâchages. Il s'agit de ne déglutir que lorsque tout le goût d'une bouchée en a été extrait, que celle-ci est totalement liquéfiée. Le résidu qu'on ingère en définitive sera alors digéré de façon complète et aisée, ce qui assurera à l'intéressé santé parfaite et longévité.

MAIGRIR AVEC HORACE FLETCHER
(ÉTATS-UNIS, 1898)

- Mâcher lentement et consciencieusement les aliments jusqu'à ce qu'ils soient réduits en une bouillie liquide. Lorsqu'on estime avoir assez mâché, arrêter de manger. Ne pas craindre de manger peu.
- Les liquides seront eux aussi mâchés symboliquement.
- Pour bien maigrir, il convient de choisir de préférence des aliments longs à mâcher, fruits, légumes et céréales, ou encore les délicieuses « fletcherettes », petits biscuits diététiques.

Ce qui était au départ une sorte de truc devient vite une théorie pseudo-scientifique : Fletcher compte les bouchées, pèse ses selles, les scrute, discourt sur leur odeur, bien plus agréable (ses excréments sentent comme un biscuit chaud, précise-t-il) depuis qu'il mâche. Il se transforme en une sorte de gourou, ne s'habille plus que de blanc. Comme le jeûne, une autre mode de l'époque, le flétchérisme promet une purification rituelle et un assainissement du corps.

Le succès du flétchérisme est immense dans le monde anglo-saxon. À tel point qu'on ne dit plus à un enfant de bien mastiquer, mais de « flétchériser » sa viande. Le docteur John Harvey Kellogg, un quacker, celui-là même qui inventa les céréales de petit déjeuner, propose la méthode de Fletcher à ses curistes dans son sanatorium, associée il est vrai à des traitements plus classiques, tels les douches, bains glacés et autres enveloppements dans des draps froids. En Grande-Bretagne, le docteur

Ernest Van Someren publie en 1901 dans le *British Medical Journal* un article où il explique que la mastication complète des aliments permet de stériliser la partie basse des intestins (les micro-organismes meurent, faute de toxines à consommer). Des intestins propres et nets sont un gage de bonne santé. Incidemment, cette théorie de l'antiseptie intestinale relance l'usage des laxatifs : à défaut de bien mâcher, évacuons au moins les toxines[19] !

Le flétchérisme a eu de nombreux rejetons. Les théosophes, par exemple, découvrent vite que flétchériser sa nourriture permet la libération du prana, l'énergie de l'aliment. Végétariens, végétaliens[20], macrobiotistes[21], tous insistent sur l'importance de bien mâcher, engageant leurs adeptes à compter le nombre de mastications. Et, bien sûr, nombre de régimes médiatiques reprennent la même idée, sur un mode plus ou moins farfelu.

La féminisation de la course à la minceur

La prise en considération de la demande féminine de minceur constitue un tournant décisif dans l'histoire de l'obésologie au début du XXe siècle. Comme on l'aura constaté dans le panorama qui précède, il y est fort peu question de femmes grosses. Sans doute est-ce là un témoin de la prééminence du mâle durant ces époques. L'état normal des femmes n'est-il pas, de toute façon, d'être grosses des enfants qu'elles portent, ou bien grosses du lait qui sert à les nourrir ? Puisque seules les femmes de mauvaise vie sont concernées par leur silhouette, il est donc normal que des médecins respectables ne s'en préoccupent guère.

La femme de l'époque victorienne, à la fin du XIXe siècle, se doit d'être ronde et bien en chair. Trop de minceur n'est pas recommandé et il convient au contraire d'avoir de plaisantes rondeurs. Une belle femme a un visage aux formes agréables, une peau lisse et soyeuse, des joues roses, des manières douces et tendres.

À partir des années 1890, la femme commence à s'émanciper. Elle ne se contente plus d'être l'ornement du foyer, mais prend des bains de mer, joue au croquet et au tennis. Elle conserve cependant des hanches larges et des seins plantureux, maintenus par un corset. C'est l'époque de Liane de Pougy, de la Belle Otéro, d'Émilienne d'Alençon, les Grandes Cocottes de la Belle Époque.

C'est à partir des années 1920 que la femme à la mode devient véritablement mince. Brett Silverstein[22], une sociologue américaine, en mesurant le rapport tour de poitrine-tour de taille sur des mannequins et des actrices en vogue à partir des photographies publiées par les revues féminines, met en évidence une chute continue de ce rapport entre 1900 et 1925, qui passe de 2 à 1,1. Une nouvelle coquette a fait son apparition, en révolte contre sa mère de l'époque victorienne, qui a abandonné tout à la fois son corset, ses hanches et sa poitrine. Elle a coupé ses cheveux et se coiffe à la garçonne, fume et flirte, sort et bouge, milite pour le droit de vote des femmes, parle savamment des théories de Sigmund Freud. C'est l'époque de Paul Poiret, couturier-parfumeur parisien qui propose aux femmes d'abandonner le corset, de Gabrielle Coco Chanel qui, elle-même mince et sportive, promeut une ligne sans seins ni hanches.

Mais si, pour les héroïnes de Scott Fitzgerald, la vie se déroule comme dans un rêve, pour la majorité des femmes, cet amincissement ne s'obtient pas sans mal. La course effrénée à la minceur devient l'objectif numéro un de la gent féminine. C'est la demande, ou plutôt l'exigence féminine de minceur qui constitue le véritable point de départ du grand business de la mincitude.

Les théories et les pratiques médicales dans la première moitié du XXe siècle

Mais revenons aux efforts de la médecine pour répondre à la demande de minceur. Dans les débuts du XXe siècle, la plupart des médecins se contentent de recycler les bonnes idées des siècles précédents : il faut manger moins, se dépenser plus, dormir peu, s'abstenir de boire de l'eau ou bien au contraire en boire beaucoup. Il faut prendre des bains très chauds, ou bien très froids, à moins qu'il faille surtout ne pas prendre de bain, ni chaud ni froid. On devra consommer beaucoup de viande, ou bien le moins possible, beaucoup de légumes et pas de fruits, ou bien l'inverse. Les « cures de désintoxication » durant lesquelles on n'absorbe que des infusions, les diètes dites « de famine » où il s'agit de ne manger que des fruits, ou bien que des œufs, ou de ne boire que du lait, tout cela prolifère. On se met à la diète chez soi, on va en cure, ou encore on entre en clinique.

Le docteur Dubois[23], en 1912, semble avoir lu Thomas Short, puisque lui aussi nous recommande d'éviter la Hollande. Dans la foulée, il nous conseille aussi de ne pas nous installer dans un pays du Moyen-Orient, ni en Italie, ni en Espagne, ni en Allemagne. En Orient, c'est

LA CURE DE GUELPA
(DÉBUT DU XXe SIÈCLE)

Conseils diététiques
- Ne rien manger.
- Durant la journée, boire de l'eau ou des infusions chaudes à volonté.

Médications
Prendre durant 2 à 4 jours, chaque matin :
- 40 grammes de sulfate de soude dans trois quarts de litres de tisane de mauve ou de réglisse.
- Ou bien prendre une bouteille d'eau de Montmirail chauffée.
- Ou encore prendre un purgatif à l'huile de ricin.

Conseils d'hygiène
- Éviter le froid et la fatigue.

surtout « la vie sédentaire dans les harems [qui] est la cause de cet envahissement graisseux, très goûté d'ailleurs par les Orientaux ; en Italie comme en Espagne, le climat seul en est cause ». La science parle par la bouche du docteur Dubois : « Vu la chaleur qui règne dans ces contrées, les femmes sont paresseuses, elles mènent une vie sédentaire, mangeant des fruits en quantité, absorbent beaucoup de liquides, ce qui contribue directement la formation de la graisse. »

On boira donc le moins possible d'eau, qu'on remplacera avantageusement par du thé chaud et du café noir qui, comme chacun sait, sont des boissons amaigrissantes. Le cidre est également bon. Si on a décidément

LE RÉGIME AUX ŒUFS, AU LAIT ET À L'EAU DE VICHY DU DOCTEUR BOUCHARD (1907)

Pendant 15 jours

- Manger 5 œufs par jour, en 5 fois.
- Boire 2 litres de lait par jour, coupés d'eau de Vichy.

trop soif, on se gargarisera souvent avec de l'eau additionnée de vinaigre ou on mettra pendant quelques instants un linge mouillé sous le menton.

Mais si la médecine peine à faire maigrir les hommes, elle a encore moins d'espoir avec les femmes. Pour l'expliquer, à partir des années 1920, on se met à faire la distinction entre obésités « exogène » et « endogène ». Les obèses exogènes (qui correspondent peu ou prou aux personnalités sanguines d'Hippocrate) sont gros parce qu'ils mangent trop, certes, mais ils ont de bons muscles et sont dans l'ensemble en bonne santé. Ils se caractérisent par leur côté jovial et bon vivant. Ce sont surtout des hommes qui sont des obèses exogènes. À l'inverse, les obèses endogènes (les personnalités flegmatiques hippocratiques) sont gros en raison d'un métabolisme déficient. Leurs muscles sont mous, ils ont une mauvaise santé et sont de nature triste ; il se trouve que ce sont plutôt des femmes.

Ainsi, la nécessité de maigrir s'impose davantage aux femmes qu'aux hommes et, manque de chance, perdre du poids se révèle encore plus difficile pour elles que

LA CURE DE LAIT
DU DOCTEUR LEVEN
(ANNÉES 1920)

Les deux premiers jours
- On absorbera seulement 10 tasses d'infusion de mauve, tilleul ou oranger, sucrées à volonté.

Du 3e au 10e jour
- On se nourrira de lait, qui sera absorbé tiède ou chaud, parfumé de vanille, de caramel, d'oranger ou de café, au gré du malade.
- Après chaque prise, on pratiquera des lavages soigneux de la bouche à l'eau bouillie.

Du 11e au 30e jour
- On réintroduira progressivement les aliments solides.

pour le sexe fort. Pour tous, la machine à culpabiliser tourne à plein rendement ; maigrir est plus que jamais une nécessité absolue. Les dodus, les pansus, les fessus, tous ceux qui creusent leur tombe avec leur fourchette, qui ont un corps passé de mode, trop Belle Époque, pas assez Art Déco, tout ce petit monde s'agite, à la recherche d'un remède, d'une méthode, d'un truc.

Ces années-là, la mode est aux régimes sans sel. Comme nous l'explique Amy Allen[24], en 1931 : « Quand on mange sans sel, les liquides sont expulsés du corps avec facilité : la graisse, qui est presque entièrement formée d'eau, diminue, et les tissus musculaires augmentent leur capacité d'activité. Par conséquent, en suivant

LE RÉGIME KEMPNER, SANS SEL, DIT AUSSI « RIZ-FRUIT-CÉRÉALES » (DÉBUT DES ANNÉES 1940)

1er mois

- Manger du riz à satiété, non salé.
- Manger des fruits, sauf les dattes et les noix. Ne pas manger plus d'une banane par jour.
- Ne boire que des jus de fruits.

Les 15 jours suivants

- Ajouter des légumes avec le riz. Ne pas saler.

Par la suite

- Ajouter de la viande et du poisson, en petite quantité, sans saler.

ce régime, vos forces s'accroîtront sensiblement. Au commencement de la cure, vous vous rendrez compte de l'augmentation de la quantité de liquide expulsé par vos reins et par votre vessie. Pour cette raison, en suivant un tel régime, il vous faudra boire au moins deux verres d'eau fraîche (non minérale) toutes les 24 heures soit en mangeant, soit entre les repas. »

Tout cela, on s'en doute, n'est guère satisfaisant. Aussi, lorsque le corps médical propose une nouvelle théorie de l'obésité, la théorie glandulaire, celle-ci fait évidemment un tabac : si on est gros, ce n'est aucunement parce qu'on se vautre dans le péché, ou bien parce qu'on n'a pas de volonté, mais parce qu'on souffre d'une maladie des glandes tout à fait digne de respect. Tout le mal provient d'une thyroïde paresseuse. Une potion magique, à base d'extraits thyroïdiens, permettra que tout rentre dans l'ordre, sans régime ni privation. Qui plus est, les hormones thyroïdiennes agissent comme un dopant et sous leur action, on se sent en pleine forme, on déborde d'énergie comme jamais ! N'est-ce pas merveilleux ?

La théorie glandulaire sera très vite critiquée et, dès les années 1930, on s'apercevra que les obèses qui présentent une déficience de fonctionnement de la glande thyroïde sont exceptionnels. Cela n'empêchera pas les traitements à base d'hormones thyroïdiennes d'être prescrits à tire-larigot jusque dans les années 1990, où on se décidera enfin à les interdire à cet usage.

La rage de mincir dans la seconde partie du XXe siècle

Durant les années 1940, bien des gens ont d'autres soucis que de rester sveltes, et à l'issue de la Seconde Guerre mondiale, une apparence de personne bien nourrie retrouve même quelque attrait. Durant les années 1950, Marilyn Monroe, blonde pulpeuse à la poitrine agressive, séduit plutôt les classes moyennes, tandis que Katharine Hepburn, Audrey Hepburn, la mode new-look de Christian Dior proposent des modèles de corps plus fins, plus racés, mais néanmoins bien éloignés de la maigreur.

Avec les années 1960, la course à la minceur reprend cependant de plus belle. Miss Suède 1951, qui pèse 69 kilos pour 1,68 mètre, n'aurait jamais osé se présenter avec ce corps bouffi en 1983 : la gagnante du concours pèse 49 kilos et demi pour 1,73 mètre… Les playgirls de *Playboy* maigrissent elles aussi et, entre 1959 et 1978, passent d'un poids de 91 % du poids moyen à 85 % du poids moyen.

La poupée Barbie devient pour chaque petite fille un modèle de beauté. Son corps de plastique est un habile compromis entre celui de Marilyn Monroe et de Katharine Hepburn, elle a des seins agressifs et volumineux, une taille fine, des hanches étroites, des jambes interminables. Il s'agit d'un physique de rêve, au sens propre du terme, un physique impossible à atteindre, puisqu'il combine des seins proéminents avec un poids et un tour de taille correspondant à l'anorexie mentale. Un autre modèle de corps féminin proposé aux femmes, à partir de 1966, est celui de Twiggy. De son vrai nom Lesley Horny, cette jeune Anglaise de dix-sept ans pèse dans les 43 kilos, avec des mensurations de 79-56-81. L'anorexique devenue symbole de féminité : beau retournement…

La femme des années 1970 se trouve en fait dans une situation voisine de celle des années 1925 : il s'agit une nouvelle fois de s'émanciper du foyer, de la maternité, de la domesticité. Pour cela, il convient d'effacer les rondeurs féminines, les hanches et les seins trop pleins. Il s'agit en quelque sorte d'une position de refus, dont la correspondance sur le plan psychopathologique est l'anorexie mentale. La femme de la décennie suivante est différente : c'est une conquérante. Être mince ne lui suffit plus, il lui faut aussi être sportive, dynamique, c'est une battante qui saura mener de front ses études et sa vie amoureuse, qui se consacrera à son travail sans pour autant délaisser ses enfants ou son mari. C'est une femme qui veut tout contrôler, qui ne veut renoncer à rien, et dont le prototype psychopathologique est non plus l'anorexique mais la boulimique. Ce sont les années Jane Fonda : « Je pouvais créer pour moi-même une nouvelle approche de la santé et de la beauté qui me permettrait non seulement d'être plus à mon avantage, mais de faire face à la vie intense et multiple que je vivais avec plus de conscience et d'équilibre, sans parler de l'énergie et de la résistance », dit l'actrice pour justifier sa démarche.

En fait, si se transformer en anorexique mentale est une gageure pour la plupart des femmes, évoluer en boulimique n'est guère plus aisé. La chanteuse Madonna, qui débute avec un corps pulpeux et aux courbes féminines, paradoxalement subversif et rebelle, le transformera par la suite en un corps mince, nerveux et sportif, 45 kilos pour 1,60 mètre, rien que du nerf et du muscle, bien plus conformiste en définitive. Mais, pour ce faire, elle se sera entraînée 4 heures par jour, 6 jours par semaine et aura comptabilisé la moindre bouchée ingérée à l'aide de son ordinateur.

Muscler et bodybuilder son corps, le dépouiller de la moindre trace de gras comme on l'exige dans les années 1990, nécessitent une discipline de tous les instants, un entraînement sans faille. Quelles sont celles qui disposent du temps et de l'énergie pour s'y consacrer ? Beaucoup d'appelées, peu d'élues…

En ce qui concerne les hommes, le problème du poids et de la minceur s'est longtemps posé dans des termes différents. Longtemps, ce sont la santé et la longévité qui ont été mises en avant, ainsi que la gêne causée par l'encombrement graisseux, l'esthétique étant vue comme un problème secondaire. Cependant, depuis les années 1980 et surtout les années 1990, l'aspiration à la beauté physique semble prendre de plus en plus d'importance. Doit-on y voir un reflux de la pensée judéo-chrétienne, de sa haine du corps, au profit de valeurs païennes, d'essence gréco-romaine ? Ou bien est-ce dû au fait que, dans le monde occidental, certaines valeurs féminines prennent le pas sur les valeurs masculines ? La virilité, qui se rattache à la puissance physique (un homme est d'autant plus viril qu'il est fort sur le plan musculaire) s'opposerait à la féminité, qui dépend en grande partie de la beauté (une femme est d'autant plus féminine qu'elle est belle). Le fait que la beauté physique devienne de plus en plus importante pour les hommes est peut-être un témoin de leur adhésion aux valeurs féminines.

Une autre façon de formuler la même idée serait de dire que c'est en fait toute la société qui se féminise. Car dans un monde tissé d'images, on est jugé chaque jour davantage sur sa bonne mine. Une personne belle ne peut être qu'une personne bonne, pense-t-on aujourd'hui[25]. De même, une personne qui se donne les apparences du dynamisme *est* dynamique. Un air avenant, une apparence de jeunesse et de beauté deviennent une nécessité pour tout un chacun, homme ou femme, tant pour réussir sa vie sentimentale que professionnelle. *Et on tuera tous les affreux*, écrivait Boris Vian : un titre plus que jamais d'actualité.

De la psychologie amaigrissante aux mirages de la génétique

Les théories de l'obésité psychogène auraient-elles eu le même succès dans un univers moins féminisé ? Rien n'est moins sûr. C'est dans les années 1940-1950 que la psychologie et la psychanalyse font leur percée, mais c'est dans les années 1970-1980 qu'elles s'épanouissent véritablement. Leur grand avantage est, pour ce qui nous concerne — tout comme la théorie glandulaire — de soulager de la culpabilité d'être gros.

Pourquoi certaines personnes mangent-elles donc au-delà de leurs besoins corporels, parfois sans même s'en rendre compte ? Les psychanalystes l'expliquent par une prépondérance de l'oralité chez certains individus. Cette fixation-régression au stade oral se met en place parce qu'on aura eu une mère qui n'aura pas bien fait son travail, qui n'aura pas su laisser suffisamment d'autonomie à son rejeton, qui l'aura étouffé, noyé d'un amour dévorateur. Mais nous y reviendrons dans notre chapitre consacré à la psychologie amaigrissante. Qu'on retienne pour le moment cette conclusion agissant comme un baume sur la conscience coupable du glouton : s'il est goinfre, ce n'est pas de sa faute, mais celle de sa génitrice, qui n'avait qu'à mieux l'élever.

À la même époque, les béhavioristes, frères ennemis des psychanalystes, proposent eux aussi leur théorie, elle aussi merveilleusement déculpabilisante, dont on ne retiendra là encore que la conclusion : c'est le fait de vivre en pays de cocagne, entourés de bien trop de tentations alimentaires, qui fait grossir. Et puisqu'on est gros en raison d'une mauvaise influence de son environnement, il convient, pour maigrir, de maîtriser celui-ci. C'est ainsi qu'à partir des années 1950, apparaissent de multiples méthodes destinées à se conditionner à manger sagement, lentement, en mastiquant bien, à tenir le décompte des aliments consommés et à se déconditionner parallèlement du grignotage entre les repas.

Tout cela est bien laborieux. Ce que demandent les gros, dans les dernières décennies du siècle, c'est de l'efficacité. On veut maigrir sans douleur, sans privation, vite et bien. N'est-ce pas ce que promet la chimie, avec les coupe-faim et autres substances amaigrissantes ? N'est-ce pas ce que promettent les gourous de la mincitude, avec leurs régimes magiques ? N'est-ce pas ce que font miroiter les journaux féminins, avec leurs régimes-plaisir ? N'est-ce pas ce qu'ils promettent tous, les industriels de la pharmacie et du cosmétique, ceux de l'agroalimentaire, les médicastres, les profs de gym, les psys et les gourous ? Mais, bien qu'à chaque fois on s'enthousiasme, la déception survient, inéluctablement. La magie amaigrissante est comme la fée de Cendrillon : certes la citrouille devient carosse, mais au douzième coup de minuit, les kilos sont de retour.

L'espoir, aujourd'hui, réside dans la génétique. Elle aussi a comme premier effet de déculpabiliser : si notre obésité est inscrite au plus profond de nos gènes, c'est donc que nous ne sommes pas coupables d'être gros. Ensuite, qui sait, nos savants parviendront peut-être à trouver le moyen d'agir au niveau de nos chromosomes, à convaincre nos cellules de modifier leur métabolisme dans le bon sens, à transmuter le gras en mince…

À l'orée du XXIe siècle, l'hystérie de la mincitude est à son comble. Elle est entretenue par deux courants complémentaires se renforçant mutuellement. Le premier est celui d'une course éperdue après beauté et jeunesse, dont la minceur est devenue l'emblème. C'est là une exigence davantage féminine que masculine. Le second courant est centré sur la santé et la longévité. L'obésité diminue l'espérance de vie et s'avère cause de multiples problèmes de santé. La gent masculine est ici sur le devant de la scène, car le surpoids a davantage de retentissement sur l'espérance de vie de l'homme que sur celle de la femme.

D'un point de vue médical, la rage de maigrir qui sévit dans nos pays est-elle bien raisonnable ? Les données objectives fournies par la recherche médicale plaident pour une approche apaisée du problème : les personnes ayant un léger surpoids peuvent le conserver sans avoir à craindre d'effet négatif sur leur santé, les obèses véritables devraient se fixer des objectifs de perte de poids limités. On sait aujourd'hui que les méthodes amaigrissantes outrancières font plus de mal que de bien du point de vue de la santé.

Mais qui écoute de tels discours ? L'intolérance face au surpoids est exacerbée. La société dans son ensemble semble aujourd'hui convaincue que tout un chacun doit impérativement être svelte, quels que soient son âge, son mode de vie et sa conformation physique. Le cri est unanime : l'obésité constitue un dramatique problème de santé publique à propos duquel il convient de se mobiliser d'urgence. Le coût des soins qu'elle entraîne creuse le trou de la Sécurité sociale et bientôt, c'est l'économie nationale qui est menacée. Il est temps que le pays tout entier se mobilise et dise enfin non aux graisses, aux biscuits secs consommés devant la télévision et aux poignées d'amour.

Le *fat business* fait du lard. La population aussi. Cherchez l'erreur…

Régime, vous avez dit régime ?

Mais tout d'abord, qu'entend-on par « régime » ? Quand un médecin prescrit une diète, il édicte un certain nombre de règles qui aboutissent à limiter ou exclure certains aliments, ou bien qui en recommandent d'autres qu'il faudra consommer de façon exclusive ou en plus grande quantité. Par exemple, dans les régimes sans sel, les régimes secs ou les régimes hypocaloriques, l'accent est mis sur la privation ; dans les régimes lactés, les diètes végétales, les diètes hydriques, on insiste sur l'apport de certains aliments ou nutriments.

En définitive, faire un régime consiste à cesser d'obéir à ses penchants, ne pas manger ce vers quoi nous portent spontanément notre appétit, nos goûts, avoir au contraire une alimentation raisonnée. C'est à la raison de discipliner la nature. Or l'expérience montre qu'étouffer ses appétits, qu'ils soient sexuels ou alimentaires, n'est pas chose facile. Sous l'effet des interdits, le désir ne fait que se renforcer. Mais un désir de plus en plus omniprésent oblige à établir des interdits de plus en plus rigides…

Dans ces conditions, régimes et diètes ne peuvent se contenter de recommander de consommer moins de ceci ou plus de cela. Il est nécessaire d'établir des systèmes absolutistes et manichéens : les bons aliments, ceux qu'il faut consommer obligatoirement, s'opposent aux mauvais aliments, qu'il s'agit de proscrire. En fait, l'idéal serait que les mauvais aliments cessent purement et simplement d'exister. Dans chaque zélateur d'une nouvelle diète, sommeille un dictateur prêt à éradiquer les aliments néfastes, à les prohiber, de telle sorte que, hors de notre vue, ils cessent de nous tenter.

Maigrir par le jeûne

Mais avant d'en arriver à toutes ces merveilleuses méthodes destinées à nous « faire maigrir de plaisir » ou à nous faire expier nos péchés, envisageons la méthode amaigrissante radicale par excellence : le jeûne.

Certes, à trop exagérer, on risque de passer de vie à trépas. Mais avant cela, tout de même, on devient mince. Il devrait suffire de savoir s'arrêter à temps, n'est-ce pas ? Et puis d'ailleurs, est-il si sûr qu'on meurt vraiment ? De tout temps, on a attribué au jeûne des effets régénérateurs, tant sur le physique que sur le mental. Jeûner n'est-il pas réputé guérir la plupart des affections, en particulier les troubles digestifs, le cancer et autres maladies du même genre ?

Le rituel du jeûne est vieux comme le monde. En premier lieu, on cesse de se nourrir pour transcender son corps, se purifier, s'élever au-dessus des préoccupations égoïstes et matérielles. L'illumination, le salut, la sainteté ne se conçoivent pas sans jeûne préalable. Le corps, la matérialité constituent l'ennemi à vaincre. « Hélas ! Corps, il faut bien te mener paître », regrette par exemple saint Bernard. « C'est vie d'ange de néant manger, que une fois par jour manger est vie de saint, deux fois par jour c'est vie d'homme et de plus manger, c'est vie de bête… » énonce Bienheureux Pierre de Luxembourg, qui vivait au XIVe siècle (et qui mourut d'ailleurs à l'âge de dix-huit ans). Dans cet esprit, mais sans viser aussi haut, la plupart des religions imposent aux fidèles des périodes de jeûne ou de privation, soit à dates régulières comme le Carême des chrétiens, le Ramadan des musulmans ou le jeûne du Grand Pardon des juifs, soit à certains moments de la vie comme les jeûnes pré-initiatiques de nombreuses sociétés dites primitives.

Jeûner peut aussi revêtir un caractère agressif et être dirigé contre un ennemi défini. Dans l'ancien Japon, on « jeûnait contre » son ennemi afin de le déshonorer. La grève de la faim moderne reprend la même démarche. Il s'agit de faire plier l'ennemi. Gandhi, par exemple, eut recours dix-sept fois de suite au jeûne « jusqu'à ce que mort s'ensuive » afin d'attirer l'attention du monde sur le problème indien[26].

En fait, jeûner est destiné à marquer une rupture : on rompt avec la matérialité et le monde profane dans le cas du jeûne ascétique et religieux, ou bien on rompt avec un individu, un groupe social donné ou encore sa famille dans le cas du jeûne-agression[27].

Mais revenons à ce qui nous préoccupe : l'individu grassouillet. Pour lui aussi, il s'agit de faire du passé table rase, de se régénérer et, tel le phœnix renaissant de ses cendres, de repartir sur des bases inédites. Le gros est mort : le mince qui est en lui éclôt et sort de sa gangue.

Tout ça ne nous dit pas comment nous y prendre en pratique. Peut-être devrions-nous demander au docteur Tanner, qui a testé la méthode pour nous[28]. Henry S. Tanner est un médecin homéopathe américain de la fin du siècle dernier, persuadé que si les gens ne sont pas en parfaite santé, c'est parce qu'ils mangent trop. Non seulement ils mangent trop, mais ils sélectionnent mal leurs aliments. Par exemple, pour Tanner, ce que l'on mange a des effets directs sur le caractère. Ainsi les carottes rendent-elles sournois et agité, tandis que les navets font de vous une personne aimable et les haricots blancs un individu irritable. Afin de le prouver, il oblige sa femme, elle-même médecin, à ne consommer que trois livres de haricots par jour. Elle devient effectivement si irritable qu'elle finit par lui jeter une cruche à la tête. Tanner essaie alors les navets, mais l'expérience n'aboutit pas : son épouse demande le divorce et part pour Duluth et trois vrais repas par jour. Tanner, qui a l'esprit scientifique chevillé au corps, la poursuit. Madame fuit au Wisconsin.

Mais nous nous égarons : notre histoire commence à New York et nous sommes le 28 juin 1880. Monsieur et madame Tanner ont fini par se réconcilier. L'idée de Tanner est aujourd'hui de démontrer scientifiquement les bienfaits et l'innocuité du jeûne. Sous la supervision de deux collègues médecins, Tanner cesse de manger. Il s'autorise tout d'abord à boire de l'eau, puis change d'avis et décide de ne rien absorber du tout. Mais arrivé au dix-septième jour de jeûne, il est si mal que ses médecins l'obligent à se réhydrater. Le jeûne se poursuit néanmoins ; il durera quarante-deux jours et passionne tout New York : le jeûneur jeûne en public sur la scène d'un théâtre et on paie sa place entre 30 et 50 dollars pour le voir jeûner. Tanner est le premier « artiste de la faim ». Le flambeau sera par la suite repris par nombre d'anorexiques mentaux qui jeûneront sous les chapiteaux en compagnie d'hommes à deux têtes et de femmes à barbe.

Jeûner, compris comme un moyen de contrôler ses appétits et son corps, devient donc à la mode. Les obèses n'ont plus d'excuse : maigrir est facile, il suffit de s'arrêter de manger.

La chose est moins désagréable qu'il n'y paraît car lorsqu'on jeûne, la faim disparaît au bout de trois à quatre jours[29]. En fait, cesser de s'alimenter apporte même du plaisir, voire de la jouissance. Cela se faisait bien, dans le début du siècle, et cela continue à se faire, ici et là : on entre en maison diététique, en ashram ou dans un quelconque lieu de retraite, on boit de l'eau, du bouillon, de la tisane, on se sent euphorique, l'esprit clair, détaché des choses matérielles. Et on maigrit.

Quoique certaines maisons diététiques, aujourd'hui encore, proposent des diètes hydriques (on n'a droit à rien d'autre que de l'eau ou de la tisane), on sait désormais que le jeûne n'est pas si bon que ça pour la santé. Certes on maigrit fort bien : parfois huit kilos la première semaine et jusqu'à plus de vingt kilos si on parvient à tenir une cinquantaine de jours. Mais il arrive aussi que le cœur lâche et qu'on rende son dernier souffle parfois juste après quelques jours de jeûne. Si on ne meurt pas, on y laisse toujours des plumes : les organes fondent, de même que les muscles, le système immunitaire n'est plus ce qu'il était, sans compter les neurones qui en prennent un coup. Et tout ça pour quoi ? Pour regrossir inéluctablement dès qu'on se remet à manger, en raison de l'effondrement de son métabolisme de base. Sans compter qu'on aura surtout perdu du muscle pour ne reprendre que de la graisse. Un désastre. Si nous ne courons pas plus que ça après l'illumination ou si nous n'avons pas la fibre revendicative chevillée au corps, n'y pensons plus.

La rédemption par le régime

Le docteur Herman Tarnower est cardiologue à Scarsdale, aux États-Unis : de par sa profession, il constate

MAIGRIR AVEC LE RAD (RÉGIME ALIMENTAIRE DIÉTÉTIQUE) SCARSDALE DU DOCTEUR TARNOWER (1978)

Règles de base

- Mangez exactement ce qui est prescrit, sans aucun échange.
- Buvez du café, du thé, du club soda ou des sodas sans calories autant que vous le désirez, et rien d'autre. Ne buvez pas d'alcool.
- Les salades sont préparées au citron ou au vinaigre, avec de la moutarde, mais sans huile.
- Les légumes sont consommés sans matière grasse, éventuellement citronnés.
- Les viandes sont choisies très maigres ; on enlèvera le gras visible. On retirera la peau du poulet.
- On ne fera pas plus de 2 semaines du régime RAD. Les 2 semaines suivantes, on suivra le programme « mangez et restez mince ». On pourra ensuite, si besoin est, refaire 2 semaines de RAD, et ainsi de suite. Lorsque le poids désiré est obtenu, on continuera le programme « mangez et restez mince » indéfiniment.

Répartition

- *Petit déjeuner :* tous les jours, 1/2 pamplemousse, 1 tranche de pain enrichi en protéines, café ou thé sans sucre ni lait.
- *Déjeuner :* viande froide, tomates (lundi) ; salade de fruits (mardi) ; salade au thon ou saumon, pamplemousse ou melon (mercredi) ; 2 œufs sans matière grasse, fromage blanc frais, légumes ou tomates, 1 tranche de pain protéiné grillée (jeudi) ; tranches de fromage, épinards à profusion, 1 tranche de pain protéiné grillée (vendredi) ; salade de fruits à volonté (samedi) ; dinde ou poulet, tomates, carottes, choux cuisinés, brocolis ou chou-fleur, pamplemousse ou fruit de saison (dimanche).
- *Dîner :* poisson ou fruits de mer, salade verte ou de légumes à volonté, 1 tranche de pain protéiné grillée, pamplemousse

(lundi) ; bifteck haché ou grillé en abondance, tomates, laitue, céleri, olives, choux de Bruxelles ou concombre (mardi) ; tranche de rôti d'agneau dégraissé, salade verte ou tomates, concombre, céleri (mercredi) ; poulet grillé ou rôti à profusion, épinards à profusion, poivrons verts, haricots verts fins (jeudi) ; poisson ou fruits de mer, salade combinée à volonté, 1 tranche de pain protéiné grillée (vendredi) ; dinde ou poulet rôti, salade verte ou tomates, pamplemousse ou fruit de saison (samedi) ; bifteck dégraissé à profusion dans le morceau de son choix, salade verte, concombre, céleri ou tomates, choux de Bruxelles (dimanche).

Programme de stabilisation « mangez et restez mince »
On aura le choix entre divers régimes, selon préférence : régime Scarsdale pour gourmets, pour personne économe, végétarien, international. Dans tous les cas, on mangera exactement ce qui est prescrit.

Restent définitivement interdits : sucre, crème, lait entier, glaces et crèmes glacées, gâteaux, tartes, biscuits, confitures, bonbons, chocolat, pommes de terre, riz, ignames, fèves de Lima, fèves au four, haricots d'Espagne, avocats, spaghettis et autres pâtes, saucisses et autres charcuteries, mayonnaise, beurre, margarine, huile, lard et autres matières grasses, beurre d'arachide.

« Voici une liste d'aliments dont vous pourrez vous régaler » : alcool non sucré ou vin (1 verre par jour), viandes maigres et dégraissées, poissons et fruits de mer de toutes sortes, œufs (pas plus de 3 par semaine), fromages (presque tous), légumes, fruits, jus de fruits sans addition de sucre, noix (avec modération), pain (pas plus de 2 tranches par jour), gelées et confitures sans sucre (avec modération), salades (avec assaisonnement réduit en calories), boissons sans sucre, condiments (avec modération), herbes et épices.

D'après *Scarsdale, le régime médical infaillible.*
Alain Stanké, Ltée et Marabout, 1978, 1979

quotidiennement les dégâts produits sur le cœur et les vaisseaux sanguins par une mauvaise alimentation et un poids trop élevé. En permanence, il conseille à ses patients de perdre du poids. Mais « [...] j'avais beau répéter à mes patients qu'ils devaient maigrir, je n'obtenais aucun résultat de la plupart. Alors, je me faisais insistant : “Il faut absolument que vous maigrissiez. Mettez-vous au régime immédiatement.” J'obtenais la même réplique : “J'ai tout essayé, docteur Tarnower, mais aucun régime ne semble me convenir.” J'ai alors décidé d'aborder le problème de front. Quand, il y a une vingtaine d'années j'ai fondé le Centre médical Scarsdale, je me suis efforcé d'établir un régime amaigrissant simple et efficace, qui garderait mes patients minces et alertes pour le reste de leur vie[30] ».

Pour maigrir, il faut et il suffit de manger ce que le docteur Tarnower dit de manger. Celui-ci a établi un menu pour chaque jour de la semaine, avec beaucoup de pamplemousse car le docteur Tarnower aime le pamplemousse. Pas d'alcool, pas de jus de fruits, pas de lait : le docteur Tarnower ne les aime pas. Mais ne croyez pas qu'on en soit réduit à la monotonie : il y en a pour tous les goûts et toutes les bourses. On a le choix entre les régimes Scarsdale standard, pour gourmets, pour personne économe ou pour végétarien. Le cas des voyageurs impénitents ou des non-Américains est lui aussi prévu et ceux-ci ont à leur disposition un régime Scarsdale « international ». Après quinze jours de pénitence, on a droit à quelques gâteries, lors d'une période de stabilisation appelée programme « mangez et restez mince », qui dure elle aussi quinze jours. Après quoi, si on n'a pas atteint le poids souhaité, on reprend le régime pur et dur.

Le régime « Mayo clinic », en vogue dans les années 1980, ne dure lui aussi que quinze jours et est tout aussi directif et privatif (800 à 1 000 calories par jour). On mangera là encore beaucoup de pamplemousse, une sélection de légumes bien précis, mais à volonté, tout plein d'œufs, un peu de viande et de poisson. Signalons que la clinique Mayo, dans le Minnesota, est l'un des plus prestigieux établissements médicaux des États-Unis et que le régime Mayo Clinic n'a strictement rien à voir avec cet illustre centre de soins, d'ailleurs fort agacé de cette confusion.

MAIGRIR EN 15 JOURS AVEC LE RÉGIME NEW MAYO CLINIC

Petit déjeuner :
- 1/2 pamplemousse ou un jus de pamplemousse non sucré.
- 2 œufs, préparation indifférente.
- 2 tranches de bacon.

Déjeuner :
- 1/2 pamplemousse ou un jus de pamplemousse non sucré.
- Salade, sauce indifférente.
- Viande, préparation indifférente, sans limitation de quantité.

Dîner :
- 1/2 pamplemousse ou un jus de pamplemousse non sucré.
- Viande, préparation indifférente, sans limitation de quantité. On peut remplacer la viande par du poisson.
- Légumes, verts ou rouges, cuits au beurre ou assaisonnés à son goût, ou bien salade, sauce indifférente.

En-cas du soir :
Jus de tomate ou lait écrémé (facultatif).

Instructions

- À chaque repas, vous devez manger jusqu'à ce que vous ayez le ventre plein et que vous ne puissiez manger davantage.
- N'omettez rien, ni le bacon du petit déjeuner, ni la salade. C'est la combinaison de ces aliments qui permet à la graisse de s'éliminer.
- Le pamplemousse est important parce qu'il agit comme catalyseur de la combustion des graisses.
- Ne prenez pas de café ou de boisson contenant de la caféine, car la caféine agit sur la sécrétion d'insuline et empêche la combustion des graisses. Essayez de ne pas consommer plus d'une tasse ou un verre de boisson contenant de la caféine par repas.
- Ne mangez pas entre les repas. Si vous mangez les associations d'aliments préconisées, vous n'aurez pas faim.
- Le régime proscrit complètement les sucres et farineux, qui se transforment en graisses.
- Ne mangez pas de dessert, de pain, de légumes blancs, de pommes de terre. Vous pouvez en contrepartie doubler ou tripler vos portions de salade ou de légumes. Mangez jusqu'à ce que vous ayez le ventre plein. Plus vous mangerez de la bonne combinaison d'aliments, plus vous perdrez de poids.
- Vous pouvez perdre 5 kilos en 10 jours. Vous ne perdrez rien les 4 premiers jours, mais vous perdrez 2 à 3 kilos les 5 jours suivants. Ensuite, vous perdrez 250-300 grammes tous les 2 jours jusqu'à ce que vous ayez atteint le poids désiré.
- Ce régime est préconisé chez les patients malades du cœur et tous ceux qui doivent perdre du poids rapidement.
- Faites le régime durant 12 jours, arrêtez 2 jours. Recommencez jusqu'à ce que vous ayez atteint le poids désiré.

Sont interdits : oignons blancs, pommes de terre, céleri.
Vous pouvez manger : échalotes, oignons verts, laitue, poivrons, brocolis, choux, radis, épinards, concombre, tomates.

Tout cela vous semble peut-être un peu trop vieillot, un peu trop américain. Voulez-vous plus récent, plus

MAIGRIR AVEC LA MÉTHODE GESTA (1996)

Cure de désintoxication de 10 jours

- *Jours de diète :* consommer uniquement du pamplemousse, du lait écrémé parfumé au cacao non sucré, du bouillon de légumes, des légumes à l'eau cuits sans sel, du yaourt, du poisson maigre, quelques cuillerées à café de miel.
- *Jours plus fastes :*

– Repas lactés : à base de fromage blanc à 0 % de matière grasse.
– Repas de viande ou poisson avec légumes.
– On peut consommer quelques fruits secs, quelques yaourts, du miel, de l'hydromel sans alcool durant la journée.
– Ne pas saler.

Régime de stabilisation

CONSEILS DIÉTÉTIQUES

- Suivre la règle des 421 : 4 portions de glucides, 2 portions de protéines, 1 portion de lipides par jour.
- Boire 1,5 litre d'eau par jour, par petites quantités, si possible avant midi, ne pas boire moins de 10 mn avant le repas, ni pendant le repas, ni dans l'heure qui suit. On peut boire une petite tasse d'infusion après le dîner. Ne pas dépasser 1/2 litre d'eau gazeuse par jour.
- Ne pas consommer d'édulcorant, de produit allégé, de café, de tabac, de somnifères, de tranquillisants. Se méfier du thé et de l'alcool. Saler modérément.
- Les jours de fête : on a droit à un peu de chocolat, un peu de vin, 10 g de beurre cru ou une cuillère à soupe de crème fraîche.

RÉPARTITION

- *Petit déjeuner :* boire un bol de lait écrémé parfumé au cacao non sucré, avec une cuillère de miel, avec un pamplemousse ou une orange.
- *Déjeuner ou dîner :* repas lacté à base de fromage blanc à 0 % de matière grasse, ou 2 yaourts, ou 1/4 de litre de lait.

- On pourra consommer, à l'autre repas : du poisson ou des fruits de mer, de la viande (blanche de préférence) ou du fromage, ou des œufs, accompagnés de 300 g de légumes ou de fruits cuits.
- On pourra aussi prendre une ration de féculents (pain grillé complet, crackers ou pommes de terre) ou de légumes secs ; les pâtes seront consommées en plat unique.
- Prendre 2 cuillères à café de miel par jour et boire de l'hydromel sans alcool.
- Les fruits ou crudités seront consommés de préférence loin des repas, sans oublier de bien mâcher.

D'après *La Méthode Gesta. Pour vivre au mieux de sa forme et mincir de plaisir.* Gesta M., Lederman D., Albin Michel, 1996

français ? Je vous propose une méthode des années 1990, par exemple celle de Madeleine Gesta[31], « la diététicienne des stars » : durant dix jours, vous vous désintoxiquerez en mangeant du pamplemousse, du lait écrémé parfumé au cacao non sucré, du bouillon de légumes, des légumes à l'eau cuits sans sel, du yaourt, du poisson maigre. Les jours fastes, vous prendrez des repas lactés à base de fromage blanc à 0 % de matière grasse en alternance avec des repas de viande ou de poisson avec légumes. Le tout parsemé de quelques fruits secs, yaourts, cuillères de miel, hydromel sans alcool des plus ludiques.

Citons encore, pour faire bonne mesure, la méthode Peltriaux, fraîche pondue. Après une première phase de « jeûne » de quinze jours à un mois, en fait une cure où on se nourrit de légumes et de sachets protéinés, on réintroduit précautionneusement des viandes, du poisson, des œufs et des fruits. L'auteur nous promet une

MAIGRIR PAR LA DIÈTE PROTÉIQUE
(À PARTIR DES ANNÉES 1960)

- Boire de l'eau, à satiété.
- Prendre des vitamines et des sels minéraux.
- Prendre des protéines en poudre, matin, midi et soir (55 à 80 grammes par jour, selon corpulence). Choisir des protéines en poudre garanties en acides aminés essentiels. Se méfier des contrefaçons à base de protéines de collagène ou de tendons, pauvres en tryptophane, qui peuvent être cause d'arrêt cardiaque inopiné.
- On peut éventuellement remplacer les protéines en sachet par des blancs d'œufs ou du fromage blanc à 0 % de matière grasse, ou encore du poisson ou de la viande maigres, selon ordonnance du médecin.
- Manger de la salade verte assaisonnée de citron (et, éventuellement, d'huile de paraffine) autant qu'on le désire.

Poursuivre une semaine, ou deux, ou quatre, ou huit, selon avis médical, mais pas davantage.

troisième phase, dite de stabilisation, un éden où l'on pourra manger comme bon nous semble, sans risque de regrossir parce que « […] vous êtes passé par la phase zéro, qui constitue l'originalité exceptionnelle de cette méthode. Parce que vous vous êtes sevré[32] ». Pour Peltriaux, le jeûne permet la rédemption : il nous invite clairement à faire table rase du passé, repartir de zéro, oublier nos errances et nos péchés. À partir du moment où nous suivons sa méthode, nous devenons un homme neuf, une femme nouvelle, avec des habitudes sans

MAIGRIR AVEC LA MÉTHODE PELTRIAUX

Phase de sevrage (de 2 à 4 semaines)

- Consommer à volonté : concombre, radis, fenouil, champignons de Paris, poivrons, céleri, salade verte, épinards, courgettes, endives.
- Ne pas consommer plus de 2 assiettes par jour de : artichauts, aubergines, haricots verts, poireaux, asperges, tomates, navets, soja, chou, brocolis, cornichons, blettes, oignons, salsifis.
- Assaisonner avec une sauce confectionnée avec 2 cuillères à soupe d'huile d'olive première pression à froid, ou à défaut d'huile de tournesol, de pépins de raisin ou d'Isio 4.
- Boire beaucoup de liquides : eau plate ou pétillante, Coca light, thé ou café sans sucre, mais avec sucrettes éventuellement. Utiliser normalement sel, poivre, condiments et épices.
- Consommer des protéines en sachet achetées en pharmacie, déguisées en crèmes et potages, bouillons, sauces de salades, crèmes dessert, entremets, mousses, gâteaux, boissons froides ou chaudes. Vous devez consommer au total 1,5 gramme de protéines par kilo de poids corporel et par jour (suivez la notice du fabricant ou demander à votre médecin).

Phase de réalimentation (le temps nécessaire pour atteindre le poids désiré)

Petit déjeuner : laitage allégé avec 2 tranches de pain complet beurré, ou céréales avec lait écrémé.

Déjeuner ou dîner :

Viande blanche maigre (veau ou lapin), blanc de volaille, poisson, crustacés, fruits de mer, viande de bœuf maigre, 2 œufs (4 œufs par semaine maximum).

Un des fruits suivants : orange, pamplemousse, kiwi, fraises, framboises, pastèque, pomme.

Dîner ou déjeuner : sachets de protéines, légumes.

En cas d'écart : faire une journée complète de « jeûne » avec légumes et sachets protéinés.

Phase de stabilisation
Manger comme bon vous semble tout en respectant les principes suivants :

- Faire un petit déjeuner de roi, un déjeuner de prince, un repas frugal de mendiant.
- Accepter les petites variations de poids sans affolement.
- Ne plus changer de taille de vêtements.

D'après *Maigrir avec la méthode Peltriaux*.
Dr Philippe Peltriaux et Monique Cabré,
Éditions Générales, First, Paris, 1998

rapport avec les précédentes. Les envies de petits plats et de pâtisseries ont disparu, l'estomac a rétréci, le poids a baissé, on est de bonne humeur, la vie est belle. On se demande bien pourquoi, dans ces conditions, on serait assez bête pour regrossir.

La diabolisation des sucres : le régime Atkins

Bien qu'on nous promette de mincir de plaisir, on n'est pas vraiment dupe : ces purifications et autres « désintoxications », ces pratiques de repentance vont nous faire souffrir. Or, si certains ont la fibre masochiste, il en est d'autres qui sont irrémédiablement allergiques à toute privation. Ce qu'il leur faut, c'est un truc qui permette de maigrir en faisant bombance. Cela vous paraît aussi inaccessible que la quadrature du cercle ? Rien n'est impossible à nos gourous, tant ils sont motivés. Bien entendu, il y a une faille quelque part…

LE RÉGIME ATKINS
(ÉTATS-UNIS, 1975)

Principes généraux

- Ne tenez pas compte des calories, mangez quand vous avez faim, arrêtez-vous de manger quand vous n'avez plus faim, faites de préférence de petits repas fréquents.
- Buvez autant d'eau que vous le voulez.
- Si vous vous sentez faible, prenez davantage de sel.
- Prenez chaque jour une pilule polyvitaminée fortement dosée.
- Vérifiez chaque matin que vous urinez votre graisse sous forme de corps cétoniques au moyen de bandelettes réactives pour diabétiques, en vente dans toutes les bonnes pharmacies.

Répartition

1re semaine. Mangez à volonté les aliments suivants :

- Viandes : steaks, corned-beef, côtelettes d'agneau, langue, hamburgers (sans pain), bacon, volailles (caneton, dindon, poulet, tout autre volatile).
- Poissons et fruits de mer, sauf huîtres, palourdes, moules, coquilles Saint-Jacques et poissons en saumure.
- Œufs sous toutes leurs formes.
- Matières grasses : beurre, margarine, huile, lard, mayonnaise.
- Desserts : gelée avec édulcorant.
- Prendre la valeur de 2 petites tasses de salade par jour (salades vertes, céleri, concombre, radis) assaisonnées d'huile, vinaigre, épices, fromage râpé, anchois.

Semaines suivantes (niveaux 2 à 5). On continue de même et on réintroduit progressivement et prudemment les aliments suivants :

- Fromages : 118 grammes par jour de n'importe quel fromage à pâte dure. Pas de fromage à pâte molle ou de fromage à la crème.
- Crème épaisse : 4 cuillères à café par jour.
- Légumes : asperges, aubergines, avocat, brocolis, champignons chinois, choucroute, choux de Bruxelles, chou rouge, courge, épinards, feuilles de betterave, germes de soja, haricots beurre, mange-tout, navets, oignons, pousses de bambou, raves, tomates.

Surtout ne jamais manger des aliments suivants

- Amuse-gueules sucrés, bananes, bonbons, cachous, céréales, chewing-gums, confiture, cornichons doux, crackers, crêpes, dattes, farine, farine de maïs, figues, fruits secs, gâteaux, glace à la crème, haricots secs, ignames, ketchup, macaronis et autres pâtes, maïs, miel, noix de cajou, pain, pois, pommes de terre, raisin, sirop, spaghettis, sucre, yaourt sucré.

D'après *La Révolution diététique du Dr Atkins.*
Atkins R.C., Buchet-Chastel, 1975

Commençons par le régime Atkins[33]. Nous sommes dans les années 1960. Ces idées ridicules et anti-scientifiques selon lesquelles l'eau ferait grossir en se transformant dans l'organisme en hydrates de carbone sont en grande partie reléguées au rang de superstitions. Certes, on se tracasse encore pour savoir s'il convient de boire peu ou beaucoup, avant les repas ou bien après, s'il faut saler ou ne pas saler, et les médecins prescriront encore pendant longtemps des diurétiques aux candidates à la minceur, mais le cœur n'y est plus.

Le grand accusé des années 1970, l'incarnation du démon, sera le sucre sous toutes ses formes.

En 1963, Robert Atkins, médecin spécialisé dans le traitement des maladies cardiovasculaires à New York, s'aperçoit que, alors qu'il avait été un enfant mince et même maigre, il arbore désormais un triple menton. Les études, l'internat, l'ouverture du cabinet, les soucis, mais aussi, disons-le, un solide appétit, en sont les responsables.

Le docteur Atkins s'essaie à maigrir par le biais des régimes concoctés par ses confrères nutritionnistes, mais

MAIGRIR EN 7 JOURS AVEC LA SOUPE MANGE-GRAISSE (1996)

- *Préparer de la soupe mange-graisse :* prendre 3 gros oignons, 5 tomates, 2 grands poivrons verts, 1 chou blanc, 1 céleri en branches, 1 bouillon de bœuf en cube. Couper les légumes en petits morceaux (ne les mouliner sous aucun prétexte), laisser cuire 10 mn dans une casserole remplie d'eau, ou jusqu'à ce que les légumes soient tendres. Assaisonner avec poivre, curry, persil, herbes de Provence, sauce piquante, etc.
- *Manger de la soupe mange-graisse :* dès qu'on a faim, à toute heure du jour et de la nuit, chaude ou froide. Plus on en mange, plus on maigrit. À conserver au réfrigérateur ou à apporter au bureau dans un thermos.
- *Ne pas manger :* pain, alcool, boissons gazeuses, viande panée. On peut éventuellement remplacer la viande de bœuf par de la volaille sans la peau. On peut remplacer la viande par du poisson cuit à la vapeur ou au court-bouillon, mais une seule fois dans la semaine.

— *1er jour :* consommer de la soupe mange-graisse à volonté, avec fruits à volonté, sauf des bananes. Boire thé noir et café non sucrés.

— *2e jour :* consommer de la soupe mange-graisse à volonté, avec des légumes verts crus à volonté. Pas de fruits, de légumes secs ou de maïs. Le soir, consommer une grosse pomme de terre cuite au four avec du beurre.

— *3e jour :* consommer de la soupe mange-graisse à volonté, avec des légumes verts crus à volonté. Pas de pomme de terre aujourd'hui.

— *4e jour :* consommer de la soupe mange-graisse à volonté, avec 3 bananes et du lait écrémé. Boire le plus d'eau possible.

— *5e jour :* consommer de la soupe mange-graisse à volonté (1 portion minimum obligatoirement) avec 200-300 grammes de viande de bœuf maigre sans matière grasse, 5 à 6 tomates crues. Boire au minimum 5 à 6 verres d'eau.

— *6e jour :* consommer de la soupe mange-graisse à volonté (1 portion minimum obligatoirement), de la viande de bœuf maigre sans matière grasse à volonté, des légumes verts crus à volonté.
— *7e jour :* consommer de la soupe mange-graisse à volonté (1 portion minimum obligatoirement), du riz complet, des légumes crus, du jus de fruits sans sucre.

Si vous n'avez pas triché, vous avez perdu 5 à 9 kilos. Si vous avez davantage à perdre, faites une pose de 2 jours minimum et recommencez.

(Régime diffusé par liste sous le manteau, prétendument mis au point par un « hôpital américain » pour les malades cardiaques obèses qui doivent maigrir impérativement avant une opération chirurgicale.)

s'avère incapable de supporter les affres de la faim. Bref, il l'avoue, il manque terriblement de volonté. Que faire ? Baisser les bras et rester gros ? Il doit bien exister un moyen, tout de même, de maigrir sans s'affamer…

Robert Atkins se plonge alors dans la littérature médicale et exhume la théorie élaborée dans les années 1920 par un obscur médecin du travail, décédé entre-temps, feu le docteur Alfred W. Pennington : selon ce dernier, en l'absence d'hydrates de carbone, l'organisme « satisfait sa faim en brûlant sa propre graisse ». L'ennemi, ce sont les glucides ou hydrates de carbone. Haro sur le pain, les féculents et autres légumineuses, sur les fruits, le lait et surtout le sucre et les produits sucrés. Il convient d'être strict : les premières semaines, sucer un cachou ou mâcher un chewing-gum peuvent suffire à annuler tous vos efforts.

À l'inverse, on pourra faire bombance de viandes grasses, de volailles, d'œufs, de poissons, de fromages, à consommer sous forme de fritures, accompagnés de mayonnaise, de crème fraîche ou de sauce au beurre, le tout avec quelques feuilles de salade verte bien huileuses. On mangera de toutes ces bonnes choses « le plus possible, afin de maigrir le plus possible ». Certes, tout cela manque bien de vitamines et de fibres, mais les médications polyvitaminées et les fibres en comprimés ne sont pas faites pour les chiens, nous informe le docteur Atkins.

Comment se fait-il que manger de la graisse ne rende pas gras, et même fasse maigrir, vous demandez-vous peut-être ? Eh bien ! c'est que le gras ne fait que passer. Selon Atkins, en l'absence d'hydrates de carbone, l'organisme ne sait tout simplement pas stocker ces graisses. Mieux encore, il se voit contraint d'utiliser ses réserves et brûle sa propre graisse. Cette graisse passe dans le sang sous forme de corps cétoniques, qui sont ensuite excrétés dans l'urine. Et, cerise sur le gâteau, si j'ose ainsi m'exprimer, la présence des mêmes corps cétoniques dans la circulation sanguine a en outre pour effet d'abolir toute sensation de faim.

Le régime Atkins ravit en outre les bricoleurs : on achète des bandelettes réactives chez son pharmacien, les mêmes que celles qu'utilisent les diabétiques, et chaque matin on vérifie qu'on continue bien à uriner sa graisse sous forme de corps cétoniques.

Nous avons donc là tous les ingrédients d'une merveilleuse théorie, avec une explication scientifique de notre malheur, le clivage des aliments en deux catégories, les bons et les mauvais. Les glucides sont diaboliques et honnis, tandis que les graisses sont exonérées du moindre péché. Nous pouvons donc nous nourrir sereinement sur le modèle de la boulimie et nous goinfrer de tas de bonnes choses bien grasses. Nous ne sommes pas privés, bien au contraire !

Le docteur Atkins est son propre cobaye, et ça marche ! Le voilà envahi d'un sentiment d'exaltation et de rancune. « Exaltation d'avoir perdu tant de kilos en si peu de temps, rancune d'avoir été si longtemps abusé par les informations erronées publiées par la presse médicale. »

Atkins, désormais mince et touché par la grâce, met donc sa méthode au point. Il peaufine ses arguments, vérifie ses théories sur tout un tas de patients. Résultat : 100 % de réussite… Dans le début des années 1970, il publie son livre sur la révolution diététique. C'est un franc succès.

Le livre en question est un étonnant mélange de théories discutables, de longs prêches, de vitupérations de toutes sortes et de recettes de cuisine. L'obésité, pour Atkins, n'est pas due au fait qu'on mange trop, mais provient d'un déséquilibre métabolique. Certaines personnes assimilent mal les sucres, souffrent d'une « allergie aux hydrates de carbone » et deviennent obèses. Pour ces personnes, suivre un régime hypocalorique est pire qu'un chemin de croix. Atkins, qui a vécu cela dans sa chair, peut en parler : « Si quelqu'un m'enjoignait de me mettre à un régime de 1 200 calories par jour, je me mettrais à pleurer », nous assure-t-il.

Alléluia, ces temps sont finis. Alléluia, ai-je dit ? C'est qu'Atkins, lorsqu'il nous rapporte les histoires édifiantes de Perry Zenlea, de Milton Braten, de Susan Heilbron et de beaucoup d'autres, toutes ces personnes obèses qui essayaient désespérément de maigrir sans y parvenir, mais qui ont enfin trouvé joie, félicité et minceur dans le régime Atkins, a des accents de prédicateur sudiste.

Mais que serait le bon Dieu (et Atkins, son prophète) sans le vilain diable ? Le diable, ce sont ceux qui cherchent à nous faire manger ces substances diaboliques que sont les hydrates de carbone. Remontons, si vous le voulez bien, aux temps heureux où il n'existait ni obèses, ni hydrates de carbone : « Pendant plus de cinquante millions d'années, l'homme s'est nourri de la chair et de la graisse des animaux. En temps de pénurie, les femmes ramassaient des racines et des baies. Cela ne faisait guère plus de 15 grammes d'hydrates de carbone par jour. L'homme était avant tout un chasseur et, de ce fait, principalement carnivore.

« Vers 7000 avant J.-C., l'homme néolithique commença à planter des graines et des racines et à se sédentariser. Il ajouta à son alimentation des hydrates de carbone non raffinés. Certains ne purent s'adapter à ce nouveau mode d'alimentation et le taux de mortalité s'accrut sans nul doute.

« Puis, la révolution de l'industrie alimentaire, qui date de moins de deux cents ans, aboutit à la production de riz raffiné, de "céréales et farineux dégermés et blanchis". Enfin, apparut le sucre raffiné, l'hydrate de carbone tueur. »

Y a-t-il chose plus destructrice sur cette terre qu'un morceau de sucre ? Outre un déficit en vitamines, des effets antinutritifs et des troubles du métabolisme, le sucre provoque des caries dentaires. Et « si le sucre peut détruire les dents [...] quels ravages ne commettra-t-il pas sur le reste du corps ? » nous questionne Atkins.

Pis encore, le sucre raffiné rend fou : « Que de fois on établit un diagnostic erroné sur les malades mentaux ! […] je suis convaincu qu'une large proportion de ces patients ne souffrent pas d'un désordre psychique mais d'un trouble physique — une hypoglycémie fonctionnelle que l'on pourrait facilement soigner en supprimant les hydrates de carbone de leur alimentation. » En effet, poursuit Atkins, « l'hypoglycémie reproduit les symptômes de presque tous les désordres neuropsychiatriques. À tort, on a diagnostiqué chez les malades atteints d'hypoglycémie, la schizophrénie, la psychose maniaco-dépressive, et d'autres maux du même genre ». Mais le pire est à venir : comment voulez-vous que ces pauvres malades mentaux (qui en fait souffrent simplement d'hypoglycémie) puissent s'en sortir, puisque dans les hôpitaux psychiatriques, on leur fait manger une nourriture peu coûteuse à base d'hydrates de carbone : « Je suis persuadé que si nous mettions ces malades mentaux à un régime sans hydrates de carbone, nous libérerions un nombre important de lits. »

Pourquoi le corps médical s'obstine-t-il à prescrire des régimes qui affament, pourquoi ne l'écoute-t-on pas, lui, en haut lieu ? Atkins, raisonnable, ne demande d'ailleurs pas aux « autorités médicales » de le croire sur parole : il suffirait qu'elles explorent « cette voie logique du traitement de l'embonpoint », mais elles s'y refusent avec obstination. On ne peut pas, dès lors, ne pas se poser la question : « Doit-on lier en partie cet aveuglement aux vastes investissements financiers déversés dans les divers services de l'enseignement diététique par les fabricants de produits riches en hydrates de carbone ? » L'ennemi, c'est certain, est puissant, et nous sommes cernés de toutes parts.

Dans un tel monde, se contenter de mincir dans son coin serait décidément bien petit. Il faut voir grand, il faut voir cosmique : « J'ai fait un rêve… Oui j'en ai fait un. J'ai rêvé d'un monde où nul n'aurait besoin de se plier à un régime. Un monde où les hydrates de carbone raffinés et engraissants seraient à jamais exclus de l'alimentation », nous assure Atkins, n'hésitant pas à paraphraser Martin Luther King.

Car c'est la révolution que nous prêche Atkins. Il est vrai que nous sommes dans les années 1970 et que le mot est à la mode : il convient donc « [d']entreprendre une vaste action nationale pour changer les choses. Il faut modifier les lois afin de procurer à tous le moyen de s'alimenter d'une façon saine. J'en suis si fermement convaincu que jamais mon travail ne sera terminé aussi longtemps qu'une révolution diététique nationale n'aura pas été lancée. Une action politique peut réduire les hydrates de carbone de votre alimentation. Comme n'importe quelle révolution, la révolution diététique ne peut s'opérer sans la pression des consommateurs sur l'Économie ». Aux armes, citoyens !

Le régime est mort : vive le régime Atkins ! En matière de régime, tout n'est qu'un éternel recommencement, comme en témoigne la mode du régime paléolithique[34], apparu autour de 1995. L'argument est le suivant : nos ancêtres, sains et sportifs, cueilleurs et chasseurs, ne connaissaient ni les maladies cardio-vasculaires, ni le cancer, ni le diabète, car ils avaient une alimentation parfaitement adaptée à une génétique modelée par des millions d'années d'évolution[35].

MAIGRIR AVEC LE RÉGIME PALÉOLITHIQUE OU DIÈTE NEANDERTHIN (1995)

Ce qu'il faut manger

- Mangez beaucoup, beaucoup de viande et de poisson, jusqu'à 30 % de votre ration alimentaire. Si vous le pouvez, mangez du gibier, qui contient bien moins d'acides gras saturés. Ne faites pas trop cuire, ou alors au feu de bois. On peut manger des œufs, surtout chipés dans les nids.
- Mangez beaucoup de fruits, de légumes, de baies, de noix et noisettes, de racines, frais cueillis et très peu cuits afin d'en préserver les vitamines et les minéraux.

Ce qu'il ne faut pas manger

- L'homme de Néanderthal n'avait pas d'animal domestique. Il ne consommait donc pas de laitages, de beurre ou de crème glacée.
- L'homme de Néanderthal ne connaissait pas les huiles végétales. Mais il grignotait peut-être des olives.
- L'homme de Néanderthal ne cultivait pas de céréales ou de légumes secs. Vous n'avez donc pas besoin de pain, de pâtes, de riz, de pommes de terre ou de lentilles du Puy.
- L'homme de Néanderthal connaissait encore moins le sucre raffiné, le café, le thé, le club soda, le vin et les alcools, les chewing-gums, le chocolat et les biscuits anglais. Laissez tomber.

D'après *Neanderthin : a Caveman's Guide to Nutrition.*
Raymond V. Audette, Ray Audette, Paleolithic Press, 1995

Songeons que 99 % de nos gènes datent d'avant que nos ancêtres n'évoluent en *Homo sapiens* il y a quarante mille ans et que 99,99 % datent d'avant l'invention de l'agriculture voilà dix mille ans. Nos malheurs ont clairement commencé le jour où l'homme s'est sédentarisé et a inventé l'agriculture, s'est mis en tête de consommer des céréales, des laitages, de la viande d'animaux domestiques bien trop gras, puis, après la révolution industrielle, du sucre raffiné et des petits gâteaux secs. Si nous revenons à l'alimentation de la préhistoire, nous cesserons donc d'être malades et bouffis de graisse.

En pratique, il nous faudrait donc manger jusqu'à 30 % de notre ration alimentaire sous forme de protéines — le mieux serait que nous nous nourrissions de gibier que nous aurions chassé nous-mêmes — et de produits végétaux, frais et sommairement cuits : des fruits, des baies, des noix et des noisettes, des légumes, des racines, des champignons. On cesserait bien sûr de consommer des céréales et des légumes secs et l'idée qu'une chose aussi absurde que le sucre raffiné ait jamais existé ne nous effleurerait pas.

La diabolisation des graisses : le régime de Susan Powter

Les sucres sont diaboliques, mais alors que dire des graisses ! D'ailleurs, que manger des graisses rende gras devrait tomber sous le sens. Et comme la Faculté a découvert que les lipides faisaient du 9 calories au gramme alors que glucides et protéines ne « pesaient » que 4 calories par gramme, et qu'en outre, lorsque l'organisme convertit glucides ou protides en lipides pour les stocker, la transformation a un coût calorique, qui n'existe bien entendu pas pour les lipides, la conclusion s'impose d'elle-même : pour chaque cuillère à soupe d'huile ou de beurre que vous ôtez de votre alimentation, vous pouvez vous octroyer un bon petit tas de glucides ou de protéines. En d'autres termes, cesser de considérer les corps gras comme des produits comestibles permet de fonctionner selon un mode boulimique avec les aliments restants.

Depuis les années 1980, la chasse aux graisses[36] est donc ouverte, encouragée par la Faculté ; elle bat son plein.

Le régime que nous propose l'Américaine Susan Powter[37] est typique de cette lipophobie ambiante : il convient de traquer les graisses cachées dans les moindres recoins. Plus d'huile ni de beurre, plus de biscuit ni de gâteau, mais pas davantage de viande de bœuf ou de poisson gras. En fait, manger ne serait-ce qu'une olive risque de tout compromettre. Grâce à l'éviction totale de la moindre trace de gras diabolique, on pourra se goinfrer sans remord de céréales et de légumes secs, accompagnés de délicieux légumes. Attention : pas de céréales trafiquées, épurées, blanchies, raffinées, s'il vous plaît : complètes, les céréales. Ainsi, pour la valeur d'un hamburger, on pourra consommer 452 cuillères de céréales, ou bien on pourra « manger du pop-corn jusqu'à en vomir ». Non seulement on n'est pas privé, mais on peut boulimiser tout son saoul.

Susan Powter nous raconte son édifiante histoire : comme elle était grosse, son mari l'a quittée pour une maîtresse plus mince qu'elle. Seule et abandonnée avec deux enfants en bas âge, rejetée par le monde du travail, tout cela en raison de son obésité, elle tente désespérément de maigrir. Mais les méthodes proposées par l'industrie de la minceur et du fitness, les conseils des spécialistes en nutrition, tout cela ne fait qu'engendrer

MAIGRIR AVEC SUSAN POWTER (1993)

Conseils d'hygiène

- Oxygénez-vous en faisant des exercices respiratoires matin et soir.
- Faites de l'exercice physique et de la musculation, proportionnés à vos capacités du moment, durant des périodes de 30 mn minimum, 3 à 6 fois par semaine.

Conseils diététiques

- Ne sautez jamais de repas, même le petit déjeuner.
- Mangez autant que vous voulez des aliments permis. On mangera selon une pyramide alimentaire : beaucoup de céréales complètes (riz, boulgour, millet, kacha) et de légumes secs (haricots mange-tout et secs, lentilles, pois cassés et pois chiches), pas mal de légumes, pas trop de dérivés de céréales et de féculents (pain complet, tortillas, flocons d'avoine), pas beaucoup de fruits, très peu de protéines animales très maigres (poissons maigres, blanc de poulet et de dinde, blanc d'œuf).
- Ne mangez pas du tout de graisses d'assaisonnement (beurre, huiles, margarine) et d'aliments contenant des graisses cachées (biscuits, gâteaux, viandes et poissons gras), exceptionnellement des produits céréaliers raffinés (pain ordinaire, pâtes, produits industriels).

une instabilité pondérale : Susan maigrit, puis regrossit, et ainsi de suite. Puis, un jour, c'est l'illumination : tout son malheur vient du gras. On chassera ce gras en éradiquant les corps gras de son alimentation et en expulsant la graisse de son corps par l'exercice physique. L'objectif est clair : il s'agit de devenir plus mince que la petite amie de son ex-mari. Plus fine, plus belle, plus séduisante, plus vivante grâce à la boulimie sélective et de longues heures d'exercice quotidien, Susan se pavane, fait la nique à son « prince ». Elle tient sa vengeance.

La méthode Susan Powter est en grande partie fondée sur le déni de toute privation : *Stop the Insanity !* est le titre de son livre, avec, en sous-titre « Mangez plus et pesez moins ». Dans la première partie de l'ouvrage, Susan nous explique à quel point il est vain de faire des régimes, de se priver. Bien au contraire, il convient de manger davantage, et même de ne s'imposer aucune limite. Il faut attendre la seconde partie du livre pour apprendre, presque incidemment, qu'on peut manger « de tout » en quantité illimitée… sauf des graisses diaboliques. Le fait que ces graisses soient cachées un peu partout dans la plupart des aliments qui sont à notre disposition, qu'il ne nous reste somme toute plus que les céréales, les légumes et les légumes secs, ainsi qu'un peu de poisson maigre, de blanc de poulet et de blanc d'œuf pour faire ripaille ne doit pas nous décourager.

Les graisses sont le diable. Pour les expulser de son corps, on doit tout d'abord les chasser de ses aliments. Et pour cela, ne faites confiance à personne. Car les « soi-disant spécialistes » mentent, « les fabricants apposent sur leurs produits des labels "sans graisse", mensongers à 98 %, par pur intérêt ». Comment s'en sortir pour discerner les graisses cachées par tant de mauvaise foi, même au sein de produits dits allégés ? Susan nous livre le secret : la bonne vieille règle de trois. Connaissant la valeur calorique, les proportions de glucides, lipides et protides du produit (obligatoirement notées sur l'étiquette), et sachant que protides et glucides font du 4 calories au gramme tandis que les lipides font quant à eux du 9 calories au gramme, il nous est possible de calculer la teneur réelle en lipides du produit. L'arithmétique powtérienne aboutit ainsi à des résultats étonnants : un biscuit « de régime » contiendrait 45 % de matières grasses, une saucisse dite light, annoncée comme « allégée à 77 % » serait constituée en réalité de 68 % de lipides, un fromage à tartiner minceur renfermerait 75 % de matières grasses. Ouvrons donc l'œil et le bon car le Malin est partout.

Mincir n'a cependant pas suffi à épuiser la colère de femme bafouée que ressent Susan Powter. Aussi écrit-elle un livre, ouvre-t-elle un centre de remise en forme, parcourt-elle le pays en long et en large, prêchant la bonne parole, encourageant ses congénères, les femmes grosses et molles, à suivre son exemple : « Perdez un peu de poids, acquérez de l'énergie, et votre vie entière sera changée. » Vous y gagnerez des relations sociales excitantes, du respect pour vous-même, du succès. Comme moi.

Le puritanisme version Hollywood

Robert Atkins, Susan Powter et consorts sont des héros. Après que la Vérité leur a été révélée, ils livrent bataille sur bataille, jusqu'à ce que la graisse hideuse soit vaincue. Puis, victorieux, ils élargissent leur combat et tendent une main secourable à leurs compagnons d'infortune.

L'histoire de Judy Mazel[38] n'est guère différente et seul change le milieu social. Elle est une enfant grosse dans une famille de minces et ses parents l'emmènent voir son premier spécialiste à l'âge de neuf ans. S'ensuit toute une série de régimes et de méthodes amaigrissantes : « [...] au cours des vingt années qui suivirent, mon existence s'est dessinée en dents de scie, avec des pics très hauts et des creux très profonds. Il m'était aussi normal d'avaler un comprimé amaigrissant que de me brosser les dents chaque matin ». Finalement, les médecins déclarent Judy incurable : « [...] après avoir subi une batterie de tests, notamment un examen approfondi du système endocrinien, on m'a déclarée obèse incurable. [...] J'étais condamnée à être grosse pour le reste de ma vie ».

Voilà notre Judy véritablement au fond du trou, totalement désespérée. Mais, fort opportunément, six mois après avoir été « condamnée à l'obésité à perpétuité », elle se casse la jambe au ski. Coincée au fond de son lit, elle se met à lire des ouvrages de nutrition et comprend que « nous sommes ce que nous mangeons, point à la ligne ». « Tout ce que j'avais appris à propos de l'alimentation, de la nutrition et des matières grasses s'avérait faux. [...] Les régimes amaigrissants étaient fondés sur de faux préceptes », comprend-elle désormais. Judy vient de découvrir Herbert Shelton, un hygiéniste prônant les vertus du jeûne et du régime dissocié, et a compris grâce à lui le rôle fondamental des enzymes dans la digestion.

Rappelons qu'Herbert Shelton, dans les années 1930, recommandait de consommer les aliments indépendamment les uns des autres car chaque catégorie d'aliment fait appel à des sucs digestifs différents dont les effets sont antagonistes. Il fallait donc manger séparément glucides, protides et « aliments acides », agrumes et tomates.

De plus, selon lui, les végétaux constituaient les meilleurs aliments ; les œufs, laitages et graisses étaient encore acceptables, mais les viandes, céréales, épices et l'alcool étaient des aliments « de dégénérescence[39] ».

Judy, à partir de ces préceptes, met au point sa propre méthode : « J'ai alors commencé à élaborer un régime axé, non pas sur les aliments que je consommais, mais sur l'association entre les mêmes aliments. [...] J'ai tenté des expériences. J'ai appris à ne plus craindre les calories. » La méthode fonctionne et Judy maigrit, passant de 82 à 50 kilos.

Quel est-il, le miraculeux secret ? « Le secret réside dans les enzymes. [...] Si vous mélangez trop d'aliments appartenant aux différents groupes alimentaires (protéines, hydrates de carbone, matières grasses) au cours d'un même repas, les enzymes s'en trouvent déroutés et il s'ensuit une augmentation du poids. »

Judy Mazel lance le régime Hollywood dans les années 1980, qu'elle relooke quelques années plus tard sous le nom de régime Beverly Hills. Il s'agit d'un régime riche en fruits, avec une nette prédilection pour l'ananas, la papaye et la pastèque, et qui reprend les préceptes de Shelton sur un mode ludique : après avoir mangé un fruit, il faut attendre deux heures avant d'en manger un autre de nature différente ; après avoir mangé autre chose que des fruits, il ne faut plus manger de fruit de la journée ; ou après avoir mangé des protéines, il convient de ne plus manger que ça pour le reste de la journée. L'alimentation sera saine, « naturelle ». En seront exclus les aliments trafiqués par l'industrie agroalimentaire, les produits de régime et les plats basses calories, les céréales raffinées, les surgelés, les conservateurs, les chewing-gums et l'huile qui n'est pas de « première pression à froid ». On pourra néanmoins faire toutes sortes d'écarts, et même manger de façon normale (ce que Judy Mazel appelle faire un repas « tout humain ») à condition de faire acte de contrition les trois jours qui suivent et de revenir aux ananas, papayes et pastèques rédempteurs.

Bien entendu, l'amaigrissement miraculeux de Judy, sa découverte du grand secret de la minceur, se répandent comme une traînée de poudre : « J'ai commencé à répandre la nouvelle et, en moins de deux, ma salle de séjour s'est mise à ressembler au salon vert le soir de la remise des Oscars. Mes découvertes attiraient les étoiles de cinéma et des célébrités telles que Jack Nicholson, Jodie Foster, Maria Schriver, Liza Minelli, Engelbert Humperdinck, Linda Gray, Marie Osmond, Sally Kellerman, Jennifer Jones, Dick Smothers et plusieurs autres. »

Il aurait été injuste de conserver ce secret pour le seul bénéfice des stars. Il est désormais en vente partout, pour une somme modique. Judy, qu'elle le veuille ou non, doit continuer à prêcher : « C'est l'enthousiasme des nouvelles adeptes du régime qui alimente mon programme, qui renforce sa validité et qui m'incite à me consacrer à sa continuité, ainsi qu'à l'abolition de la mentalité axée sur l'obésité qui pervertit tant de gens. »

La Vérité est connue de tous désormais : « Voilà maintenant quinze ans que j'ai énoncé, dans mon premier livre, le principe selon lequel l'excédent de poids résulte de l'indigestion de l'action enzymatique », remarque Judy. Que font médecins et chercheurs ? « J'avoue mon étonnement devant l'absence de recherche concernant les enzymes sur le corps humain »,

MAIGRIR AVEC LE RÉGIME HOLLYWOODIEN DE MADAME MAZEL (ANNÉES 1980)

1re semaine

- Manger exclusivement des fruits frais (tels que ananas, papaye, pastèque), matin, midi et soir, dans l'ordre indiqué par le tableau de régime.

2e à 6e semaine

- Réintroduire très progressivement, dans l'ordre indiqué par le tableau de régime, les aliments suivants : salade à la sauce Mazel (vinaigre de riz, huile de sésame première pression à froid, ail, gingembre râpé, poivre), pain, légumes (artichaut, chou-fleur, concombre, courgette, haricots verts, laitue, tomate), féculents (maïs en épis ou en pop-corn, pâtes, pommes de terre en robe des champs, riz), aliments protéinés (langouste, œufs, poisson, poulet, steack).
- Fruits autorisés (à consommer dans l'ordre indiqué par le tableau de régime) : abricots, amandes, ananas, banane, dattes, figues, fraises, framboises, kiwi, mangue, myrtilles, noix de cajou, papaye, pastèque, pommes, pruneaux, raisin, raisins secs.
- Boire de l'eau plate, du thé ou du café sans sucre ni édolcorant, exclusivement.

À partir de la 7e semaine, on peut faire des « excès », à condition de les « compenser »

- Absorption d'un aliment gras (fromage, crème) : manger ananas ou fraises.
- Repas avec protéines : manger papaye, mangue ou kiwi.
- Dessert ou sucreries : manger du raisin.
- Aliment salé : manger de la pastèque.
- Perte de contrôle et « désastre » : compenser en ne mangeant qu'ananas et papaye le premier jour, papaye et ananas le second jour, pastèque exclusivement le troisième jour.

Toujours manger

- Le matin à jeun, 2 cuillères de son de blé 45 minutes avant le petit déjeuner ; à 16 heures, 1 à 2 cuillères de levure de bière (ne rien absorber ensuite durant 45 minutes) ; au coucher, 2 cuillères à soupe de graines de sésame crues. Il est également conseillé de prendre 1 gramme de vitamine C naturelle par jour, des multivitamines naturelles et des algues bleu-vert lyophilisées (à commander sur Internet).

Ne jamais manger

- Des boissons de régime, des plats basses calories, des surgelés, des conserves, des édulcorants de synthèse, des conservateurs chimiques, des chewing-gums, de la crème allégée, du citron, du beurre salé, de l'huile qui ne serait pas de qualité « première pression à froid ».
- Éviter le lait et les laitages, le sel, le sucre, les céréales et le pain raffinés.

3 règles d'or

- Règle d'or n° 1 : après avoir mangé un fruit, attendre 2 heures avant d'en manger un différent. Attendre 3 heures après avoir mangé une association de deux aliments de nature différente (par exemple fruit et hydrate de carbone, ou fruit et protéine, ou deux hydrates de carbone ou deux protéines différentes).
- Règle d'or n° 2 : après avoir mangé autre chose que des fruits, ne pas revenir aux fruits de la journée.
- Règle d'or n° 3 : après avoir mangé des protéines, ne plus manger que cela le reste de la journée.

D'après *Le Régime de Beverly Hills.* Mazel J., Modus Vivendi, Laval, Canada, 1996

s'étonne Judy. Tant de mauvaise volonté, c'est à n'y rien comprendre.

Comme on le voit, le régime de Judy n'est pas un vulgaire régime ananas ou pamplemousse. Mais il n'a plus grand-chose à voir avec les préceptes d'Herbert Shelton : tandis que ce dernier prêchait l'ascèse, Judy nous encourage à maigrir sur le modèle de la boulimie. On s'autorise des boulimies gargantuesques (« Je peux me payer une triple ration de pancakes aux pommes de terre, un roast-beef entier sans ciller, un gâteau au fromage super-riche sans le moindre scrupule ») puis on se purge au moyen de ces laxatifs naturels que sont les fruits quand on les consomme en excès (« Plus vous allez aux toilettes et mieux c'est »). On alterne ainsi boulimies et cures de fruits (« trois bagels et demi au petit déjeuner et trois épis de maïs pour le déjeuner. Puis on en revient aux fruits »). Ainsi que le font remarquer deux chercheurs américains, dans le régime Beverly Hills, un trouble du comportement alimentaire, la boulimie, est présenté comme la solution au problème de l'obésité[40].

Signalons au passage que Judy Mazel n'a véritablement inventé ni le régime Hollywood, ni le régime Beverly Hills. C'est une dénommée Sylvia, qui ouvre un institut de beauté à Hollywood dans les années 1915, qui est l'auteur du premier régime du même nom. Sylvia devient célèbre en aidant Jean Harlow, Gloria Swanson ou Norma Shearer à garder la ligne grâce à des massages et un régime de huit jours à 585 calories, à base de pamplemousse et d'oranges, de toasts de pain complet, d'épinards et d'œufs durs. Le régime est un succès, jusqu'à ce que sa réputation soit ternie par une succession de décès, dont celui d'un journaliste, Louis Wollheim, en 1931, qui meurt après avoir maigri d'une douzaine de kilos en un mois[41].

Quant au régime Beverly Hills originel, il s'agit d'un régime dissocié mis au point par le docteur Howard Hay dans les années 1920. L'ennemi à combattre était alors l'hyperacidité et l'accumulation des acides dans l'organisme, qui sapaient l'énergie, ouvraient la porte aux infections et à l'obésité. Le constructeur de voitures Henry Ford, sans doute le zélateur le plus célèbre de ce régime, mangeait exclusivement des fruits au petit déjeuner, des « amidons » à midi, et des « protéines » au dîner, préparés de la façon la plus simple possible, sans artifice culinaire.

La frénésie des régimes dissociés

Ces dernières décennies ont vu fleurir une multitude de régimes dissociés, surfant sur la vague, qui nous promettent tous que nous pourrons manger à satiété, à condition de nous garder des mélanges. Citons celui de Demis Roussos, chanteur de son état et malheureux en régimes : à 147 kilos, il décide de se prendre en main et met lui aussi au point sa méthode. Citons encore *Maigrir avec les hautes calories*[42], régime astucieusement nommé par opposition aux régimes basses calories : ouf, nous ne serons pas privés… Effaçons-nous devant la préfacière, le docteur Creteaux-Perron : « Ce régime, plus qu'un régime, est un art de vivre, une éthique, presque une religion. Je voudrais attirer votre attention sur un fait qui me semble fondamental : ce régime n'est pas un régime comme les autres. C'est un changement d'alimentation à vie ! Si vous commencez, vous devrez le continuer et ne plus jamais revenir à une alimentation dite normale. Vous entrez en religion dissociée. »

RÉGIME DEMIS ROUSSOS

1re semaine de « désintoxication »
- Manger exclusivement des fruits frais et légumes verts, matin, midi et soir dans l'ordre indiqué par le tableau de régime.

2e et 3e semaine : réintroduction des protéines animales
- Réintroduire très progressivement, dans l'ordre indiqué par le tableau de régime, poissons, laitages, œufs, volailles, fruits de mer, tomates farcies, fromage, etc.

4e à 8e semaine : réintroduction des féculents
- Réintroduire très progressivement, dans l'ordre indiqué par le tableau de régime, pâtes, riz, taboulé, lentilles, pommes de terre, pizza végétarienne, pain d'épice, crêpes, petits pois, etc.

4 règles de combinaison
- Les protéines sont les viandes, poissons et fruits de mer, volailles et œufs de ferme : elles se combinent avec les légumes-légumes, mais pas avec les féculents et légumes-féculents.
- Les féculents et légumes-féculents se combinent avec les légumes-légumes, mais pas avec les protéines.
- Les laitages sont le fromage maigre et les yaourts : ils ne se combinent avec rien.
- Les fruits : ils ne se combinent qu'avec les fruits. Les fruits neutres peuvent être consommés avec les fruits acides et les fruits sucrés ; il ne faut pas manger de fruits acides et de fruits sucrés ensemble ; le melon doit être mangé seul ; le citron peut être mangé avec les protéines.

Les légumes-légumes sont les légumes-feuilles, les légumes-tiges, les légumes-fleurs, les légumes-bulbes, les légumes-fruits, les champignons, les carottes et les radis.
Les légumes-féculents sont les pommes de terre, betteraves, salsifis et navets, ainsi que les légumes-graines (haricots, lentilles, pois chiches, pois cassés, maïs) et la citrouille.
Les féculents sont le pain complet, les pâtes, le riz naturels.
Les huiles sont de première pression à froid.

4 règles de temps

- Repas de protéines : attendre 4 heures avant de manger des fruits ou des féculents.
- Repas de féculents : attendre 4 heures avant de manger des protéines ou des fruits.
- Repas de fruits : attendre 2 heures avant de manger des protéines, des féculents ou des légumes.
- Repas de protéines ou de féculents comportant plus de 30 % de matières grasses : attendre 7 heures avant de manger quoi que ce soit, car les matières grasses retardent la digestion.

On peut manger sans restriction de quantité : les aliments énumérés ci-dessus, pourvu qu'ils soient naturels, ainsi que des herbes, épices, tisanes et édulcorants de synthèse. On peut boire de l'eau sans limitation.

On mangera avec parcimonie : de la viande, des fromages gras, des huiles, du beurre, de la crème, des conserves et des produits transformés, le vin et la vodka. On salera peu ou pas.

On proscrira définitivement : le sucre, les pâtisseries, les alcools (sauf vin et vodka) et les boissons gazeuses, le café, le thé, le chocolat, les viandes, volailles et œufs aux hormones, le tabac.

D'après *Les Bons Petits Plats qui font maigrir.* Skawinska Véronique, Roussos Demis, Éditions Carrère-Michel Lafon, 1983

Signalons encore le régime Albert Antoine, moins lyrique. On n'y mange pas dissocié au cours de la même journée, mais à l'échelle de la semaine, chaque jour étant consacré à une famille d'aliments. Le lundi, on ne mange que des viandes, le mardi que des laitages, le mercredi que des fruits, le jeudi que des légumes, le vendredi que des œufs et le samedi que du poisson. Le dimanche, on a quartier libre. On fera des cures hebdomadaires toutes les trois semaines jusqu'à ce que minceur s'ensuive.

Le problème de Michel Montignac[43] se pose en des termes légèrement différents, dans la mesure où il est français. Un Français doit non seulement maigrir, mais encore faire des repas gastronomiques, ce qui complique sa tâche. Cadre dans un trust multinational, Montignac est appelé à beaucoup voyager et à faire de nombreux repas d'affaires, si bien que son tour de taille s'arrondit. Il tente bien de suivre divers régimes, mais sans succès : « Vous avez appris qu'il fallait bien mastiquer, supprimer le pain, ne pas boire en mangeant, faire des repas de fruits, éviter les graisses, et surtout compter les calories. Ne pas manger trop « riche », c'est la solution ! Et puis, il faut faire du sport ! Vous avez essayé tout cela. [...] Résultat : nul ! »

Montignac ne peut donc compter que sur lui-même. Comme il travaille pour un groupe pharmaceutique, il

MAIGRIR AVEC LE RÉGIME DISSOCIÉ ALBERT ANTOINE

Pratiquer une cure de régime dissocié une semaine par mois.

- *Lundi :* se nourrir de viandes exclusivement.
- *Mardi :* se nourrir de laitages exclusivement.
- *Mercredi :* se nourrir de fruits exclusivement.
- *Jeudi :* se nourrir de légumes exclusivement.
- *Vendredi :* se nourrir d'œufs exclusivement.
- *Samedi :* se nourrir de poissons exclusivement.
- *Dimanche :* journée libre.

a aisément accès à la littérature scientifique française et américaine sur le sujet de la nutrition, qu'il décortique scrupuleusement. Et c'est ainsi que, dans son bureau, il découvre ce qui avait jusque-là échappé aux professionnels de santé, englués dans leurs idées fausses. Il met alors sa méthode au point, qui doit lui permettre de continuer à manger de façon conviviale tout en perdant du poids, et la teste sur lui-même. En 1986, il publie son premier livre.

Montignac a lui aussi fait son miel des théories dissociationnistes de Herbert Shelton, qu'il accommode à sa façon : un glucide consommé seul est simplement utilisé comme combustible ; un lipide consommé seul ne saurait être stocké car, en l'absence de sécrétion d'insuline, les molécules d'acides gras ne pénètrent pas dans les cellules graisseuses ; ce n'est que si l'on consomme des lipides et des glucides au cours du même repas que l'on fabrique du gras. Montignac différencie aussi les bons et les mauvais glucides. Les premiers sont digérés lentement, si bien qu'ils ne produisent ni montée de glucose dans le sang, ni sécrétion brutale d'insuline par le pancréas. Ce sont les céréales brutes, le pain fait à partir de farines complètes, le riz complet, les lentilles, les fèves, les fruits et les légumes. On peut en manger, à condition de ne pas consommer de graisses en même temps. Les mauvais glucides, quant à eux, sont des nourritures du diable : ce sont le sucre de table, les pâtisseries et autres aliments à base de farines blanches, le riz blanc, l'alcool de distillation, les pommes de terre, surtout frites.

Grâce à sa découverte, Michel Montignac perd ses kilos en trop, tout en continuant à faire bonne figure dans les déjeuners d'affaires : « Depuis presque cinq ans, je ne me prive de rien. Je bois du vin rouge presque à tous les repas, je mange apparemment de tout et ma consommation de chocolat reste très impressionnante. » Tout le monde s'étonne, s'agace et est envieux. Ses proches suspectent un secret : « Ce "secret", si secret il y a, je le leur révèle dans ce livre, comme je le révèle à vous aussi. »

Montignac devient vite riche et célèbre. Bien entendu, il se heurte à la vindicte des professionnels de la maigritude et des lobbies de l'agroalimentaire. Mais, seul contre tous, il n'en continue pas moins de lutter pour qu'émerge la vérité, s'en prenant au sucre (« le crack du pauvre », peu ou prou responsable de la décadence de l'Occident), aux zélateurs de la farine blanche (« un privilège empoisonné »), de la pomme de terre (« l'ordinaire du cochon »), aux Américains (« décadents », « aux habitudes alimentaires déplorables »), ainsi que, bien sûr, à la pollution dont nos assiettes sont victimes.

La pollution intérieure

La pollution… La grande majorité des gourous, dans la lignée des puritains du siècle précédent, prêchent la pureté alimentaire, le retour à des aliments simples, peu cuisinés et sans assaisonnement, qui seuls permettront que soient éliminées ces scories que sont les graisses en nous. Il nous faut revenir à une alimentation dite « naturelle », celle d'un « âge d'or » mythique des débuts de l'humanité, qui se situe, selon les auteurs, aux temps préhistoriques, ou tout simplement au siècle précédent.

MAIGRIR EN FAISANT DES REPAS D'AFFAIRES AVEC LA MÉTHODE MICHEL MONTIGNAC (1986)

Phase I, d'amaigrissement

- Supprimer les « mauvais glucides » : sucre de table, pain ordinaire, pommes de terre surtout si elles sont frites, maïs, haricots secs, riz blanc, pâtes ordinaires.
- Supprimer aussi les aliments glucido-lipidiques (chocolat, lait, avocat, foie, noisettes...), les alcools et les vins, le café, la moutarde.
- Ne pas boire en mangeant.
- Ne jamais sauter de repas.
- Ne jamais mélanger glucides et lipides au cours d'un même repas.
- Après un repas glucidique, attendre 3 heures avant de manger des lipides.
- Après un repas lipidique, attendre 5 heures avant de manger des glucides.
- Manger les fruits seuls, à jeun.
- On peut manger des « bons glucides » tels que le pain complet, le riz complet, les lentilles, les fèves, les fruits, les légumes. On peut remplacer les sucres par des édulcorants de synthèse.
- On préférera les bons lipides (qui n'augmentent pas le cholestérol, comme les graisses de volailles et l'huile d'arachide, ou le font baisser, comme les huiles de poisson, d'olive, de maïs, de soja, de colza, les margarines au tournesol) aux mauvais lipides qui font monter le taux de cholestérol (graisses des viandes, charcuteries, œufs, beurre, fromage, saindoux).

Phase II, de maintien de l'équilibre pondéral

- Plus rien n'est interdit sauf le sucre, le miel, la confiture, les bonbons, les féculents, le pain ordinaire, le lait non écrémé, les boissons alcoolisées à jeun, les sodas, colas et limonades, le café trop fort.

- On continuera à éviter les « mauvais glucides », les aliments glucido-lipidiques, les plats en sauce farineuse, on ne mélangera toujours pas glucides et lipides dans un même repas.
- On pourra se permettre quelques écarts : desserts à base de chocolat amer, alcools, vins rouges.

D'après *Savoir gérer son alimentation ou Comment maigrir en faisant des repas d'affaires.* Montignac M., Artulen, Paris, 1989

La mode est donc à un néo-rousseauisme simplet : l'homme est naturellement mince, c'est la société qui le fait grossir en lui faisant absorber des aliments trafiqués. Cette idée, ce lieu commun, a été poussée jusqu'à l'absurde, dans les années 1980, par certains écologistes dont Arabella Melville et Colin Johnson sont les dignes représentants[44].

Selon ces deux Américains, vos bourrelets sont le signe que vous êtes victime de la pollution. Vous souffrez en réalité d'un syndrome des surcharges adipeuses rebelles ou SAR, typique de la vie en milieu pollué. En effet, la graisse ne constitue pas seulement un bon isolant thermique ou une réserve énergétique, elle sert aussi à neutraliser les toxiques qui pullulent dans notre environnement. Que voulez-vous que votre organisme fasse de tous ces innombrables produits chimiques, les hormones stéroïdes, les médicaments, les insecticides, les hydrocarbures aromatiques, les colorants et les conservateurs alimentaires, et même le tabac ? Incapable de s'en débarrasser, il les stocke dans votre graisse et si vous n'en possédez pas assez, il en fabrique. En fait, si vous êtes obèse, c'est en raison de la pollution.

Maigrir, de ce fait, devient un exercice à haut risque : car lorsque votre graisse fond, elle libère dans votre sang tous ces déchets toxiques qui y étaient stockés. Votre organisme, qui n'est pas sot, fait donc de la résistance et c'est pourquoi vous avez tant de mal à maigrir. CQFD. « Attention : vouloir perdre des adiposités contaminées par d'autres moyens [que ceux proposés ici] peut vous rendre malade. Vous allez déloger des toxiques de leur site de stockage dans le tissu adipeux. Ceci doit être fait avec précaution et compréhension des réactions provoquées. N'essayez pas de court-circuiter le Plan. »

Première partie du « Plan » : se désintoxiquer. Comment cela ? En mangeant des « aliments innocents » c'est-à-dire ayant subi un minimum de transformations. « Malheureusement, trouver des aliments “innocents” [c'est-à-dire non contaminés] n'est pas une mince affaire », nous préviennent les auteurs. On mangera le plus « bio » possible, du poisson, des produits laitiers bios et pauvres en graisses, des œufs, des noix et des graines, ainsi que des légumes frais et des graines germées cultivés sans engrais ni pesticides. On achètera tous ces produits dans des magasins spécialisés ou, à la rigueur, dans le rayon diététique du supermarché.

Deuxième partie du « Plan », l'augmentation de la capacité métabolique. Au début, vous vous contenterez de bien dormir, vous renoncerez au café et aux excitants de toutes sortes, vous supprimerez les sources de stress grâce au yoga, vous ferez des exercices respiratoires et des exercices physiques pour « détoxiquer » votre foie. Vous ferez des marches d'une demi-heure sans pause, vous « chant [erez] un air entraînant et [respirerez] profondément en redressant les épaules, décontracté mais résolu », le tout dans la joie et la bonne humeur. « Amusez-vous ! Il faut prendre plaisir à vos exercices », nous disent Arabella et Colin. Quoi qu'il advienne, surtout gardez le moral : « Si vous êtes obèse et votre corps déformé, ne désespérez pas. Les mouvements de base de l'appendice n° 4 faciliteront vos débuts. »

Maintenant que vous voilà désintoxiqué, dans une forme physique éblouissante et même déjà un peu amaigri, il est temps de mobiliser vos graisses rebelles. Pour cela, une seule solution : « Un changement de rythme dans vos activités physiques est le seul moyen de "persuader" votre foie de faire appel à vos réserves de graisse. [...] Voici ce que vous devez faire : trois heures après le dernier repas de la journée, faites suffisamment d'exercice pour épuiser les réserves de glycogène de votre foie ; puis allez vous coucher. Pendant que vous dormez, votre foie se rechargera non grâce aux aliments du dîner, mais en faisant appel à votre graisse. C'est aussi simple que cela. » Diable, mais pourquoi donc personne n'y avait-il songé plus tôt ?

En fait, pour les chantres de la pureté, l'objectif n'est pas de maigrir. Votre graisse, impure, est le signe visible de vos péchés, le symptôme de votre insanité. L'objectif est de retrouver la pureté des origines, celle d'Adam et Ève lorsqu'ils étaient encore au paradis terrestre, virtuellement immortels. Rappelons-nous l'histoire : Adam et Ève, ayant abusé de pommes, sont chassés dudit paradis et deviennent mortels. En se purifiant, il doit être possible de faire — partiellement — le chemin inverse et, dans un corps épuré, de vivre sinon immortel, du moins jusqu'à un âge avancé. C'est très clairement dans cette perspective que le docteur Catherine Kousmine[45] recommande, dans la lignée puritaine, d'éliminer le sucre, le sel, l'alcool, le tabac, le beurre, le pain blanc, les conserves et les jus de fruits en bocaux, d'avoir une alimentation majoritairement à base de légumes et de céréales, de surveiller ses selles (qui doivent être quotidiennes, brunes, si possible d'un seul tenant, peser de 250 à 450 g, mesurer de 20 à 30 cm pour un diamètre de 3 à 4 cm) et de pratiquer des lavements réguliers à la camomille. On ne fait pas tout cela juste pour entrer dans son maillot de bain de l'année dernière : il s'agit d'un rituel de purification, d'une lutte contre le Mal.

Aujourd'hui, Rousseau prend clairement sa revanche sur Voltaire : le naturel est bon par définition et ne saurait faire grossir, tandis que des aliments composés, mélangés, qui ont subi une préparation trop complexe ou trop poussée, deviennent impurs et, par là même, grossissants. Du point de vue culinaire, les aliments bouillis ou cuits à la vapeur, ou mieux encore, consommés crus, sont réputés plus purs, plus légers que ceux qui sont grillés, rôtis, frits ou accompagnés de sauces. L'immense majorité des régimes préconise une « bonne alimentation naturelle », à l'ancienne (il n'y avait pas de gros, en ce temps-là), par opposition à une alimentation trafiquée par l'industrie agroalimentaire.

Le végétarisme et le végétalisme[46] sont aussi vus comme des moyens de purifier son alimentation, son esprit autant que son corps. Le végétal, fruit ou légume, est un don de Dieu, tandis que la viande est obtenue par le meurtre d'un être vivant auquel on s'identifie chaque jour davantage. Les produits laitiers ou les œufs ont quant à eux un statut ambigu : certes, aucun animal n'a perdu la vie, mais ne leur a-t-on pas néanmoins volé quelque chose malgré tout ? Pour que nous obtenions du lait et des œufs, des animaux n'ont-ils pas dû souffrir ?

La macrobiotique, adaptation des pratiques alimentaires du bouddhisme zen par un Japonais, G. Oshawa, nous sert le même discours nappé dans une sauce extrême-orientale délicieusement complexe. Les caractères femelle, végétal, froid, sucré, épicé, aigre sont des principes yin, tandis que les caractères mâle, animal, chaud, salé, acide, amer sont yang. L'alimentation doit équilibrer les principes du yin et du yang, tant en ce qui concerne leur nature que leur saveur ou leur couleur. En allant du plus yang au plus yin, on a par exemple le riz, le blé, le maïs, l'avoine, le soja. Les saveurs vont de l'acide (très yang), l'amer, le sucré, le piquant, au salé (très yin). Quant aux couleurs, nous avons, du yang au yin, le vert, le rouge, le jaune, le blanc, le noir.

L'adepte débutant devra apprendre à éviter les produits trop yin, comme l'alcool, les boissons gazeuses et les fruits, ou les produits trop yang comme la viande et le tabac, à bien mastiquer — ainsi que nous le conseillait déjà notre ami Horace Fletcher — jusqu'à cinquante à cent mastications par bouchée, et à se lever de table avant d'être rassasié. Il commencera par une alimentation souple, comportant encore du poisson, mais au fur et à mesure, l'éventail alimentaire se resserre pour finir par ne comporter, dans le régime 7, que des céréales. Il ne fait guère de doute que, parvenu à ce degré de sagesse, il aura perdu ses bourrelets.

La folie des calories

Pour maigrir, nous pouvons mortifier notre chair trop grasse de bien des manières. La quantification obsessionnelle des aliments consommés en est une. Rappelons que jusqu'au XVIIIe siècle, la digestion était vue comme la combustion des aliments dans cette sorte de fourneau qu'était l'estomac. Cette conception mécanique est bouleversée par les travaux de Lavoisier et Séguin qui, dans les années 1770, montrent que les poumons sont aussi le siège d'une combustion, plus lente, et font valoir que la digestion des aliments et la production de chaleur animale sont des processus continus et de nature chimique. Lavoisier et le mathématicien Laplace calculent alors les valeurs du métabolisme de base, c'est-à-dire l'énergie que consomme un corps vivant au repos, ainsi que l'énergie dépensée par l'activité musculaire.

À la fin du XIXe siècle, l'Américain Wilbur Atwater établit des tables de correspondance donnant les valeurs caloriques des principaux aliments. D'un autre côté, la chambre de calorimétrie mise au point dès 1862 par Max von Pettenkofer, professeur d'hygiène à Munich, permet de mesurer la chaleur produite par un corps au repos durant une période de temps donnée et, à partir de là, de connaître le coût calorique de telle ou telle activité. Enfin, le physiologiste allemand Max Rubner dans les années 1880, puis Atwater dans les années 1890, démontrent que les lipides apportent deux fois plus d'énergie que les sucres ou les protéines par unité de poids.

Tout est désormais en place pour que l'on puisse enfin quantifier les apports alimentaires et les dépenses corporelles, chiffrer la façon dont une quantité d'aliment donnée se transforme en chaleur, en énergie ou encore en graisse de réserve… et aussi diaboliser à souhait les lipides alimentaires, plus énergétiques, puisque l'objectif de tout un chacun — jamais remis en question — semble être de manger le plus grand volume possible de nourriture tout en grossissant le moins possible.

La folie calorique, qui débute avec ce siècle et n'est toujours pas terminée, aboutit au fait qu'on ne mange plus un petit salé aux lentilles, mais 574 calories, on ne mange plus un cookie au chocolat mais 80 calories. Pis : comme les tables de calories sont données pour 100 g d'aliment, le cookie étiqueté 470 calories pour 100 g apparaît comme particulièrement diabolique. Un autre effet pervers de ce délire calculateur est que, comptabilisant les flux caloriques, on en vient à l'idée qu'il devrait être possible d'échanger une longue marche contre une barre de chocolat, et vice versa. De là à calculer l'équivalent alimentaire d'un bain de mer, de trente minutes de bicyclette ou d'une séance de gymnastique, voire la valeur calorique d'un rapport sexuel, il n'y a qu'un pas, franchi sur un mode ludique par certains, mais envisagé sur un mode tout à fait sérieux par nos boulimiques et autres obsédés de la minceur.

En fait, ce jeu simpliste avec les calories se révèle vite peu crédible sur le plan scientifique. Les individus n'ont pas le même métabolisme, les mêmes besoins, qui varient en fonction de leur taille, leur morphologie, leur âge, leur sexe, leur condition physique. Nombre d'individus obèses se révèlent avoir une consommation calorique plus faible qu'on ne s'y attendait, et à l'inverse, on constate que certains individus maigres consomment beaucoup de calories sans grossir. Déjà en 1902, le physiologiste Neumann avait observé que, alors qu'il avait augmenté sa ration calorique de 620 kcal par jour pendant trois mois, il n'avait pas grossi pour autant. Où étaient donc passées ces calories, si elles n'avaient pas été stockées ? Elles s'étaient simplement évaporées, sans doute sous forme de chaleur. Il baptisa cette tendance au gaspillage du nom de « luksusconsumption » : lorsque les apports augmentent, certains individus font en sorte que les calories inutiles s'évaporent. Lorsque les apports diminuent, à l'inverse, ils économisent l'énergie. Réduire les apports fait certes maigrir — on n'a rien trouvé de mieux jusqu'à présent — mais ni aussi vite, ni aussi bien qu'on aurait pu le penser.

En fait, pour l'essentiel, le délire calorique aboutit à l'évacuation du qualitatif au profit du quantitatif, à une mise entre parenthèses du plaisir qu'on éprouve à manger, des sensations de faim et de rassasiement. Certes, on ne saurait se passer de cette prise de conscience de ce que « pèsent » caloriquement parlant, les aliments que nous ingérons. Mais un mode de pensée manichéen a vite fait de transformer tout cela en plan comptable, en exercice de volonté.

Comme, par définition, l'accent est mis sur la privation, le régime hypocalorique devient vite le repoussoir de tous les régimes fondés sur le déni de toute privation, c'est-à-dire ceux que nous avons vus jusqu'ici. Le régime hypocalorique est terne, triste et peu ludique. Si bien que le corps médical, s'apercevant de cette erreur de marketing, opte ces derniers temps pour un discours réaménagé : il ne s'agit plus de manger moins, mais de manger mieux. Il pourrait s'agir d'un progrès si l'on entendait par là manger meilleur : mais non, ce que le corps médical entend par manger mieux consiste la plupart du temps à manger davantage d'aliments peu caloriques…

Le régime équilibré

Le dernier avatar à la mode dans le corps médical bien-pensant est celui du « régime équilibré » ou du « projet nutritionnel global[47] ». On peut, que dis-je, on doit désormais manger de tout, mais — il y a toujours un mais — dans les proportions indiquées. C'est très officiellement, au niveau du ministère de la Santé des différents pays occidentaux, que sont édictées les règles suivantes : afin de bien se porter, tout un chacun devra avoir une alimentation de type pyramidal. Les produits céréaliers et féculents formeront la base de la pyramide et le pain, les pâtes, le riz et les céréales constitueront jusqu'à 40 % de la ration alimentaire. Les légumes représenteront 15 à 20 %, les fruits 10 à 15 %, le groupe des laitages et le groupe constitué par la viande, le poisson, les œufs et la charcuterie environ 8 à 12 % chacun. Quant aux matières grasses additionnelles, aux sucreries et aux boissons sucrées, au vin et aux alcools, ils seront à consommer en toute petite quantité, voire à dose homéopathique.

Le credo nutritionnel du jour est donc le suivant : dès lors qu'on mange les bons aliments, bons pour la santé et répartis de la bonne façon, on maigrit. Vraiment ? Quelle que soit la quantité consommée ? Si la réponse est oui, nous sommes clairement dans une conception magique de la cure amaigrissante, pas fondamentalement

MAIGRIR PAR LE RÉGIME ASSOCIÉ DU DOCTEUR FRICKER (1993, 1996)

Manger dans des proportions déterminées par une pyramide gastronomique

Beaucoup de céréales, pommes de terre, légumes secs, beaucoup de légumes verts, assez de fruits, moyennement de laitages, pas trop de viandes, poissons, charcuteries et œufs, peu de matières grasses, très peu de sucreries, très peu d'alcool.

Respecter les 7 piliers de la sagesse

- Règle 1 : manger beaucoup de glucides sous forme de céréales, légumes secs, pain, pâtes, riz, pommes de terre, ainsi que fruits ; éviter les sucreries et modérer les sucrettes.
- Règle 2 : manger des protéines en petite quantité mais à chaque repas, sous forme de laitages, viandes, poissons, œufs, charcuteries légères, céréales et légumes secs.
- Règle 3 : manger des corps gras (huile, beurre, margarine) mais en toute petite quantité.
- Règle 4 : manger beaucoup d'aliments riches en fibres (crudités, céréales complètes, légumes, fruits).
- Règle 5 : boire beaucoup (eau, thé, café, etc.) entre ou pendant les repas. Ne pas boire de boissons sucrées. L'alcool (un verre de vin par repas maximum) n'est pas interdit, mais pas recommandé.
- Règle 6 : faire 3 vrais repas, au calme, en prenant son temps.
- Règle 7 : enfreindre les règles précédentes de temps à autre avec modération.
- Règle 7 *bis* : garder l'esprit critique face aux modes amaigrissantes.

Petit déjeuner :

- Manger des glucides avec fibres sous forme de flocons d'avoine ou muesli non sucré, ou des tartines de pain complet ; manger un fruit, par exemple coupé en morceaux avec ses céréales ; manger des protéines animales sous forme de lait associé aux céréales, ou sous forme de yaourt ou de fromage à 10 ou 20 % de matières grasses, ou encore sous forme d'œuf ou de tranche de jambon. La catégorie des lipides sera représentée par le gras du lait (demi-écrémé), du fromage ou de l'œuf, ou par une fine couche de beurre ou de margarine sur le pain. Des traces de miel, de confiture ou un petit morceau de sucre restent souvent compatibles avec un projet minceur.

Déjeuner et dîner :

- Crudités ou potage en entrée ; la place centrale du repas est idéalement occupée par une association de féculents (pâtes, légumes secs, riz, pommes de terre, pain, maïs...) et de légumes verts ; viande, poisson, charcuterie légère ou œuf en petite quantité ; cuisson avec très peu de matières grasses ; fromages et fruits sont facultatifs.

D'après *Le Nouveau Guide du bien maigrir.*
Fricker J., Odile Jacob, 1993, 1996

différente de celle du régime dissocié : tout l'art est de sélectionner les bons aliments ou la bonne association d'aliments, ce qui permet d'en consommer autant qu'on le désire, et même de s'en empiffrer. Un rien irrationnel, n'est-ce pas ? Aussi, cette réponse a cédé la place à une autre : dès lors qu'on mange équilibré, l'organisme régule de lui-même les quantités, l'individu ne prenant alors que ce dont son corps a besoin. On ne se prive donc pas, on mange à sa faim, simplement parce que nos mécanismes de régulation se mettent à nouveau à fonctionner. Les aliments, lorsqu'ils sont consommés dans les proportions adéquates, nous comblent, si bien que nous n'en abusons plus.

Bel optimisme… La vérité est qu'on tente de faire passer un régime optimisé pour nous maintenir en bonne santé pour un régime amaigrissant. Manger équilibré est sans doute bon pour notre transit intestinal, pour notre cœur, pour nos vaisseaux, pour notre pancréas, pour notre foie, mais si nous ne mangeons pas moins, nous ne maigrirons pas pour autant.

Manger selon la pyramide de l'équilibre alimentaire se révèle tout aussi tyrannique que n'importe quel autre régime. En fait, si on prend ces préceptes au pied de la lettre, l'alimentation s'avère fortement encadrée, avec un petit déjeuner ritualisé, des repas comportant de façon quasi obligatoire une entrée (de crudités), un plat principal avec garniture (de légumes), un fruit ou un laitage. Certes, on a droit à des « écarts », mais on sent bien que ce ne sont là que des dérogations concédées avec regret. Quant à la question de l'efficacité de ces directives, si l'on en croit les statistiques, le régime équilibré ne fait guère mieux maigrir que les régimes fantaisie…

Jeûnes et trompe-la-faim

On l'a vu au chapitre précédent, suivre un régime n'est pas chose aisée. Certains, tentés par les grands moyens, ont proposé de cesser carrément de manger. De la sorte, on s'épargne bien des complications sur les aliments permis et interdits, sur les associations dangereuses ou avantageuses, sur les horaires favorables, sur les quantités à consommer.

Le problème réside dans le fait que manger n'est pas seulement une activité plaisante dont la finalité serait de constituer et entretenir un matelas graisseux. On mange aussi pour renouveler ses tissus, pour compenser l'énergie qu'on a dépensée. C'est utile, et même vital. La preuve en est que, lorsqu'on ne mange pas, on meurt.

L'idéal serait donc de manger tout en ne mangeant pas, d'absorber les nutriments nécessaires à la vie tout en ne consommant rien, d'avoir du plaisir à manger sans manger vraiment, d'avoir le ventre plein sans que cela nourrisse. La quadrature du cercle ? Mais non, avec un peu d'astuce, cela devrait pouvoir s'arranger.

Les substituts de repas, les boissons amaigrissantes et les compléments protéinés

Puisque ne rien manger du tout n'est pas une si bonne idée, pourquoi ne pas manger juste un petit peu, des choses soigneusement calibrées, les nutriments nécessaires pour maintenir le corps en bonne santé, voire pour ne pas avoir faim ? Ce ne serait pas là des aliments, mais plutôt quelque chose comme des médicaments. Pourquoi d'ailleurs ne vendrait-on pas ce genre de produit en pharmacie ? On appellerait ça des substituts de repas…

L'idée de base du substitut de repas se situe dans le prolongement de celle du jeûne : il s'agit de nous éviter d'avoir à affronter de la vraie nourriture, face à laquelle nous risquerions de perdre notre self-control. L'idée n'est pas aussi nouvelle qu'on pourrait le croire : la mode des boissons et aliments amaigrissants débute dès les années 1930. Celle du docteur Stoll, en 1932, la *Dr Stoll's Diet-Aid*, est par exemple concoctée à partir de chocolat au lait, de farine complète et de son. En 1952, ce seront des médecins très sérieux du *Rockefeller Institute* qui proposeront à leurs patients une mixture à base de poudre de lait, d'huile de maïs, de dextrose et d'eau. En fait, la plupart de ces potions sont dérivées des

MAIGRIR PAR LES SUBSTITUTS DE REPAS
(ANNÉES 1990)

- Boire de l'eau, de la tisane, du bouillon léger, à satiété.
- Remplacer un, deux ou trois repas par un substitut de repas.
- Si on panache substituts et repas composés de nourriture normale, suivre les instructions de la notice qui donnera des suggestions de délicieux repas hypocaloriques.

Poursuivre une semaine, ou deux, ou quatre, ou huit, selon avis médical, mais pas davantage.

produits d'alimentation pour bébés ou de ceux utilisés pour nourrir certains handicapés ou personnes dans le coma.

Le régime Cambridge défraya la chronique dans les années 1980[48]. Jack et Elaine Feather gagnaient tranquillement leur vie depuis les années 1960 en vendant par correspondance des ceintures transpirantes et amaigrissantes, ainsi que des appareils développeurs de poitrine. En 1980, après avoir été condamnés pour fraude et sommés d'arrêter la production de leur Astro-Trimer, ils décident de se reconvertir dans les régimes amaigrissants et les substituts de repas.

Ils font affaire avec un chercheur de l'université de Cambridge apparemment des plus respectables, le docteur Alan Howard, qui vient juste de publier dans le très sérieux *International Journal of Obesity* une étude très encourageante sur les effets de la diète à 320 calories. Le docteur Howard servira de référent scientifique pour mettre sur le marché une boisson amaigrissante à base de protéines. Comme le produit se voit interdit de publicité quelques années plus tard, Feather a alors l'idée de le commercialiser par le bouche à oreille selon un système pyramidal, au moyen de réunions de type Tupperware. Une trentaine de personnes seront mortes grâce au régime Cambridge avant que le produit ne soit définitivement interdit. Mais l'idée était bonne, n'est-ce pas ? Elle sera reprise dans les années 1990 par Herbalife, avec des résultats semblables[49].

Certes, les Feather n'étaient pas très sérieux et le docteur Howard aurait dû se montrer un peu plus prudent. Mais en fait, et ce dès la fin des années 1960, le corps médical dans son ensemble plébiscite la diète protéique :

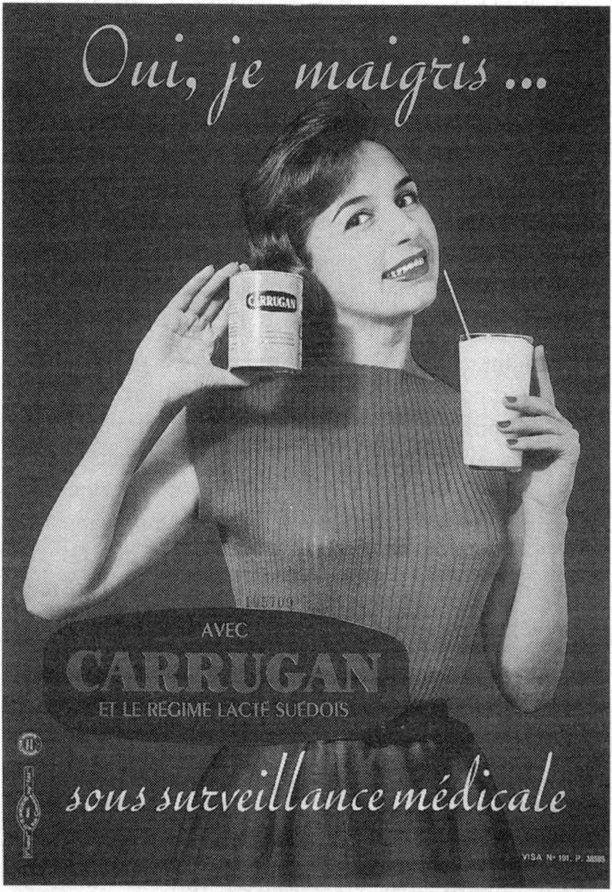
Oui, je maigris ...
CARRUGAN
AVEC
CARRUGAN
ET LE RÉGIME LACTÉ SUÉDOIS
sous surveillance médicale

on arrête de manger, on n'avale que de l'eau et des sachets de protéines assaisonnées de vitamines et oligo-éléments, si possible sous surveillance médicale. En 1977, on recense cinquante-huit personnes mortes d'arrêt cardiaque pendant ou juste après une cure de diète protéique. Certes, la plupart d'entre elles avaient un cœur malade avant de commencer le régime, mais dix-sept personnes décédées avaient un cœur en parfait état avant leur cure. Une enquête médico-légale est ouverte, qui révèle le contenu des sachets : du collagène et des extraits de tendons. Ça ne coûte pas cher à fabriquer, mais ce n'est pas très riche en tryptophane, un acide aminé indispensable.

Reconnaissons que, depuis ces premières poudres de protéines au goût infect et, qui plus est, parfois carencées en tryptophane, la science et l'industrie agroalimentaire ont progressé à pas de géant. Les compléments de protéines, en sachet ou en boîte, sont désormais irréprochables. Depuis les années 1990, on sait fabriquer des substituts de repas pauvres en calories, mais apportant suffisamment de protéines avec tryptophane, de vitamines et de sels minéraux afin que votre corps ne manque de rien, et comportant parfois des fibres afin de faire du volume et de n'être pas constipé. Tout cela, une fois plus ou moins épaissi et édulcoré, aboutit à des boissons froides ou chaudes, des ersatz de crèmes et de potages, d'entremets, de mousses et de gâteaux.

Un peu plus et on croirait consommer de la vraie nourriture. Là est d'ailleurs le hic : si les substituts de repas se mettaient à être trop bons, ils ne seraient plus des substituts, mais des repas. Ils finiraient alors par nous faire craquer et nous aurions alors des boulimies de substituts… Mesdames et messieurs les fabricants, vous voilà prévenus : dès lors que vos produits passent du rayon « produits pharmaceutiques » au rayon « gourmets », cela signe sans aucun doute votre perte à brève échéance !

Nous en arrivons à la question de confiance : cela fait-il maigrir ? Certes, si on ne mange que cela. Mais comme toujours avec les méthodes amaigrissantes, le problème est de durer. Pour ce faire, les fabricants conseillent de consommer leurs produits non pas sur un mode exclusif, mais d'alterner vrais et faux repas. Malheureusement, là commencent les ennuis : ces fichus vrais aliments qui viennent s'intercaler au beau milieu des repas artificiels amaigrissants viennent mettre la pagaille. Car toute personne pourvue d'un hypothalamus en état de marche compense automatiquement une faible prise alimentaire par une augmentation du volume des repas suivants. Les fabricants et leurs nutritionnistes affidés, bien conscients du problème, conseillent donc judicieusement d'intégrer la prise de repas artificiels dans un « projet nutritionnel global ». C'est ainsi qu'on appelle un régime, de nos jours. Nous voilà donc ramenés au problème précédent.

Les mucilages

Si le substitut de repas tend à imiter un peu trop bien le repas, ce n'est pas le cas du mucilage, qui est clairement défini comme un non-aliment, vendu en pharmacie. Le mucilage est un aliment factice destiné à nous convaincre que nous avons mangé alors que tel n'est pas le cas. Nous avons donc là des médicaments à base de glucomannane ou de xanthane, en sachet ou en gélules, si on est techno. Si nous avons l'âme écolo, nous préférerons sans doute le fucus, qui nous vient d'une algue brune commune, *Fucus vesiculosus*, ou bien le konjac — s'il n'y a pas de Japonais obèses, hormis les sumotoris, c'est grâce au konniaku, aliment traditionnel depuis le IXe siècle — ou encore la gomme de caroube, extraite du caroubier. Mais c'est bonnet blanc et blanc bonnet : tout cela nous fait des fibres qui ne sont pas digérées et qui gonflent dans l'estomac. Nous avons le ventre plein de quelque chose : cela cale, comme on dit. Les Patagoniens, peuplade déshéritée, avaient quant à eux pour habitude d'avaler des boulettes d'argile quand ils n'avaient rien à manger.

Bon, mais les Patagoniens et nous-mêmes avons-nous moins faim pour autant ? Ce n'est pas si sûr. Avec le mucilage, on se retrouve dans une curieuse situation où on a faim tout en ayant le ventre plein. En tout cas, pendant qu'on avale ça, on n'avale pas autre chose. Les Patagoniens s'en plaignaient, nous nous en réjouissons.

Les édulcorants ou faux sucres

Les édulcorants sont des produits d'origine naturelle ou artificielle destinés à vous donner l'illusion que vous mangez un aliment sucré alors qu'il n'en est rien. C'est en 1879 que Constantin Fahlberg, un Américain, invente accidentellement la saccharine. On l'utilise tout d'abord comme antiseptique ou comme conservateur, mais rapidement son pouvoir sucrant, trois cents à quatre cents fois supérieur au sucre — avec une après-saveur amère caractéristique, il est vrai — en fait un substitut du saccharose pour ceux auxquels il est interdit, à savoir les diabétiques et les gros. Au début, cela se vend exclusivement en pharmacie, puis, à partir des années 1950, on en met un peu partout.

Mais est-il bien acceptable qu'on puisse avoir le plaisir du sucre sans en payer le prix ? Le péché sans l'enfer est immoral. Est-ce pour cela qu'on cherche des poux dans la tête à la saccharine et qu'on l'accuse d'augmenter le risque de cancer de la vessie ? Accusations infondées, puisque des études épidémiologiques menées tant aux États-Unis qu'au Japon et en Europe finissent par l'innocenter.

À partir des années 1950, la mode est aux cyclamates. Ces molécules ont un pouvoir moins sucrant que la saccharine (vingt-cinq à trente fois seulement celui du saccharose) mais elles sont moins amères. Pas de chance : les cyclamates se transforment dans l'organisme en cyclohexylamine, produit suspecté d'être cancérigène. À l'heure où je vous parle, cette action cancérigène n'a cependant toujours pas été confirmée et les recherches se poursuivent. Bon, peut-être les cyclamates ne sont-ils pas vraiment cancérigènes, mais ce dont on est sûr, c'est que consommés par une femme enceinte, ils sont susceptibles d'entraîner des malformations de l'enfant. L'industrie agroalimentaire les abandonne.

Pas grave : l'aspartame, découvert en 1965 lui aussi fortuitement, est un produit de substitution quasi parfait. Il a un haut pouvoir sucrant (cent à deux cents fois celui du saccharose), est assez stable, résiste à peu près bien à la chaleur (jusqu'à 120 °C) et c'est à peine si on peut le considérer comme un produit chimique : l'aspartame est constitué de deux acides aminés des plus naturels, l'acide aspartique et la phénylalanine, les mêmes, exactement, qu'on trouve dans tout aliment protéique digne de ce nom. L'aspartame est comme qui dirait un petit bout de viande, nutritionnellement parlant. Bon d'accord, pour les palais exercés, il a un goût reconnaissable, nettement différent de celui du sucre, et est contre-indiqué pour les enfants atteints de phénylcétonurie. Cela dit, plein de gens en redemandent, ainsi que de l'acésulfame K (cent à deux cents fois le pouvoir sucrant du saccharose, très stable aux températures élevées, malheureusement un peu amer). Quant au sucralose (un saccharose modifié, très stable, très très sucrant) ou l'alitam (un dipeptide comme l'aspartame, composé d'acide aspartique et d'alanine, au pouvoir sucrant égal à deux mille fois celui du saccharose) les Français n'y ont pas encore accès. Quel dommage !

Préférez-vous des produits végétaux, 100 % naturels ? Nous avons ce qu'il vous faut : la glycyrrhizine est extraite du réglisse (sucrante, mais avec un goût de réglisse) ; la thaumatine est un glycopeptide extrait du fruit d'une plante africaine, *Thaumatococcus danielli* (pouvoir sucrant de deux mille) ; le stévioside, en provenance d'une plante sud-américaine (pouvoir sucrant de deux cent quarante) ; la monelline, protéine extraite d'une plante grimpante africaine (pouvoir sucrant de trois mille, mais avec un long goût en bouche) ; ou la miraculine, glycoprotéine extraite de baies de *Synepalum dulcifium* (à pouvoir sucrant faible, mais qui transforme les saveurs acides en saveurs sucrées, ce qui peut avoir son charme).

Dans les produits de confiserie, les chewing-gums, les biscuits et les glaces, vous trouverez aussi des polyols, qui sont des sucres-alcools, tels le sorbitol, le mannitol, le xylitol, l'isomalt, le maltitol ou le lactitol. Ils sont en fait moins sucrés que le saccharose, mais comme ils sont mal absorbés par l'intestin, ils apportent donc moins de calories à l'organisme. Cependant, comme ils se retrouvent dans le côlon et provoquent un appel d'eau, ils peuvent entraîner diarrhées et ballonnements abdominaux. On ne peut pas gagner sur tous les tableaux. On en consommera donc avec modération, soit moins de 30 g par jour, et on n'en donnera pas aux enfants de moins de trois ans. Ce dernier conseil vous semble superflu ? Vous ne savez pas ce dont certains parents sont capables afin de ne pas avoir d'enfant gros.

Les fausses graisses

La margarine est une imitation de beurre. Aux environs de 1815, un Français, Michel Chevreuil, isole un acide gras qui a peu ou prou le goût du beurre et qu'il nomme acide margarique. En 1869, un pharmacien tout aussi français, Hippolyte Mège-Mouriès, invente l'oléomargarine, fabriquée à partir de graisse de bœuf mélangée à des pis de vache, de truie ou de brebis broyés, le tout additionné de carbonate de soude, de sel et de lait écrémé. Il remporte ainsi un concours organisé par Napoléon III, dans lequel il s'agit de réaliser un corps gras bon marché et se conservant longtemps, utilisable par nos marins partant au loin. La vérité oblige à dire que le produit a une forte odeur de bœuf et une consistance déplaisante qui freinent tout d'abord son expansion. Mais, peu à peu, on fait des progrès dans la désodorisation des graisses animales et on parvient à durcir le produit grâce à des techniques d'hydrogénation. Au début du XXe siècle, la margarine commence à ressembler vaguement à du beurre, mais un beurre au rabais, une forme d'imposture par rapport au produit véritable.

Un tournant décisif est accompli lorsqu'on substitue des huiles végétales aux produits animaux : la margarine cesse d'être considérée comme un beurre frauduleux et devient un produit à part entière. On la fabrique à partir d'huile d'arachide, de coco, de coton ou de soja et de lait écrémé. Dans les années 1930, on la complémente avec de la vitamine A.

C'est à partir des années 1960 que la margarine apparaît comme un beurre de régime, plus léger, alors qu'elle a en fait, peu ou prou, la même valeur calorique. On vante aussi ses vertus anti-cholestérol, alors qu'en réalité une margarine contient nettement moins d'acides gras polyinsaturés (les « bonnes graisses ») que l'huile issue de la même plante et qu'elle contient le plus souvent des acides gras « trans », qui élèvent légèrement le cholestérol total et le cholestérol LDL (le « mauvais » cholestérol).

Il faut attendre l'invention de la margarine allégée, dans les années 1980, pour que le produit pèse effectivement moins lourd du point de vue calorique. Mais c'est surtout notre portefeuille qui s'en trouve allégé, puisqu'en l'occurrence on nous vend alors de l'eau au prix de la matière grasse. Mais qu'importe, puisque nous pouvons en mettre une couche plus épaisse sur notre tartine, n'est-ce pas ? Le beurre, durement concurrencé, s'allège lui aussi et ce qu'il perd en goût, il le gagne en volume. Jusqu'où ira-t-on ? Jusqu'à tartiner nos biscottes de régime directement avec de l'eau ?

Si la margarine est une fausse fausse graisse, l'huile de paraffine est, quant à elle, une vraie fausse matière grasse. Cela a la consistance de l'huile, la couleur de l'huile, plus ou moins le goût de l'huile, mais votre tube digestif ne considère pas cela comme un aliment. L'huile de paraffine ne fait que passer et se retrouve intacte dans les selles. Le problème est qu'elle entraîne avec elle plein de vitamines solubles dans les graisses, de la A, de la D, de la E, de la K, ainsi que d'autres nutriments pourtant fort utiles. Lorsqu'on en abuse, on a des gaz et toutes sortes de troubles intestinaux.

Le concept sur lequel reposent les fausses graisses est identique à celui des édulcorants : il s'agit de consommer un aliment qui ne compte pas, afin de pouvoir prétendre qu'on n'est pas privé. Il s'agit de manger le plus de volume possible et de peser le moins possible… On mange sans vraiment manger, on mange pour du beurre, si j'ose dire.

Les aliments et plats cuisinés allégés

L'étape suivante consiste à nous proposer non pas des ersatz de produits de base, mais des aliments portant les mêmes noms que ceux que nous connaissons, qu'on aura allégés d'une partie de leurs calories. De la nourriture qui ne nourrit pas, ou qui ne nourrit guère, a-t-elle encore droit au nom d'aliment ? C'est à vous d'en juger.

Grâce à diverses opérations de dégraissage, on obtient des jambons maigres, des laits allégés tel le lait écrémé ou demi-écrémé, des crèmes allégées, des fromages allégés. En remplaçant des lipides par de l'eau additionnée d'amidon, d'émulsifiants et d'agents de texture, ou encore des protéines texturées ou des polydextroses, on fabrique de délicieuses charcuteries allégées, des « charcuteries de poisson » et des « charcuteries végétales ». Des mélanges protéinés combinés avec des agents de texture, des dextrines, des polyesters de saccharose non absorbés par le tube digestif remplacent les sauces, vinaigrettes et mayonnaises décidément trop grasses.

Le saccharose sera remplacé par du fructose, des polyols ou des édulcorants intenses dans les confitures et compotes allégées, les poudres de dessert allégées (à partir desquelles on cuisinera de délicieux flans allégés), le chocolat allégé, les pâtisseries, confiseries et viennoiseries allégées, les sodas et boissons aux fruits allégés. Quant aux yaourts allégés, aux desserts lactés frais ou glacés allégés, ils seront réduits à leur plus simple expression, perdant à la fois leurs vrais sucres et leurs vraies graisses.

Enfin, rappelons que l'alcool apporte tout plein de calories. On ne boira donc plus que des apéritifs et vins sans alcool ou des bières allégées.

Mais ceci n'est qu'une étape : car après nous avoir fourni en produits de base, il reste encore à la science agroalimentaire à parvenir à nous mitonner de petits plats à calories réduites, cuisinés avec amour par d'illustres chefs. C'est à partir de 1985 qu'apparaissent les premiers plats cuisinés dits tout d'abord « recettes légères », puis « allégés ». Cela se présente sous forme de barquette individuelle surgelée ou réfrigérée, et le cœur de cible est clairement le citadin laborieux et argenté, qui travaille tellement qu'il n'a pas eu le temps de se créer une famille, mais qui, ne désespérant pas de trouver l'âme sœur, doit faire attention à son tour de taille. Alors qu'un plat cuisiné ordinaire en portion individuelle pèse entre 240 et 450 g et apporte 200 à 800 calories, le plat cuisiné allégé en portion individuelle pèse entre 220 et 300 g et apporte 150 à 300 calories.

Comment nos industriels de l'alimentaire parviennent-ils à réaliser ce petit miracle ? Essentiellement en faisant la chasse aux graisses : on sélectionne les morceaux de viandes les plus maigres, les volailles sans peau, les poissons maigres. On accompagne de légumes, de pâtes, de riz et même de légumes secs ou de pommes de terre, mais on cuit à la vapeur, par pochage ou en grillade. Enfin, la sauce est elle aussi allégée en matières grasses et ces dernières, lorsqu'il y en a, sont d'origine végétale. On obtient quelque chose qu'on intitule pompeusement veau marengo, poulet basquaise ou cabillaud provençal[50].

Les aliments vitaminés et enrichis en minéraux

Le problème, avec les ersatz d'aliments que nous venons de voir, c'est qu'ils sont plus ou moins factices et que ça finit par se savoir. Or, à quoi aspire-t-on aujourd'hui ? À de l'authentique, du naturel, du vrai, du plus vrai que vrai. Et puis, un laitage « à 0 % de matière grasse », un produit sucrant à 0 calorie sont définis sur un mode négatif. Mauvais, ça, coco : il faudrait pouvoir mettre en avant une propriété positive. D'où la survalorisation des micronutriments à laquelle nous assistons aujourd'hui. Vitamines et minéraux sont parfaits : proches du règne minéral, ils sont purs, naturels, confèrent puissance et énergie, sans nourrir pour autant.

Un aliment dont on aura enlevé les calories pour les remplacer par des vitamines sera donc proche de l'idéal : il est léger, peu nourrissant, et en même temps très énergétique. Le rêve. Voilà ce que, de nos jours, on appelle un aliment naturel.

Mais il y a mieux : les vitamines, non seulement ne vont pas vous faire grossir, mais vont même vous faire maigrir. Réfléchissez à cela : les gros mangent trop, mais pourquoi mangent-ils trop ? Parce qu'ils souffrent d'une faim cachée. Quelque chose manque dans les aliments qu'ils absorbent, après quoi ils courent désespérément, surcompensant en mangeant de trop grandes quantités de nourriture. Cet élément manquant, si on a des tendances psy, ce pourra être l'amour maternel. Mais si on préfère la biologie, pourquoi ne serait-ce pas les vitamines ? Enrichie en vitamines, la nourriture devient véritablement rassasiante. On cesse de trop manger et on maigrit. Par exemple, dès les années 1942, aux États-Unis, les céréales Kellogg enrichies en vitamines ont ainsi pu être présentées comme des produits amincissants.

Est-il véritablement besoin de dire à quel point tout cela est idiot ? L'être humain a certes besoin de vitamines afin d'être en bonne santé. Mais lorsque ces besoins sont comblés, rien ne sert d'en ajouter. En fait, une surabondance de vitamines est tout aussi nuisible qu'une insuffisance. Des vitamines, oui, mais de la boulimie de vitamines ?

Les aliments complets

On retrouve la même idée d'un manque à combler, d'une incomplétude à réparer, derrière la mode des aliments dits « complets » : les céréales complètes, le pain complet, les pâtes complètes, non raffinées, brutes de fonderie, sont recommandés par la plupart des gourous amaigrisseurs, ainsi qu'on l'a vu au chapitre précédent. De même, l'huile d'olive devra impérativement être de qualité « première pression à froid » car, au-delà, quelque chose se perd qui fera ensuite défaut et après lequel on courra sans fin. On mangera trop d'huile parce qu'on n'aura pas eu la bonne huile. Ce que l'on appelle les « calories vides », c'est-à-dire des aliments qui nous apportent de l'énergie, mais seulement de l'énergie, sans bonnes protéines, vitamines ou minéraux, se trouve ainsi diabolisé en vertu du même principe. On est conduit à en manger sans fin parce que ça ne nous nourrit pas vraiment.

La cuisson est elle aussi essentielle : elle doit préserver ces substances vitales, vitamines, fibres, minéraux ou autres, qui font que la nourriture est vraiment nourrissante. Dans le même ordre d'idée, il convient aussi de se méfier des préparations complexes, qui dénaturent les produits, les alourdissant inutilement en sel, en sucres, en graisses, en additifs chimiques mortifères. On évitera donc les fritures, mais aussi les bouillons trop longs qui laissent s'échapper tout plein de nutriments. On leur préférera les cuissons légères, à la vapeur ou au micro-ondes, voire pas de cuisson du tout. Qu'y a-t-il de plus authentique, je vous le demande, qu'un morceau de viande crue ? Il n'a subi aucune transformation, si bien que rien ne lui a été ôté. Pour maigrir, donc, le mieux est de manger l'aliment naturel, tel que la mère Nature nous l'offre.

Un aliment amaigrissant se doit donc d'être à la fois léger (en corps gras, en calories) et puissant (riche en bons principes nourrissants). Une sorte de quadrature du cercle que chacun tente de résoudre à sa manière. Telle était déjà l'idée d'Hippocrate, qui nous recommandait de forcer sur les graisses afin que, vite rassasiés, nous nous arrêtions vite de manger. Les choses ont-elles vraiment changé depuis ?

Maigrit-on grâce aux aliments factices ?

Rien n'est moins sûr. Un rat, un enfant ou un adolescent compensent automatiquement un ou plusieurs repas allégés en mangeant autre chose, ou s'il n'y a rien d'autre, en augmentant le volume de nourriture consommé, de telle sorte que l'apport calorique reste strictement le même[51]. Si l'on s'installe dans l'allégé et si l'on cherche à tromper régulièrement son organisme en mangeant des aliments de goût sucré mais dépourvus de sucres assimilables, ou qui ont toutes les caractéristiques d'aliments gras sans l'être pour autant, on constate qu'au fil des repas, le plaisir à manger ces aliments non énergétiques s'estompe. On se lasse peu à peu d'une nourriture qui ne nourrit pas. La mécanique biologique n'est pas abusée bien longtemps : elle apprend vite à différencier un vrai sucre d'un édulcorant. Le premier mérite que le pancréas sécrète de l'insuline, l'absorption du second est un non-événement sans la moindre conséquence métabolique, traité par le mépris.

Chez l'adulte, dont les systèmes de régulation sont sans doute moins performants que ceux des rats et des enfants en bas âge, la compensation en volume ou au moyen d'autres aliments n'est pas totale : une alimentation édulcorée, dégraissée et rendue artificiellement volumineuse se traduit par une petite diminution de l'apport calorique global. Il convient cependant de garder à l'esprit le prix à payer pour ce petit effet amaigrissant, qui convient d'ailleurs plus aux personnes ne désirant pas grossir qu'aux personnes désirant maigrir[52] : une alimentation de plus en plus factice, le renforcement de cette croyance désastreuse, selon laquelle l'objectif premier doit être de manger le plus grand volume possible d'une nourriture la moins énergétique possible.

La montée en puissance des aliments factices traduit une modification fondamentale de la notion même de nourriture : nous en sommes parvenus au stade où, lorsque nous mangeons, notre objectif principal n'est plus de nous sustenter, mais de nous procurer un plaisir sans conséquence. Les aliments factices sont à l'alimentaire ce que la masturbation est à la sexualité.

Les potions amaigrissantes

Les méthodes amincissantes fondées sur le régime ou des ersatz alimentaires sont des pis-aller : il ne faut pas manger cela, ni ceci avec cela, alors que c'est justement de cela dont on a envie. Pour résister à la tentation, on est obligé de se raconter des histoires : les trucs qu'on aime sont en réalité des poisons, les trucs qu'on mange à la place des trucs qu'on aime sont sublimes, délicieux et si merveilleusement revigorants. Les pommes de terre frites sont le diable, la mousse au chocolat sans chocolat est plus savoureuse que la vraie qui, bien trop grasse, nous reste sur l'estomac.

Bon, mais, tout de même, si on trouvait quelque chose de plus facile, si on n'était plus obligé de faire de l'acte de maigrir un exercice de volonté ? Tenez : par exemple, on irait voir une sorcière, elle vous refilerait une potion magique et on maigrirait, comme ça, tout seul, sans rien faire.

En voilà une idée qu'elle est bonne. Aussi ne soyons pas surpris que d'autres y aient pensé avant nous. Si la minceur devenait une discipline olympique, nombreux seraient les concurrents disqualifiés pour dopage…

Maigrir en buvant

Le premier et le plus simple des produits amincissants est tout simplement *aqua simplex*. Mais est-ce vraiment l'eau, H_2O, qui fait perdre du poids, ou bien les micronutriments, les minéraux contenus dans ladite eau ? La question est d'importance : certaines eaux feraient-elles plus maigrir que d'autres ? Boire telle eau minérale plutôt que celle du robinet, aller en cure dans telle station thermale plutôt que prendre des bains dans sa baignoire en valent-ils la peine ?

Et tout d'abord, l'eau fait-elle maigrir ou bien grossir ? On a vu, dans les chapitres précédents, que la question cruciale de savoir s'il fallait boire le plus possible ou le moins possible, pendant les repas ou en dehors des repas, a de tout temps été sujette à controverse. On a supposé un temps que l'eau, hydratant le carbone, conduisait à la synthèse de graisses ou d'hydrates de carbone grossissants. D'un autre côté, boire beaucoup d'eau ne permet-il pas d'éliminer ? Mais d'éliminer quoi, au juste ? Les toxines, les déchets, pardi : et le plus gros déchet n'est-il pas, justement, notre graisse ? Et comment élimine-t-on ? En transpirant, comme on le pensait autrefois, ou bien en allant à la selle, puisque boire beaucoup est un moyen de lutter efficacement contre la constipation ? À moins que ce ne soit en urinant. Comme on le verra un peu plus loin, la mode est aussi aux diurétiques, sous forme de plantes médicinales ou de produits pharmaceutiques. À première vue, il peut paraître illogique de boire à qui mieux mieux et de prendre en même temps des médicaments pour éliminer l'eau en excès. Il n'en est rien : il s'agit de laver le corps à grandes eaux, de nettoyer les écuries d'Augias.

Avec l'eau, nous ne sommes pas au bout de nos interrogations : par exemple, boire beaucoup d'eau ouvre-t-il l'appétit, facilite-t-il de plus grosses prises alimentaires (boire en mangeant, cela « fait descendre ») ou, à l'inverse, se remplir d'eau cale-t-il et évite-t-il qu'on absorbe des choses plus nourrissantes ? Les avis sont partagés. Quoi qu'il en soit, rien n'est plus démodé aujourd'hui que le régime sec. La mode est à l'eau, symbole de pureté, de cellules propres et sans tache de graisse. On se coltine donc son « partenaire minceur » dans son sac tout au long de la journée. Peut-être cela ne fait-il pas maigrir, mais à raison d'un kilo par litre transporté, ça finit par vous forger de beaux biceps.

Avez-vous remarqué qu'aucune eau minérale ne se vante plus de faire maigrir ? On ne parle plus que de « partenariat », d'eau neuve et de détoxication. Soyez sûr d'une chose : si boire de l'eau faisait maigrir, les marchands d'eau vous en tiendraient informé.

Acides et savons

Ne serait-il pas possible d'améliorer le pouvoir amaigrissant de l'eau en y ajoutant quelque chose ? En 1757, Malcolm Flemyng recommandait de boire chaque matin un demi-verre d'eau savonneuse. Du savon de Castille, efficace et inoffensif. Le savon dissout les graisses, c'est bien connu, et constitue un excellent laxatif.

Le vinaigre est un produit amincissant très prisé aux XVIIIe et XIXe siècles. C'est d'ailleurs au moyen d'une cure de vinaigre que Lord Byron a choisi de maigrir, en 1812, ce qui lui a permis de descendre de 86 à 57 kilos. Vous pouvez aussi essayer le jus de citron, une recette qui est née avec le citron. Mais pourquoi utiliser bêtement du citron, alors que pour beaucoup plus cher, vous pouvez avoir un vrai médicament aux extraits de citron ? Par exemple, celui du docteur Russell, la *Russell's Anti-Corpulent Preparation*, en 1889, à base d'acide citrique. Sans compter les limonades amincissantes de toutes sortes, toutes les autres plantes riches en acide citrique, ainsi que les poudres de bain citronnées, très prisées dans la première partie du XXe siècle.

Thés et tisanes

La botanique et la médecine chinoises font remonter l'usage du thé à des temps immémoriaux. Une légende japonaise attribue même à Bodhidharma l'origine du thé : le saint homme, qui avait fait vœu de ne plus dormir et de consacrer sa vie à la méditation et au jeûne, eut un petit passage à vide au cours de la neuvième année. Plus grave encore, durant son coupable sommeil, il fit des rêves érotiques. À son réveil, furieux et humilié par tant de faiblesse, il se trancha les paupières et les jeta au loin. Celles-ci prirent racine et deux arbustes poussèrent, dont les feuilles avaient la propriété de maintenir en éveil l'esprit des humains.

Camellia sinensis et *Camellia japonica* soulagent donc la fatigue, fortifient la volonté et raniment la vue. En emplâtre ou en onguent, cela diminue les douleurs. Pour la science moderne, le thé contient de la théine (ce qui est un autre nom pour la caféine), de la théophylline et de la théobromine molécules diurétiques, stimulantes du système nerveux central mais relaxantes des fibres

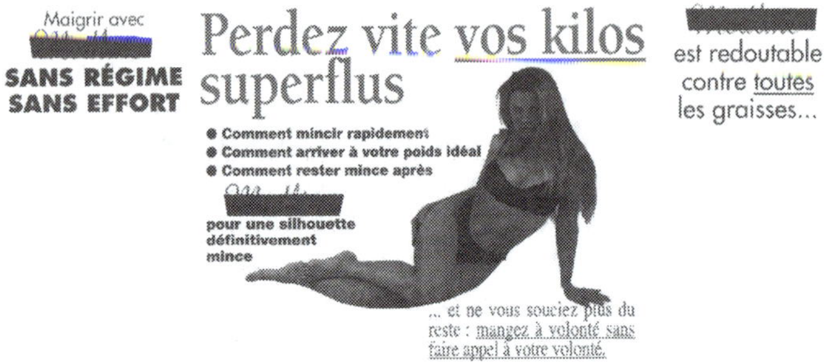

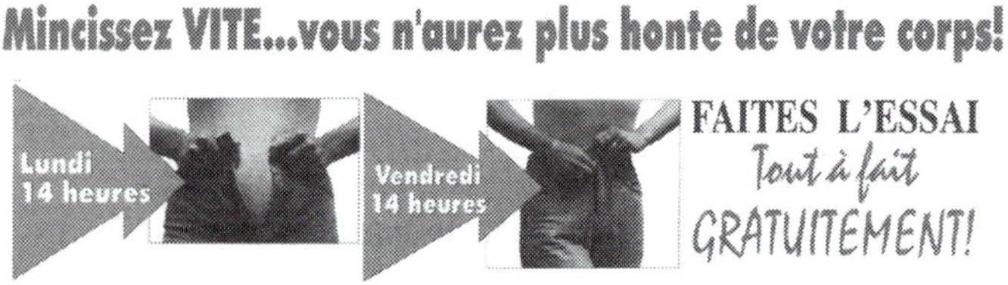

musculaires lisses ; le thé contient aussi des tanins, plus abondants dans les thés verts que dans les thés noirs, auxquels on prête la vertu de freiner le vieillissement grâce à une action antiradicaux libres. On ne voit vraiment pas pourquoi cela ne ferait pas aussi maigrir.

C'est surtout le thé vert qui est à la mode aujourd'hui. On va même jusqu'à nous le vendre en pharmacie : pour faire scientifique, on nous vante le blocage de la dégradation de l'adrénaline par tanins et flavonoïdes et la fuite éperdue des graisses hors des cellules graisseuses qui s'ensuit. Sans compter un effet tout à fait favorable sur la thermogenèse, et des tas de glucides et de lipides que notre intestin mis en présence de thé (« vierge », s'il vous plaît) se refuse à digérer. Bref, le thé est bon pour ce que nous avons.

Le problème, avec le thé, est que ce que nous buvons n'est pas toujours du thé, surtout si ce thé est qualifié d'« amaigrissant ». On y trouve parfois du séné, une plante laxative connue depuis la plus haute Antiquité. Attention donc aux diarrhées et aux pertes de potassium. Nous boirons aussi de la décoction d'orthosiphon, qui nous vient du sud-est asiatique et qui a de jolies fleurs blanches ou lilas, ou bien de reine-des-prés, une belle plante toute mince, à fleurs blanches et au parfum agréable qui pousse près des cours d'eau. On trouve aussi couramment de la racine de sassafras, de la feuille de frêne ou de cassis, additionnés de plantes calmantes comme la verveine. Tout cela a des vertus plus diurétiques qu'amincissantes. Ah pardon ! on ne dit pas diurétique, on dit « vertus désinfiltrantes et drainantes ».

Arsenic, strychnine, café, tabac et plantes diverses

Le café fait-il maigrir ? Tout dépend du nombre de sucres qu'on met dedans. Au début du XXe siècle, on trouvait chez son apothicaire des comprimés amaigrissants à base de caféine, d'arsenic et de strychnine. Tout cela était censé stimuler les sucs digestifs et accélérer la digestion. Pour de mystérieuses raisons, on en a cessé la commercialisation. Le café, donc, est riche en tanins et en caféine, tonique, diurétique et coupe l'appétit. On le soupçonne même d'être brûle-graisse et anti-cellulitique. Il devrait alors être recommandé

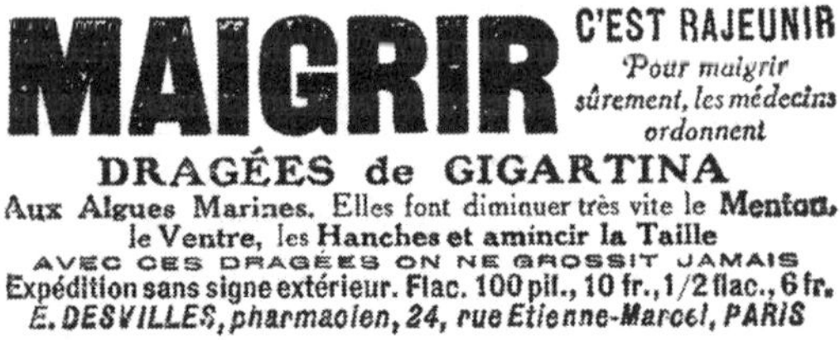

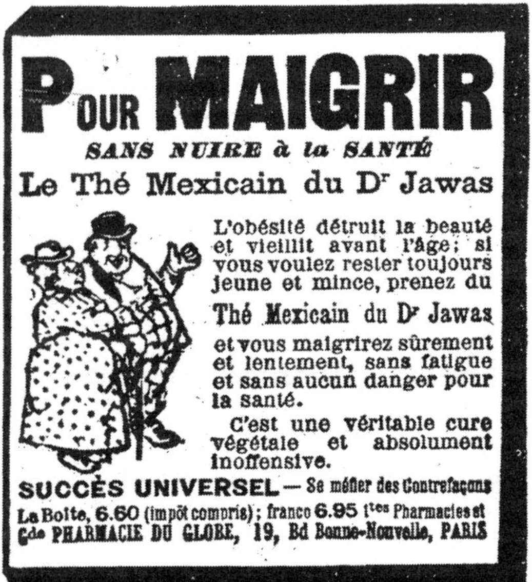

aux obèses. Bien au contraire, de nombreux auteurs de méthodes amaigrissantes, dans le droit fil de nos puritains du XIXe siècle, nous demandent de ne surtout pas boire de café, même sans sucre. Le café, en effet, est un excitant, immoral puisqu'il échauffe les sangs. Sans compter que, devenus de vraies boules de nerfs, nous n'aurons plus d'autre ressource que de nous calmer en mangeant.

Prenons donc plutôt du guarana, une merveilleuse plante brûle-graisse de l'Amazonie, d'ailleurs elle aussi riche en tanins et en caféine. Le consommateur de guarana est une personne proche de la nature, qui sait prélever dans son milieu les plantes médicinales nécessaires à son équilibre. Qui a jamais vu un Indien guarani obèse ? Malgré ses sangs échauffés, l'Indien guarani reste serein et mince quoi qu'il arrive.

Puisque nous en sommes à parler du vice, disons un mot sur le tabac. On attribue habituellement à Giovanni Borelli, célèbre mathématicien, anatomiste, chimiste, physicien, astronome et bon vivant italien du XVIIe siècle, l'idée de la cure de tabac amaigrissante. En décoction ou à priser, à moins que tout bêtement on ne le fume. Cela fait effectivement — un peu — maigrir, mais ce n'est pas politiquement correct[53].

Fruits amaigrissants

L'ananas peut certes se manger, mais peut aussi se consommer en gélules. Il contient une enzyme, la broméline, qui *in vitro,* c'est-à-dire dans une éprouvette, dégrade les protéines. De même, les papayes, des fruits tropicaux en vente dans tous les supermarchés, sont pleins de papaïne, une enzyme qui, attaquant les protéines, a la propriété d'attendrir la viande. Si broméline et papaïne passaient effectivement dans notre sang,

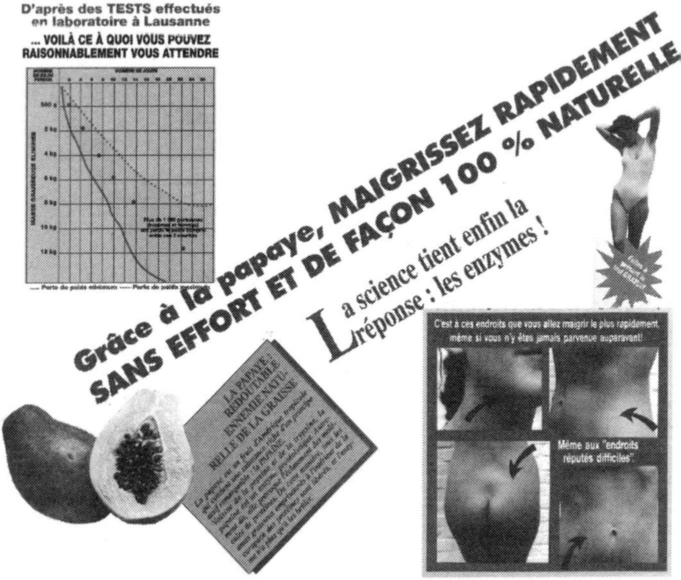

certes nos capitons graisseux n'y résisteraient pas, mais nos autres tissus non plus. Fort heureusement, il est douteux que ces enzymes franchissent impunément l'estomac humain et ses terribles acides chlorhydriques. On ne pourrait alors attribuer à l'ananas et aux papayes, en fruit ou en gélules, d'autre vertu que de faciliter la digestion. Voilà qui n'est déjà pas si mal, après tout.

Le joyeux compagnon de route de l'ananas et de la papaye est le pamplemousse, qui a une réputation de brûle-graisse bien assise. C'est l'albédo, la partie blanche entre la pulpe et l'écorce qu'il convient de

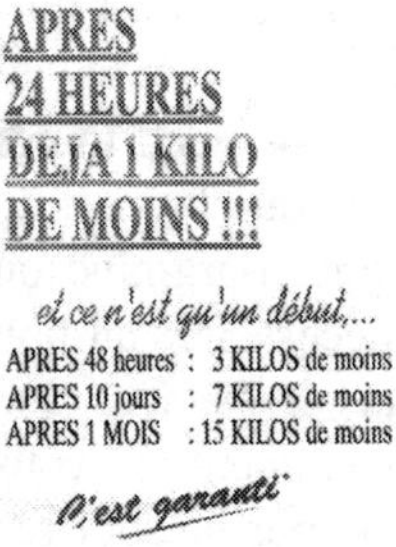

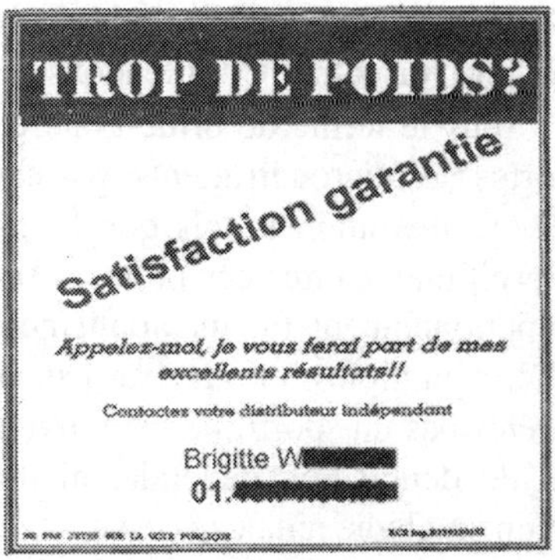

manger, car ce sont là des pectines qui, gonflant dans l'estomac, font office de mucilage (voir page 121). Le problème est que l'albédo n'est pas ce qu'il y a de meilleur dans le pamplemousse. Pour le reste, ce fruit, délicieux quoiqu'un peu acide et amer si on le consomme sans sucre, apporte pratiquement autant de calories que les oranges.

Vitamines, micronutriments et brûleurs de graisse

J'ai déjà dit tout ce qu'il y avait à dire sur les vitamines et les minéraux : ils sont parfaits. Purs, énergétiques et non nourrissants. Ils apportent l'élément manquant après lequel nous courons et qui fait que, perpétuellement insatisfaits par notre pitance, nous engloutissons. Il suffit donc de prendre des vitamines et des minéraux pour se sentir complet. À partir de là, mincir n'est plus qu'une formalité. Qu'attendons nous ?

Sous le terme de brûle-graisse, on nous vend toutes sortes de micronutriments, par exemple du chrome, ou des acides aminés, tels que la carnitine, l'arginine ou l'ornithine. Certes ces produits sont nécessaires au bon fonctionnement du métabolisme, mais il est rare que l'alimentation n'en apporte pas suffisamment. Si vous n'êtes pas un sportif de haut niveau, si vous ne souffrez ni de dénutrition générale, ni de cirrhose du foie, ni d'une maladie rénale nécessitant le recours régulier à des séances de rein artificiel, si vous ne faites pas de régime à la limite du délire, il y a tout lieu de penser que votre

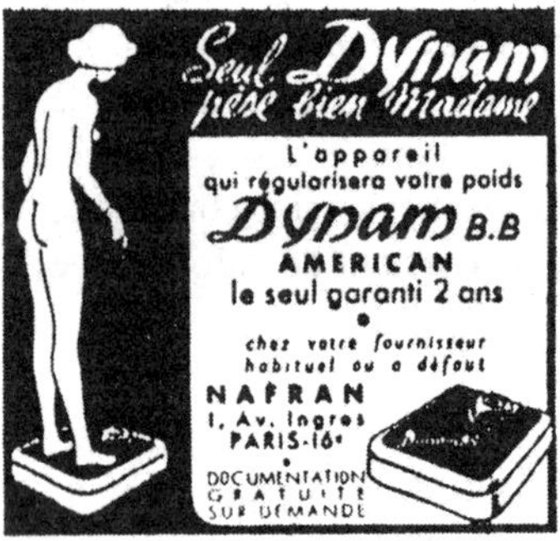

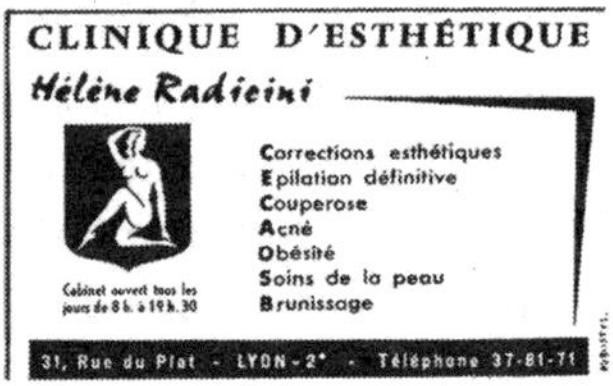

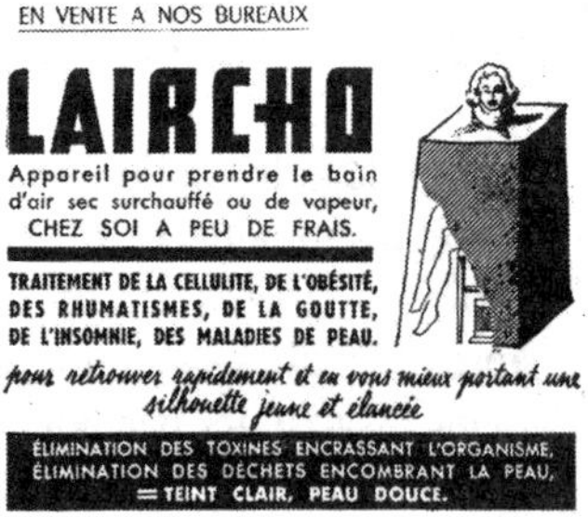

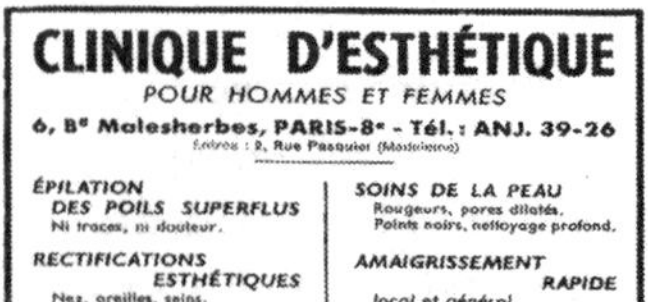

niveau de carnitine ou de chrome est à son optimum dans votre organisme[54].

Ces produits ne font pas maigrir, ne font pas fondre les graisses, n'abaissent pas le taux de cholestérol, ne régulent pas les sucres du sang et ne guérissent pas du diabète, n'augmentent pas la masse musculaire, et ne rendent pas non plus intelligent.

Laxatifs, diurétiques, transpirants et émétisants

L'idée qu'il convient d'é-li-mi-ner ne date pas d'hier. Pour que le trop-plein nous quitte par nos selles, on aura préconisé des purgatifs salins, par exemple des eaux de Seltz ou de Püllna, toutes sortes d'eaux ferrugineuses, du sulfate de soude ou de magnésie, des extraits de bile ainsi que toutes sortes de plantes, entières ou en extraits : séné, bourdaine, graines de lin, résines de scamonnée ou d'aloès. On voudra ainsi « faire affluer les graisses dans l'intestin, à l'état liquide ou concret[55] » ou éviter que la nourriture n'ait le temps d'être totalement digérée. À vrai dire, ça ne marche que si on force sérieusement sur les doses. Mais alors, bonjour les diarrhées, les fuites de potassium, de vitamines, de minéraux. On se déshydrate, on a des chutes de tension, des vertiges et des syncopes. Si on prend des laxatifs par poignées, parfois on en meurt. Mais il faut être boulimique pour en arriver là. D'habitude, l'abus de laxatifs se traduit surtout par un intestin paresseux et… de la constipation.

Une sorte de laxatif sophistiqué — c'est nouveau, c'est dispendieux, ça vient de sortir — est l'Orlistat (en France,

Xénical®). Cela vous inhibe certaines enzymes utiles pour la digestion des lipides, les lipases pancréatiques. Les graisses non digérées sont évacuées dans les selles, qui deviennent quelque peu graisseuses et nauséabondes. Mais justement, nous explique le laboratoire, c'est ça qui est bien : des selles aussi vilaines, ça vous dégoûte de manger des graisses. Comme vous mangez moins gras, vous maigrissez, qui plus est sans Orlistat. C'est ce qu'on appelle scier la branche sur laquelle on est assis.

On peut aussi éliminer par la transpiration. Ce qui s'obtient en faisant de l'exercice, mais cela a l'inconvénient d'être vite fatiguant. Aussi tournons-nous vers le professeur Gubler : il nous explique, dans les années 1880, que plus une substance diffère de celle constituant nos tissus, plus vite elle est éliminée. Comme nos tissus contiennent surtout des composés sodiques, les sels de potasse s'éliminent très rapidement et entraînent avec eux une grande quantité de graisse provenant des glandes sébacées par lesquelles ils sont excrétés. La preuve en est que les races ovines qui fournissent beaucoup de suint — la matière grasse contenue dans la laine — comme les races mérinos, engraissent difficilement. Comme dans le suint, il y a beaucoup de potasse, il ne fait pas de doute que c'est la potasse qui empêche l'engraissement de se produire[56]. Dans le même ordre d'idée, on a longtemps maigri, en Angleterre, par la liqueur de potasse. Voilà la recette : carbonate de potasse (4,55 g) ; chaux éteinte (3,40 g) ; eau distillée (4 l). Prendre deux cuillères par jour avant les repas.

Notons que ce qui fait suer fait très souvent aussi uriner. Ça tombe bien : le rôle des reins n'est-il pas d'éliminer toutes sortes de toxines qui s'accumulent dans notre corps, sans doute en raison d'une hygiène de vie déplorable ? Pour les y aider, on aura pris bien des choses, au cours des siècles : du pissenlit, de la scille, de la prêle, de la scammonée, du fenouil, de la barbe de maïs, de la racine de réglisse, du chiendent, de la queue de cerise et, bien sûr, tous ces diurétiques modernes qu'on ne peut avoir que sur ordonnance.

Bon, mais la question de confiance n'en reste pas moins toujours identique : tout cela fait-il, oui ou non, perdre du poids ? La réponse est non, car c'est de l'eau que l'on perd, et non de la graisse. Certes, l'eau pèse un kilo par litre, si bien que la prise de diurétiques se traduit par une perte de poids lisible sur la balance, et pouvant aller jusqu'à deux ou trois kilos. Il n'est pas possible de perdre davantage de poids puisque le corps ne dispose pas de réserves d'eau supérieures. Dès l'arrêt des diurétiques, l'organisme asséché retient l'eau qui lui fait défaut et les kilos « perdus » réapparaissent comme par miracle. Afin de maintenir cet abaissement pondéral artificiel de quelques kilos, il est donc nécessaire d'avoir recours aux diurétiques de façon permanente. Mais alors, on se déshydrate, on a des chutes de tension, etc.

Pour ceux qui ont fauté et qui, immédiatement après sont pris de remords, il existe aussi une sorte de « pilule du lendemain », à prendre en fait dans l'heure suivante. Un peu de sirop d'ipéca, ou bien du café salé et hop ! vous vomissez tripes et boyaux. Remarquons toutefois que cela fait quelque peu amateur. Les professionnels parviennent à vomir sans dopage, en se chatouillant la glotte ou en se comprimant l'estomac.

Iode, thyroïdine, thyroxine et autres extraits glandulaires

L'iode est un métalloïde découvert en 1811. On tente tout d'abord de l'utiliser dans le traitement du goitre, mais maladroitement, si bien qu'on l'abandonne. Un médecin, Duchesne-Duparc, décide, pour traiter le psoriasis, d'essayer des cures de *Fucus vesiculosus*, une algue brune commune, riche en iode. Sans aucun succès. Il remarque cependant un effet secondaire inattendu : les patients maigrissent. La poudre de fucus, qui était jusque-là utilisée comme poudre de visage, devient un produit amaigrissant à la mode à partir des années 1860. Elle l'est toujours, en vente libre en pharmacie sous de multiples formes.

Comme les effets de *Fucus vesiculosus* ne sont pas foudroyants, on n'en continue pas moins à chercher. À la fin du XIXe siècle, on expérimente l'utilisation de thyroïdes fraîches de mouton chez les personnes à qui on a enlevé la glande thyroïde et qui souffrent de myxœdème, une maladie qui entre autres choses, fait prendre des kilos. On passe ensuite aux extraits de glande thyroïde ou thyroïdine. Cela fait maigrir, c'est clair. Mais on se rend rapidement compte que les extraits de thyroïde ne sont pas sans danger : ils font fondre les muscles aussi bien que la graisse, provoquent des bouffées de chaleur et des sueurs, des palpitations, des signes de nervosité. Ils peuvent entraîner aussi des troubles cardiaques, mortels dans certains cas. Si on ne meurt pas, de toute façon, on regrossit, et de façon foudroyante.

Mais on met la plupart de ces inconvénients sur le compte d'impuretés du produit et quand, dans les années

GROSSIR nuit à la Santé et à la Beauté !

POUR MAIGRIR

sans crainte de conséquences fâcheuses et sans régime, on peut en toute confiance employer

l'IODHYRINE du Dr DESCHAMP

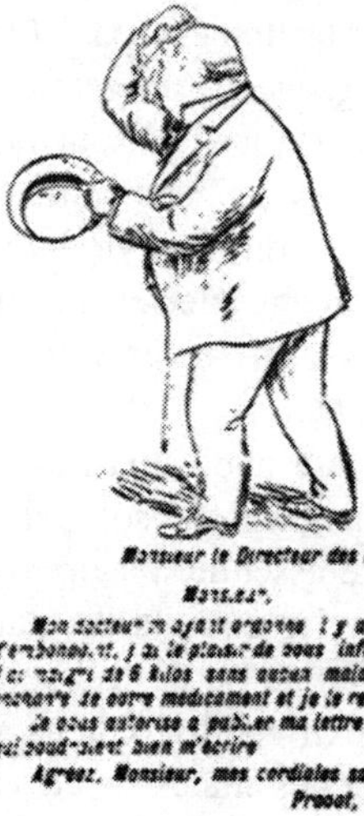

UNE ÉLOQUENTE ATTESTATION

Monsieur le Directeur des Laboratoires Dubois, Paris.

Monsieur,

Mon docteur m'ayant ordonné il y a un mois votre Iodhyrine pour un commencement d'embonpoint, j'ai le plaisir de vous informer que j'en ai obtenu les meilleurs résultats. J'ai maigri de 6 kilos sans aucun malaise et en suivant mon régime habituel, je suis enchanté de votre médicament et je le recommande à tous mes amis.

Je vous autorise à publier ma lettre et je m'engage en outre à répondre aux personnes qui voudraient bien m'écrire

Agréez, Monsieur, mes cordiales salutations.

Provot, 52, rue de l'Aigle, La Garenne (Seine).

L'IODHYRINE, découverte en 1905 par le Dr Deschamp, de Paris, est le médicament d oix pour combattre et prévenir le disgracieux et gênant embonpoint, pour amincir la taill conserver la pureté des lignes.

C'est un des rares amaigrissants sérieux et sans danger dont la vente est autorisée *après alyse* dans tous les pays (preuves à l'appui).

Traitement facile et sans régime sous la forme de petits cachets pilulaires.

1920, on invente la thyroxine, une hormone synthétique, on se dit qu'on tient là le médicament amaigrissant parfait. On déchante cependant assez vite : la thyroxine présente les mêmes inconvénients et en outre, dès 1930, on comprend que les obésités dues à une insuffisance de sécrétion d'hormone par la glande thyroïde sont exceptionnelles[57].

Que croyez-vous qu'il advint ? Que le corps médical, repentant, cessa de prescrire de l'iode, des extraits thyroïdiens et de la thyroxine ? Absolument pas. On a continué à prescrire tout cela *larga manu*, en gouttes ou en comprimés, puis, lorsque les critiques se sont faites plus vives, on a caché ces poisons au beau milieu de prescriptions « homéopathiques » ou « phytothérapiques ». Ce n'est que tout récemment que les autorités médicales se sont enfin décidées à ouvrir les yeux et à interdire les cocktails amaigrissants.

Comme l'idée que l'obésité est une « maladie des glandes » séduit aussi bien le médecin que son patient, il aurait été dommage de ne s'intéresser qu'à la thyroïde. Dans les années 1920, on essaie les extraits de glande hypophyse, puis de glande ovarienne ou de folliculine, souvent en accompagnement d'extraits thyroïdiens, des extraits de testicules ou d'hormones mâles — ça vous dope le métabolisme — des extraits de glande surrénale ou de l'adrénaline purifiée, si bonne pour les anémiques, les lymphatiques et autres hypotendus. Dans les années 1960, un endocrinologue britannique, le docteur A.T.W. Simeons, va même jusqu'à prescrire de l'hormone gonadotrope chorionique, après avoir remarqué que cette hormone traite efficacement le syndrome de Fröhlich, un déficit hormonal du jeune garçon, qui entraîne une obé-

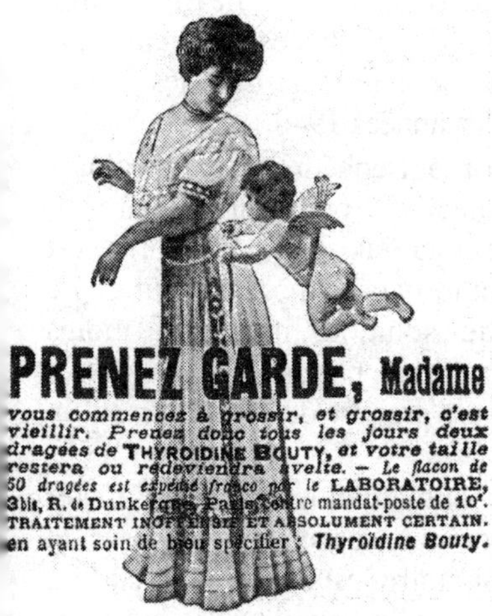

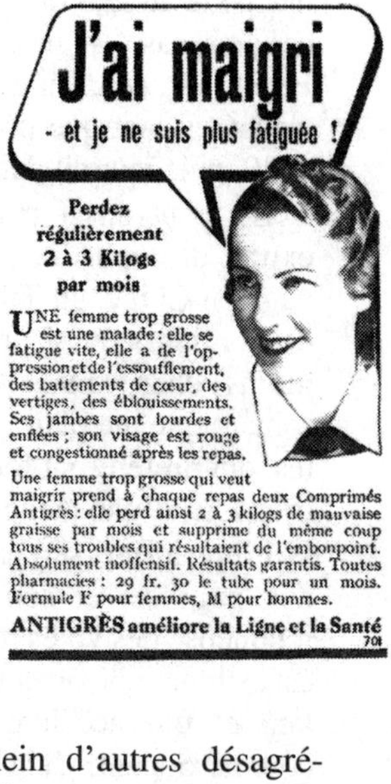

sité caractéristique ainsi que plein d'autres désagréments. Pour faire bonne mesure, il y ajoute des conseils hygiéno-diététiques de son cru : il ne faut pas prendre de petit déjeuner, ou alors juste un café, ne pas faire usage de cosmétiques ou de lotion contenant des corps gras, qui pourraient être absorbés par l'organisme à travers la peau[58]…

Les premiers coupe-faim

Le dinitrophénol est un dérivé du benzène, utilisé dans la fabrication de colorants depuis les années 1890, ainsi que comme insecticide et herbicide. En cas d'intoxication, on transpire anormalement, on a des éruptions cutanées, une perte du sens du goût, une cécité par cataracte, et dans certains cas, on meurt dans un état de fièvre intense. Broutilles : cela fait maigrir. Le produit est donc commercialisé en tant que produit amaigrissant dans les années 1930, puis interdit dans les années 1940.

On peut aussi maigrir à l'éphédrine, un alcaloïde extrait des éphédras, plantes qui poussent à l'état sauvage en Chine, au Tibet et au Pakistan. L'éphédrine est de nos jours aussi produite par synthèse, ce qui coûte moins cher ; mais cette solution, nettement moins romantique, ne plaira sans doute pas aux vrais écologistes, qui préféreront toujours prendre du *ma huang* qu'un truc sorti d'une usine.

L'éphédrine sert aux ophtalmologistes pour dilater nos pupilles, et son pouvoir vasoconstricteur sur la muqueuse des voies respiratoires est bienvenu lorsqu'on est asthmatique ou enrhumé. C'est aussi un produit excitant et qui accélère le rythme cardiaque, considéré comme dopant. Cela ne coupe pas autant l'appétit que les amphétamines, mais bon, ce n'est pas totalement inefficace. Si on avale un peu trop de comprimés à base de cette plante entièrement biologique et naturelle qu'est le *ma huang*, comme l'ont fait certains candidats à la minceur, la tension artérielle s'emballe, le cœur aussi, on devient nerveux et parfois, on meurt. Citons encore la phénylpropanolamine, qui a sensiblement les mêmes effets que l'éphédrine.

Tout cela vous paraît bien démodé ? Vous avez tort. Depuis que les amphétamines sont quasiment prohibées, certains médecins obésologues en reviennent à l'éphédrine, associée à de la caféine ou diverses plantes aux allures innocentes, et même au dinitrophénol, pour les plus aventureux.

Les amphétamines et coupe-faim de dernière génération

Nous en arrivons aux amphétamines, justement : la benzédrine est synthétisée en 1887. Dans les années 1930, on l'utilise en remplacement de l'éphédrine, jugée trop chère, dans le traitement de l'asthme. Mais dès cette époque, plein de gens aux bronches parfaitement fonctionnelles en redemandent. On prend de la benzédrine lorsqu'on a un coup de pompe, lorsqu'on est déprimé, lorsqu'on n'a plus de goût à rien, et par exemple durant la guerre, lorsqu'on doit rester éveillé longtemps. Mais à force de se doper, on fatigue, on déprime et, de nouveau, on n'a plus de goût à rien. Pas grave : on en reprend encore un peu plus. Si on force un peu sur la dose, on a mal à la tête, de la fièvre, on transpire beaucoup, on a de la tension, on ne dort plus et on devient irritable. Encore un peu et on hallucine, on convulse, on meurt.

Ah ! j'oubliais : les amphétamines coupent l'appétit. Quelle plaisante façon de maigrir ! On n'a pas faim, on est en super-forme. Trop en forme. Et puis, le corps médical finit par s'apercevoir que l'effet coupe-faim s'estompe au bout de six à dix semaines, obligeant à augmenter les doses. Du coup, l'industrie pharmaceutique cherche à nous décourager de prendre de la benzédrine, du méthylphénidate ou de la méthylamphétamine et veut nous les échanger contre de la fenfluramine, de la norfenfluramine, de la phenmétrazine, de la chlorphentermine ou de la benzphétamine, plus connues sous les noms de Tenuate®, Preludine®, Dinintel®, Préfamone®, qui sont censées couper l'appétit sans doper.

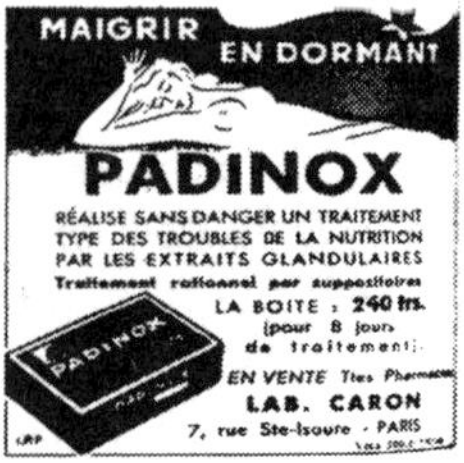

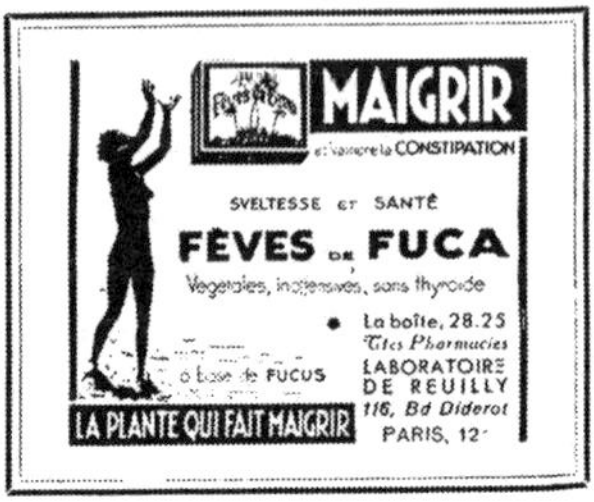

Mais, en fait, on est dopé quand même. Jusqu'à ce que débarque la dexfenfluramine (Isoméride® en France, Redux® aux États-Unis), un dérivé amphétaminique qui coupe l'appétit sans qu'on devienne excité comme une puce pour autant. Médecins et obèses poussent des cris d'extase. Las : le médicament se voit interdit en 1996-1997 pour cause d'hypertension artérielle pulmonaire. Car, comme ça, tout à coup, alors que des millions de gros mangent de la dexfenfluramine de par le monde, on s'aperçoit que cela provoque parfois une maladie qui a l'inconvénient d'être mortelle et ce, même après une brève période de traitement.

N'ayez cependant pas trop de regret : maintenant, on peut vous le dire, sur le long terme, ce n'était même pas véritablement efficace, puisqu'on reprenait les quelques kilos perdus dès qu'on arrêtait le traitement.

Exit les amphés, exit la dexfenfluramine, vive la Sibutramine. Il s'agit d'une molécule dont, dans les années 1980, on espérait faire un antidépresseur, et qui s'avère aussi couper l'appétit. Cela vous dynamise, vous met en forme, vous électrise, parfois jusqu'à vous empêcher de dormir. Autorisée aux États-Unis depuis 1997, elle arrive en France. Pour l'instant, hormis les petits effets pas totalement déplaisants que je viens de citer, on n'est pas parvenu à voir en quoi elle serait néfaste à la santé. Miam-miam.

Vraie et fausse homéopathie

On doit l'invention de l'homéopathie à un médecin saxon, Samuel Hahnemann, à la fin du XVIIIe siècle. Celle-ci est fondée sur la loi de similitude : toute substance produisant chez l'homme sain certaines manifestations fera, chez l'homme malade, disparaître des manifestations semblables. Il s'agit de traiter le mal par le mal. Ce sont des dilutions infinitésimales qui permettent d'obtenir un effet inverse de celui provoqué par des doses plus fortes. Par exemple, l'aconit, poison cardiaque mortel, sera utilisé pour traiter des troubles du rythme cardiaque. Par ailleurs, on traite non pas une maladie ou un syndrome, comme en médecine classique, mais plutôt, comme dans la médecine antique, un tempérament, une constitution. Les noms sont en latin et suivis du nombre de dilutions centésimales. Une dilution de 1 CH signifie qu'on mélange une goutte de substance active dans 99 gouttes d'alcool ou d'eau. Une dilution de 2 CH signifie qu'on prélève une goutte de cette première dilution qu'on mélange à nouveau dans 99 gouttes d'alcool ou d'eau. Les détracteurs de l'homéopathie font remarquer qu'après quelques dilutions, il ne reste plus une seule molécule de produit actif dans la médication… Qu'importe, rétorquent les vrais croyants : il reste « l'empreinte » de la molécule active dans l'eau.

Le sulfure d'antimoine, ou *Antimonium crudum* 5 CH, convient bien aux obèses jeunes, irritables, qui ont la langue chargée, qui digèrent mal et qui ont une aversion marquée pour l'eau froide. *Calcarea carbonica* 5 CH — en fait du calcaire de coquille d'huître — fait merveille chez les gros mous et apathiques, au tempérament lymphatique, qui s'angoissent aisément et ont peur de l'avenir, qui prennent froid facilement et transpirent abondamment la nuit, surtout de la tête et de la nuque. Pour les individus gras, frileux et constipés qui ont une peau malsaine allant parfois jusqu'à l'eczéma suintant, pour les femmes qui ont en plus des règles retardées et peu abondantes, le graphite à doses infinitésimales ou *Graphites* 5 CH est tout indiqué[59]. Outre ces remèdes spécifiques, on agrémentera volontiers les préparations d'autres substances telles *Natrum sulfuricum* (sulfate de soude), *Cuprum* (cuivre), *Gelsemium* (gelsémine) ou *Lachesis* (serpent d'Amérique). Tout dépend.

Lorsque dans les années 1980, les cocktails d'hormones thyroïdiennes, les coupe-faim et les diurétiques ont commencé à être décriés, bien des médecins se sont mis à les camoufler sous un fatras d'extraits de plantes ou de substances prétendument homéopathiques. Les ordonnances bourrées à craquer de noms compliqués, à confectionner chez un pharmacien bien spécifié, sont les plus susceptibles d'être faussement homéopathiques.

Les médications du futur

Mais quittons la médecine douce du XIXe siècle et sautons à celle, dure, du XXIe. Médecins, chercheurs des sciences fondamentales ou des laboratoires pharmaceutiques, tous se rendent compte que jusqu'à présent, on en est toujours resté au bricolage. L'espoir est de percer les mystères des mécanismes fondamentaux de l'obésité et il paraît clair que de ce point de vue, la génétique est appelée à jouer un rôle décisif.

Qui ne se rend compte que le surpoids dépend étroitement de son hérédité ? On sait par exemple qu'un enfant dont les deux parents sont obèses a un risque d'obésité trois fois supérieur à celui d'un enfant ayant deux parents minces. Lorsqu'un seul des parents est obèse, l'enfant a 40 % de risque de le devenir et si les deux parents le sont, le risque est alors de 80 % ! Il chute à 10 % si les deux parents sont minces.

L'avenir est donc à la génétique. Par exemple, en 1994, des chercheurs américains et français découvrent que le gène associé à l'obésité de la souris commande la production d'une protéine par les cellules graisseuses. Cette molécule, qu'on baptise leptine, a pour rôle d'informer le cerveau du niveau des réserves de graisses. On pense alors que l'obésité est due à une insuffisance de leptine : l'organisme, ne reconnaissant pas les réserves accumulées, persisterait dans son effort d'accumulation. Malheureusement, chez les humains obèses, les taux de leptine se révèlent au contraire plus élevés que la normale. Le problème serait donc plutôt dû au fait que le message délivré par la leptine n'est pas entendu par la partie du cerveau concernée, c'est-à-dire l'hypothalamus. Déception : certes on progresse dans la connaissance, mais bien lentement.

Un jour peut-être, on saura convaincre le cerveau et les cellules graisseuses que, oui, il y a bien assez de graisses comme ça, que non, ce n'est pas la peine de manger autant et qu'on peut sans risque se permettre de brûler davantage. En attendant ce jour béni où tous ceux qui veulent être minces pourront l'être, force est de constater que le corps n'a pas fini de faire de la résistance.

Travailler le corps

Faire un régime est pénible. Se doper pour maigrir est immoral et dangereux. Vous n'auriez pas quelque chose de plaisant et, si possible, de pas trop fatiguant ? Nous irions dans une station balnéaire ou dans un institut agréablement décoré, plein de charmantes hôtesses. L'esprit en vacance, nous confierions notre corps graisseux à un professionnel, qui nous le rendrait aminci. Nous serions baignés, savonnés, enduits de crèmes et d'onguents, pétris, malaxés, à la main ou encore grâce à divers instruments. Et même, nous ferions de l'exercice physique, si nous ne pouvons l'éviter.

Tout cela existe, bien sûr, puisqu'il se trouve des personnes prêtes à y croire, et surtout prêtes à débourser sans compter pour cela.

Bains d'eaux

Hippocrate considère que trop se baigner est nocif, bien trop émollient. Galien, en bon Romain, pense que prendre les eaux ne peut être que bénéfique. Il est clair qu'aujourd'hui, Galien l'a emporté et qu'il ne se trouve plus guère de personnes pour défendre le point de vue du docteur Petit, qui, au XVIIIe siècle, trouve qu'un bain d'un quart d'heure tous les huit jours est plus qu'assez.

Tout de même, plein de questions se posent. Celle, tout d'abord, de la température de l'eau. Certains, comme Malcolm Flemyng, médecin à Edimbourg au XVIIIe siècle,

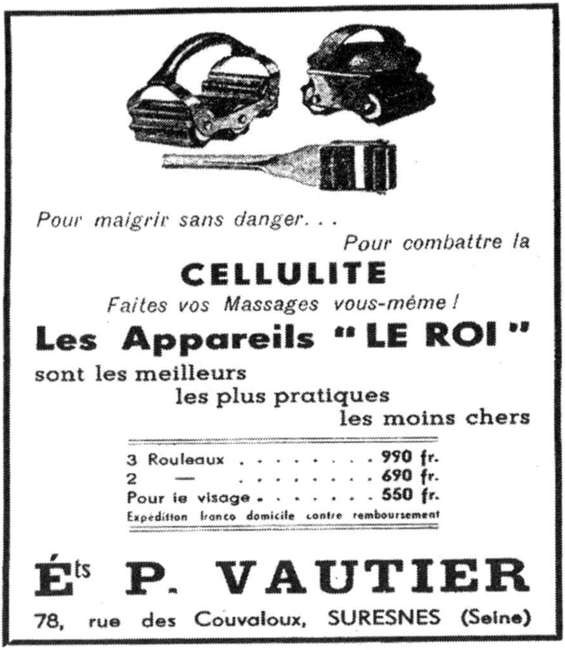

sont plutôt pour les bains froids, revigorants, qui resserrent les tissus et font donc paraître plus mince. Sans compter que, comme le fait judicieusement remarquer un théoricien de la calorie, un bain d'une heure dans une eau à 22 °C engendre une dépense allant de 360 et 540 calories, même si on se tient immobile — ce qui paraît difficile, à cette température — alors qu'une heure de jogging, bien plus fatiguante, ne brûle que 300 calories. Vive la cryothérapie !

Une majorité se dégage cependant en faveur des bains chauds. Pour le docteur Ernst Schweninger, celui-là

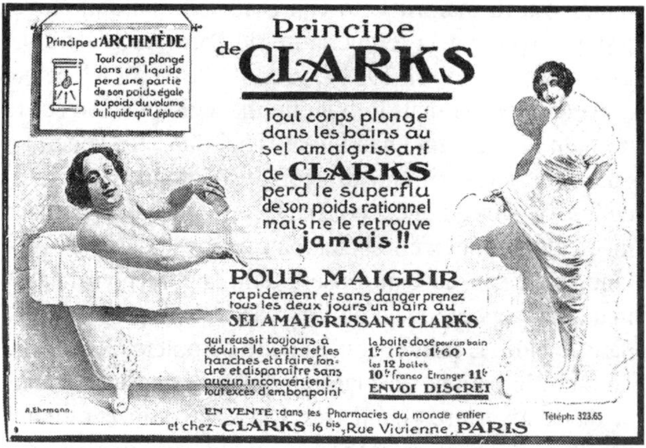
Principe d'ARCHIMÈDE
Tout corps plongé dans un liquide perd une partie de son poids égale au poids du volume du liquide qu'il déplace
Principe de CLARKS
Tout corps plongé dans les bains au sel amaigrissant de CLARKS perd le superflu de son poids rationnel mais ne le retrouve jamais !!
POUR MAIGRIR
rapidement et sans danger prenez tous les deux jours un bain au
SEL AMAIGRISSANT CLARKS
qui réussit toujours à réduire le ventre et les hanches et à faire fondre et disparaître sans aucun inconvénient, tout excès d'embonpoint
la boite dose pour un bain 1f (franco 1f60)
les 12 boites 10f franco Etranger 11f
ENVOI DISCRET
EN VENTE : dans les Pharmacies du monde entier
et chez CLARKS 16 bis, Rue Vivienne, PARIS
Téléph: 323.65

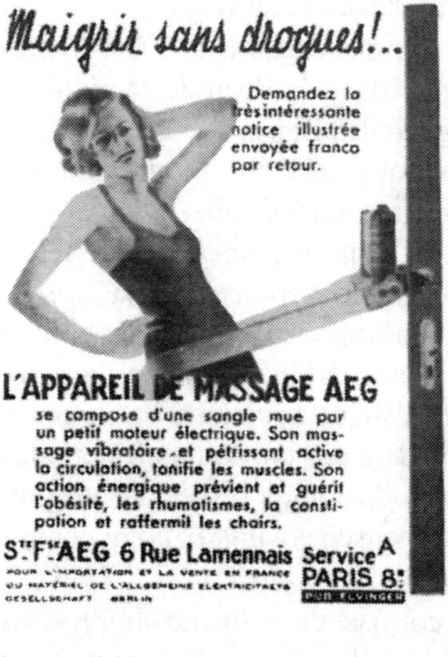
Maigrir sans drogues !..
Demandez la très intéressante notice illustrée envoyée franco par retour.
L'APPAREIL DE MASSAGE AEG
se compose d'une sangle mue par un petit moteur électrique. Son massage vibratoire et pétrissant active la circulation, tonifie les muscles. Son action énergique prévient et guérit l'obésité, les rhumatismes, la constipation et raffermit les chairs.
Ste Fse AEG 6 Rue Lamennais
Service A
PARIS 8e

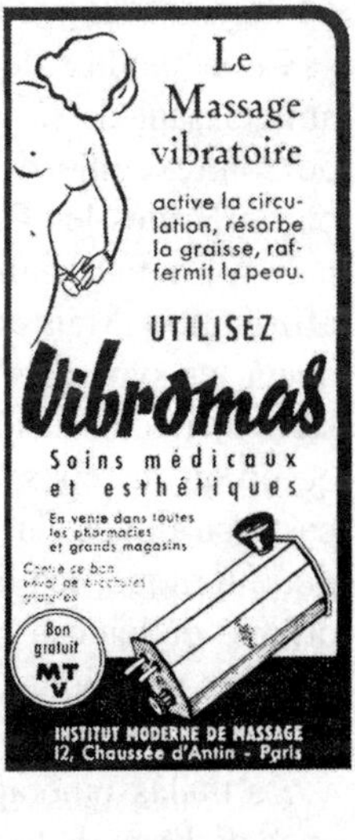
Le Massage vibratoire
active la circulation, résorbe la graisse, raffermit la peau.
UTILISEZ
Vibromas
Soins médicaux et esthétiques
En vente dans toutes les pharmacies et grands magasins
Bon gratuit
MT V
INSTITUT MODERNE DE MASSAGE
12, Chaussée d'Antin - Paris

même qui fit maigrir Otto von Bismarck, on doit élever progressivement la température du bain jusqu'à 50 °C. Le docteur Leray, en 1931[60], se contente de 39 °C, ce qui n'est déjà pas si mal. Il faut être médecin pour prescrire un bain : « Le bain chaud à 39° […] doit être généralement court (maximum dix minutes), donné avec prudence et surveillance constante, et après un examen médical minutieux éliminant toute contre-indication. […] Une fois l'eau du bain mise à température prescrite, le malade s'asperge avec de l'eau de la baignoire et entre dans le bain. L'immersion doit être complète. À la sortie du bain, le patient est placé […] dans des draps chauds et des couvertures où il reste pendant quinze minutes environ. Il est alors séché et conduit vers une douche dont les prescriptions varieront avec l'état de résistance du sujet, ses réactions au chaud et au froid. »

Et la qualité de l'eau, dans tout cela ? Est-il plus amincissant de se baigner dans de l'eau de Marienbad, de Contrexéville, d'Eugénie-les-Bains, de Vals-les-Bains ou de Brides-les-Bains[61] que dans une piscine municipale ? En fait, nulle preuve scientifique n'étaye cette affirmation. Mais ce n'est là qu'un point de détail, rétorquent les syndicats de stations thermales par la voix de leurs médecins affidés : qu'importe l'eau du bain pourvu qu'on ait le repos, l'air pur, la kinésithérapie, la gymnastique douce, la gymnastique aquatique, la gymnastique tonique, les bains de boue ou de paraffine, ainsi qu'une délicieuse cuisine diététique respectant un programme nutritionnel soigneusement mis au point par nos diététiciennes diplômées.

La thalassothérapie consiste en la même chose, mais avec de l'eau de mer. L'eau de mer est salée, mais aussi pleine d'algues. S'il n'y en a pas assez, il est toujours possible d'en rajouter. Vous prendrez donc, durant votre « forfait minceur » d'une petite semaine, des bains d'algues marines suprêmement amincissants, grâce à leur iode, leurs ions, leurs oligoéléments ou leurs phytohormones. Les courageux se feront schweiningériser aux algues dans une eau à 38 °C. Ceux qui ont peur de s'ennuyer en profiteront pour se faire doucher au jet, tripatouiller et malaxer leur gras, muscler leurs abdos amollis. Le seul problème est que tout ça ouvre l'appétit et qu'on ne nous donne pas grand-chose à manger. Mieux vaut éviter l'option pension complète, bien trop diététique, qui empêche de profiter des bons petits restos du coin, auxquels on peut légitimement prétendre en raison de toutes ces calories qu'on aura dissipées durant la cure.

Savons, crèmes et onguents en tous genres

On vient de le dire, il n'est point sot, parfois, de tenter de renforcer les pouvoirs de l'eau en y ajoutant diverses choses. Certains ont proposé, tout bêtement, le carbonate de soude, mais c'est un peu dommage alors qu'il existe tant d'additifs solubles dans l'eau, plus ou moins amaigrissants, en tout cas commercialisables.

Prenons un exemple au hasard : celui de Maurice Mességué, en 1970. Pour traiter notre cellulite, il nous propose comme « traitement de choc » des bains chauds de pieds et de mains, ou encore des bains de siège « si les personnes sont particulièrement volumineuses du bassin et des hanches ». Tout cela sent son Schweninger

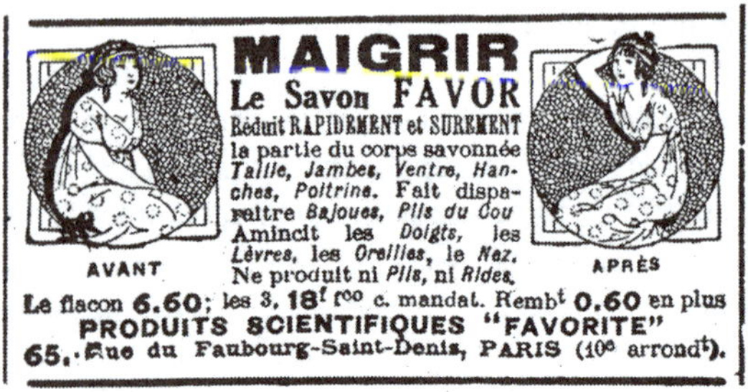

à plein nez. Mais Mességué nous vend fort opportunément des flacons d'extraits d'herbes sauvages à mettre dans l'eau du bain. On prendra des bains matin et soir dans le même mélange réchauffé à 40 °C maximum sans jamais faire d'ajout d'eau. Car là est l'astuce : peu à peu, par évaporation, l'eau du bain se concentre en herbes sauvages (et peut-être aussi en d'autres choses). Au bout du quatorzième bain, on jette néanmoins le jus en question et on recommence l'opération avec un flacon tout neuf[62].

Sortons maintenant du bain afin de nous enduire de crèmes et autres substances amincissantes. Pour faire disparaître certaines obésités localisées et disgracieuses, en 1694, une femme aurait utilisé du vinaigre, puis aurait appliqué un emplâtre à base de céruse et d'huile de myrte. En 1907, elle applique une crème amincissante à base de fiel de bœuf, de cire d'abeille, de lard, d'huile et de parfum, ou encore de Fatoff (90 % d'eau et 10 % de savon). Le fiel de bœuf, en particulier, fait merveille : c'est dès 1886 que le docteur Gérard Encausse nous vante le « savon vert de l'Amiral au fiel de bœuf », après l'avoir scientifiquement expérimenté. L'une des jambes d'une personne « très grasse » aura été traitée avec son savon, tandis que la seconde aura été laissée sans traitement : « En quinze jours l'effet commençait et en un mois, la jambe traitée avait diminué de deux centimètres[63]. »

Aujourd'hui, Dieu merci, nous n'en sommes plus au fiel de bœuf ! Notre ronde coquette se tartine de crèmes à base d'algues marines, de racines de cangzhu, de lierre grimpant, de gentiane, de marron d'Inde, de ruscus, de ginkgo biloba, d'arnica, de piment, de petit houx, d'huile de rosier muscat, de manganèse, de silicium, de sinalol, de garcinol, sans oublier les vitamines, le thé vert et la caféine. Pour davantage d'efficacité, son esthéticienne applique la crème ou le gel sur sa peau, puis l'enveloppe dans une feuille de plastique imperméable, la place sous une couverture et la met enfin à cuire sous une lampe à infrarouge une petite demi-heure. Si on n'a pas de lampe à sa disposition, on peut simplement, après application de la crème, s'envelopper dans un film plastique en polyvinyle et laisser mijoter. Que de progrès en si peu de temps.

Bains de vapeur et sudations en tous genres

Le sauna finlandais consiste en un bain de chaleur sèche, légèrement humidifié par des projections d'eau sur un foyer. La température de l'air peut atteindre 100 °C. Le hammam est un bain de vapeur. Ce dernier, oriental, est sans doute plus convivial, tandis que le sauna, nordique, est habituellement plus austère. Tous deux font transpirer abondamment et décrassent la peau.

Caisse de vapeur pour s'asseoir.

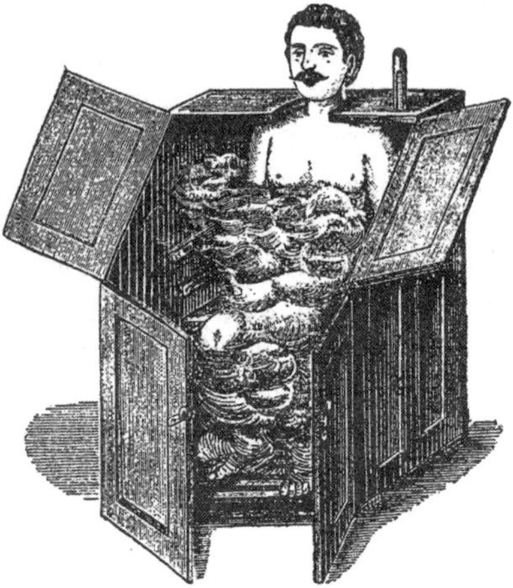

Caisse de vapeur pour se coucher.

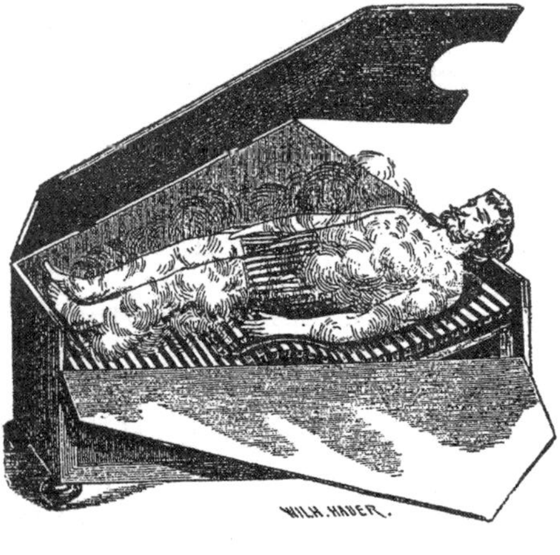

Le principal inconvénient du sauna et du hammam, c'est qu'il faut se rendre dans un lieu public et se mettre en petite tenue. Ne pourrait-on pas faire la même chose sans avoir à sortir de chez soi ? Si bien sûr, car nos Géo Trouvetout ont travaillé pour nous : depuis les années 1920, nous pouvons, pour une somme modique, nous procurer par correspondance un bain de vapeur individuel. Cela consiste en une sorte de tente en toile ou en plastique, comportant une ouverture pour la tête, accompagnée d'une machine à produire de la vapeur. Sous la tente, nous disposons une chaise sur laquelle nous nous asseyons, nous mettons en marche l'appareil à vapeur, nous passons la tête par le trou et nous attendons tranquillement que la graisse s'évapore.

Tout cela vous semble un peu primitif ? Il y a moyen de faire mieux. Par exemple, Marcel Rouet, qui entre autres titres de gloire, a été sacré « plus bel athlète de France » en 1936, mais est aussi le fondateur du Culturisme intégral et le créateur de la « psycho-morphosynthèse appliquée à la culture humaine », invente un sauna de relaxation psychosomatique. Tandis que le corps est enfermé dans une « caisse de sudation », la tête est au frais « à l'intérieur d'un habitacle qui sert à l'audition et à l'oxygénation lorsqu'il est recouvert de son cockpit. [...] Le cockpit recouvre le casque d'écoute qui diffuse une musique relaxante. La respiration est guidée par la voix enregistrée pendant que l'oxygène est diffusé à l'intérieur du cockpit. On sait combien l'oxydation des déchets du milieu conjonctivo-lymphatique est importante dans la cellulite et l'obésité ». On sait cela, bien sûr[64].

Cela dit, pour transpirer, rien ne vaut un bain de paraffine, ainsi que nous le recommande Barthe de Sandfort, dans les années 1930 : « Le corps est revêtu, à l'aide d'un dispositif spécial, d'une couche de paraffine portée à 70°. [...] Par suite d'une propriété tout à fait spéciale de la paraffine, venant de sa rétraction par refroidissement, et de la constriction qu'elle produit ainsi sur les capillaires, ses applications sont très bien supportées, sans aucune espèce de malaise [65]. » On ne demande qu'à le croire. Le succès du bain de paraffine ne se dément pas : demandez-le, que dis-je, exigez-le de votre esthéticienne.

La cellulite et le bedon fondent-ils à l'étuvée ? Quoiqu'on ait longtemps pensé le contraire, on sait aujourd'hui de façon certaine que l'on sue de l'eau et des sels minéraux, jamais de la graisse. Si bien que les

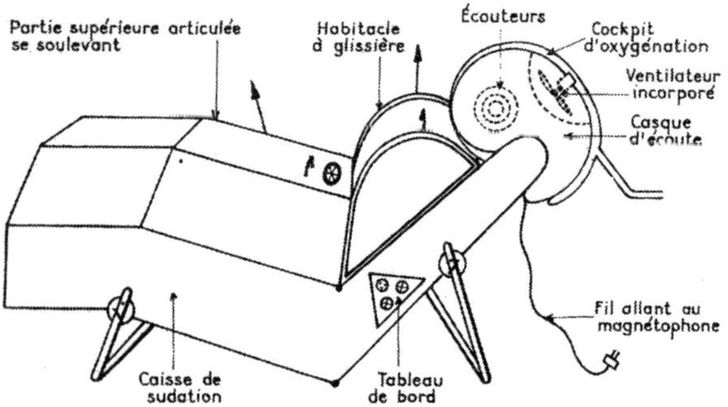

Le sauna individuel.
Individuel sauna beah de relaxation
psychosomatique Marcel Rouet
(breveté, méthode déposée).

quelques centaines de grammes perdus sont repris dès la première boisson absorbée, en général dans les minutes ou les heures qui suivent. En effet, les reins, face à cette déperdition aqueuse, réduisent spontanément le volume des urines. Pour peu qu'on ne boive pas de l'eau, mais une boisson sucrée ou alcoolisée, on aura alors pris du poids. Mais, tout de même, on se sera bien amusé…

Héliothérapie et bains de lumière

Puisqu'il s'agit de chauffer le corps jusqu'à la fonte des graisses, pourquoi ne pas faire simple et prendre des bains de soleil ? Pour conférer une touche médicale à ce qui autrement, risquerait d'être confondu avec des vacances à la plage, on parlera alors d'héliothérapie.

Mais que faire, direz-vous, lorsqu'il n'y a pas de soleil ? Nous aurons alors recours à la luxothérapie ou bain de lumière : « Le malade est placé dans une caisse garnie de lampes électriques permettant de porter la température intérieure jusqu'à 60° ou au-dessus. Le patient, suivant le type d'appareil est assis ou couché, mais en tout cas la tête est hors de la caisse. Le cou est entouré de linges qui empêchent la chaleur produite par les lampes d'incommoder le sujet. Un ventilateur est habituellement placé à quelque distance de la figure. […] Le thermomètre placé au sommet de la caisse doit donner toutes les garanties possibles et être souvent contrôlé. Mais il est absolument indispensable qu'au cours de la séance une surveillance sérieuse soit exercée, et que le pouls soit pris de temps à autre.

Bain de lumière électrique incandescente dans l'institution de médication naturelle Bilz (ouvert).

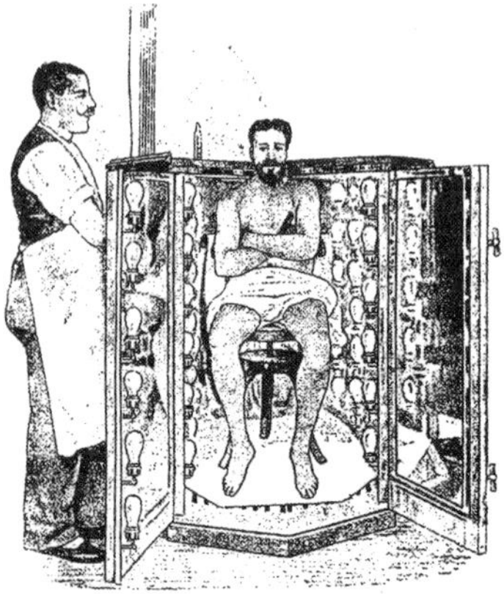

Bain de lumière électrique à arc dans l'institution de médication naturelle Bilz (fermé).

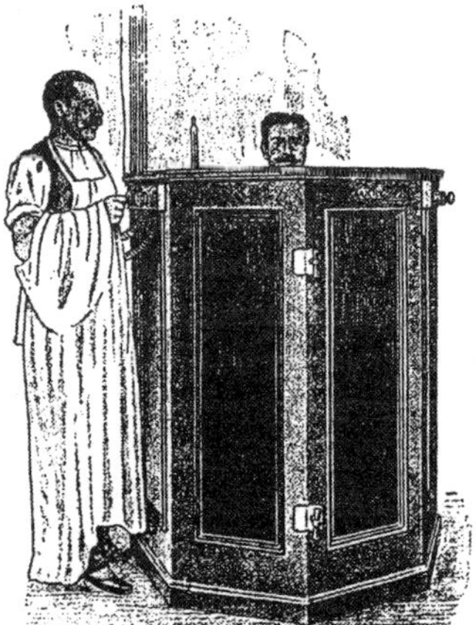

« Après le bain de lumière, le malade sera soumis à la pratique du maillot sec, et enroulé de manière assez serrée dans un drap chaud, puis dans des couvertures, où il reste pendant dix à quinze minutes, pour être ensuite dirigé vers la douche[66]. »

Bains électriques et ionisations

Au lieu de se baigner dans une lumière produite par électricité, on peut se baigner dans l'électricité elle-même, ainsi que nous le propose le docteur Imbert de la Touche, dès 1893[67]. C'est moderne, technique en diable, le succès ne se dément pas : on prend des bains d'électricité statique ou des « arsonvalisations », du nom de l'inventeur de la méthode, Arsène d'Arsonval, médecin, biologiste et physicien français réputé. Comme cela chauffe et semble avoir un effet relaxant, on les recommande tout particulièrement à l'obèse pléthorique et hypertendu.

Souhaitez-vous combiner les bienfaits de l'eau et de l'électricité ? Les bains de Schnée ou bains hydro-électriques sont faits pour cela. Si, maintenant, à l'eau du bain hydro-électrique, on ajoute une solution saline, on obtient une ionisation du plus bel effet : « On sait que le courant galvanique décompose le sel en ses éléments constitutifs : en disposant de larges électrodes imprégnées d'une solution d'iodure de sodium et reliées au pôle négatif de l'appareil, le radical iode libéré pénètre dans l'organisme et ajoute son action résolutive à l'action du bain hydro-électrique proprement dit[68]. »

L'ionisation ou ionophorèse se pratique toujours dans les instituts de beauté et lieux du même genre : on tente par ce moyen de faire pénétrer dans vos chairs toutes sortes de produits « décongestionnants », anticoagulants et vasodilatateurs, censés éradiquer la cellulite. Au lieu de l'immersion dans un bain, on peut aussi placer les produits à ioniser sur des éponges ou des linges au contact de la peau, et y superposer les électrodes. Dans le même ordre d'idée, on propose aussi des bains d'air comprimé, des bains d'ultrasons par cavitation basse-fréquence, des bains d'oxygène naissant et d'ozone. Les bains d'émanations de radium, proposés dans les années 1920 ont été abandonnés, mais pas le reste[69].

Magnétisation

Puisque nous en sommes à l'électricité, disons quelques mots de son cousin, le magnétisme. Il ne s'agit pas là du magnétisme animal, celui de Frantz Anton Mesmer, au XVIIIe siècle, à l'origine des techniques de l'hypnose et de la suggestion, mais de l'effet des aimants sur les graisses disgracieuses. Les effets des champs magnétiques sur le vivant sont mystérieux : on ne sait pas au juste quelle est leur action, mais on suspecte que cela fait quelque chose. Pourquoi, par exemple, cela ne chasserait-il pas les graisses hors du corps ? Dès le milieu du XIXe siècle, on utilise des ceintures magnétiques dans lesquelles sont incorporés de petits aimants. C'est souverain, paraît-il, contre le mal qui hante l'époque, la dyspepsie. Puis à la fin du même siècle, on s'avise que si cela aide à la digestion, cela devrait aussi pouvoir convenir aux obèses[70].

L'intérêt pour la magnétothérapie ne faiblit pas et le docteur Donnet[71], en 1985, développe les pouvoirs quasi surnaturels de l'eau aimantée sur les bourrelets graisseux : « Si l'eau aimantée peut détartrer les chaudières, elle peut aussi dans certains cas détartrer nos vaisseaux. De nombreux travaux, y compris les miens, ont prouvé que son usage régulier permettait une purification de l'organisme, un meilleur drainage des toxines, ce qui a pour conséquence une meilleure stimulation du système musculaire.

« Pour ma part tout au long de ma carrière je l'ai utilisée dans le traitement de l'obésité. Utilisée régulièrement pendant plusieurs mois à raison de deux litres par jour, elle fait perdre de nombreux kilos. En outre elle favorise l'effet de divers régimes ou traitements contre le poids.

« Si cela peut vous convaincre, je peux vous présenter ma compagne qui, grâce à l'eau aimantée, n'a jamais pris un gramme en plus de dix ans. Elle pèse 50 kilos pour 1,70 m. La taille mannequin et, je l'avoue, j'en suis fier. »

Pressés d'imiter madame Donnet, nourrie à l'eau aimantée, vous vous demandez où vous la procurer. C'est très simple : grâce à un petit appareil inventé par notre bon docteur, l'Inductor, que vous placez sur le robinet de votre cuisine ou sur le goulot d'une bouteille normale, l'eau ordinaire se transforme automatiquement en eau aimantée. Pour que le processus soit efficace, l'eau doit être tiède, entre 30° et 40 °C. Il ne reste ensuite plus qu'à en boire deux litres par jour. Pour accélérer votre perte de poids, le docteur Donnet a encore plusieurs tours dans son sac : l'usage de semelles magnétiques, tout d'abord, qui est souverain dans les cas d'obésité provoqués par le stress. Le port de pastilles magnétiques, ensuite, qu'il convient de savoir utiliser : on posera la main droite sur un magnet côté pôle négatif, et la main gauche sur un autre magnet, côté pôle positif. Si on désire lutter contre la culotte de cheval, on posera le pied droit sur un magnet pôle négatif et le pied gauche sur un magnet pôle positif. On ne dépassera pas quinze minutes par jour, tant l'efficacité est redoutable.

Acupuncture et acupressure

L'acupuncture, méthode d'origine chinoise qui consiste à planter de fines aiguilles au niveau de points spécifiques du corps, est connue depuis les années 1930 en Occident pour son action de lutte contre la douleur. Pour faire moderne, on peut aussi faire passer un courant électrique au travers des aiguilles : il s'agit alors d'électroacupuncture.

L'acupressure est une forme simplifiée de l'acupuncture : on cherche à stimuler les mêmes points, mais au lieu d'y planter des aiguilles, on masse quelques minutes avec le doigt ou on exerce une pression avec un objet plus ou moins pointu. L'avantage est qu'il s'agit d'un autotraitement, plus simple à réaliser.

L'idée générale est qu'il existe des énergies, yin et yang, qui circulent dans l'organisme par un réseau complexe de méridiens. La maladie résulte d'un déséquilibre énergétique qui sera régularisé par l'implantation d'aiguilles venant stimuler des points déterminés. Si cela permet de réaliser des anesthésies, de soulager

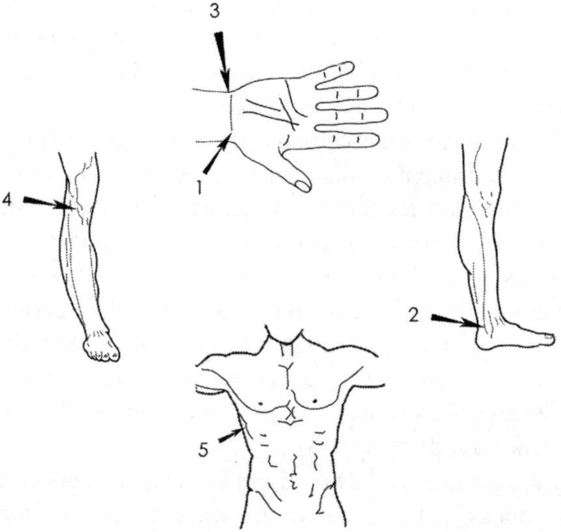

Les points d'acupressure de Dalet

Points d'acupressure ayant une action sur le poids, par lutte contre la rétention d'eau :

- Point n° 1 : sur le pli du poignet, à son extrémité extérieure, juste à la gouttière du pouls.
- Point n° 2 : côté intérieur du pied, en arrière de la cheville, au milieu du bord supérieur de l'os calcanéum.

Points d'acupressure ayant une action sur l'obésité vraie :

- Point n° 3 : situé à l'extrémité intérieure du pli de flexion du poignet, juste à la jonction avec la main, sur le petit os pointu qui se nomme pisiforme.
- Point n° 4 : situé à la face extérieure de la jambe. À un doigt en avant du péroné et à l'extrémité supérieure, ovalaire et dure, de celui-ci.
- Point n° 5 : situé à la pointe de la dernière côte, donc déjà dans le dos puisque la dernière côte est une côte flottante.

Masser ces trois points plusieurs fois par jour pendant au moins cinq minutes.

D'après Dalet R., *Sauvegardez vous-même votre santé et votre beauté par simple pression d'un doigt*, Trévise, 1979.

les rhumatismes, les dorsalgies, les lumbagos et les sciatiques, les douleurs dentaires et le mal de mer, on ne voit pas pourquoi cela n'agirait pas sur la cellulite ou les obésités générales.

La stimulation de certains points doit permettre de faire spécifiquement disparaître la cellulite des fesses, des hanches ou des cuisses, ou encore des genoux[72]. Bien entendu, si l'on a de la cellulite recouvrant ces différents endroits, rien n'empêche de passer tous ces points en revue un par un. D'autres points d'acupuncture permettent de réduire l'appétit. On n'hésitera pas à recourir à son acupuncteur aussi souvent que nécessaire, ou à stimuler les points concernés soi-même avec son doigt ou un capuchon de stylo.

Cela marche-t-il ? Oui, disent les acupuncteurs et les personnes ayant investi dans des séances d'acupuncture. Bof, disent les études scientifiques[73].

Mésothérapie

C'est un médecin généraliste français d'un petit village du Vexin, le docteur Michel Pistor, qui invente la mésothérapie dans les années 1950. Au début, il s'agit de traiter des migraines, des douleurs de toutes sortes ou des allergies au moyen d'injections intradermiques de procaïne iodée et soufrée.

Pourquoi cela ne pourrait-il pas faire maigrir ? On se le demande. Mais à la procaïne, on préférera alors des produits « désinfiltrants » ou améliorant la circulation sanguine, ou bien encore des hormones thyroïdiennes et des diurétiques, si on veut frapper un grand coup. Cependant, comme il s'agit d'un traitement local, il est préférable qu'on ne soit pas gros de partout. La cellulite constitue donc une indication parfaite à tous égards : les femmes qui présentent cette disgrâce ne sont pas forcément grosses et, de plus, elles sont très motivées, surtout au printemps. Venir régulièrement chez leur mésothérapeute faire piquer leur cellulite ne les effraie pas. Le fait que le traitement ne soit pas reconnu par la Sécurité sociale non plus. Le fait que les résultats soient des plus discrets pas davantage. L'espoir fait vivre.

Massages et kinésithérapie

Si vous allez prendre les eaux, profitez-en pour vous faire masser : il est connu depuis la Rome antique que le massage ne fait maigrir que le masseur, mais voir ainsi quelqu'un maigrir sous ses yeux reste encore aujourd'hui un spectacle fascinant.

Si vous croyez au massage amincissant — comme on croit à la transsubstantiation — tentez aussi le drainage lymphatique. Il s'agit d'un massage doux, qui se donne comme objectif de favoriser la circulation lymphatique dans les tissus grâce à des pressions lentes et rythmées sur les trajets des vaisseaux lymphatiques. On dégonfle et même, paraît-il, de la graisse captive s'en trouve libérée qui, joyeuse, s'évapore.

Vous pouvez aussi faire de la kinésithérapie, mais c'est déjà plus fatiguant. Il s'agit de réveiller les muscles dormant sous la graisse, de les stimuler par des exercices adaptés à votre conformation. Peu à peu, si vous acceptez de reproduire quotidiennement chez vous les exercices que vous aura montrés votre kiné, vous préparez votre corps à des activités physiques plus soutenues. Vous ne perdez pas un gramme, mais vous préparez le terrain.

Mais non, ce que vous voulez, c'est quelque chose qui vous pétrit la chair et en expurge les mauvaises graisses et la cellulite. Certes, vous pouvez utiliser des brosses, lanières et gants de crin pour vous malaxer, mais ce sont là des moyens primitifs et empreints de sadomasochisme. La machine à masser de Peter J. Peel en 1914, qui comporte deux jeux de roulettes ajustables qui prennent le corps en sandwich est déjà un premier pas[74]. À partir de là, la science et la technologie poursuivent leur avancée triomphale : nous en sommes aujourd'hui à des machines électriques de faible encombrement, capables de reproduire le fameux « palper-aspirer-rouler » des pros du massage. Comme le précise la publicité « cela permet de désolidariser la cellulite affleurant à la surface des amas graisseux. C'est là que le second rouleau de Cellesse® intervient et pétrit fermement la peau. Massage après massage, la cellulite se résorbe petit à petit, vos capitons s'amenuisent ». Les résultats sont là, « prouvés par des tests scientifiques » : 33 % de réduction de la couche de cellulite en moyenne après un mois de traitement, et 49 % après deux mois[75]. Tout cela est en vente dans les grands magasins, ainsi que par correspondance. Celles qui sont encore grosses n'ont aucune excuse.

Maigrir dans son lit

La première question qui se pose, à propos de la gymnastique en vue de mincir est la suivante : est-il absolument nécessaire d'en passer par là ?

Tous n'en sont pas convaincus. Au début du XXe siècle, de nombreux médecins militent plutôt pour la « cure de lit ». Par exemple le docteur Heckel, en 1913, conseille une phase de dégraissement par le repos absolu au lit, suivie il est vrai d'une « cure de réfection musculaire » avec exercice physique[76].

Le docteur Mathieu, en 1929, préconise le lit pour les « hydrémiques à coefficient d'oxydation diminué et [les] œdémateux, chez qui l'exercice physique aggrave les troubles alors que le lit les décongestionne[77] ». On n'hésitera pas à maintenir au lit les obèses plusieurs jours, parfois plusieurs semaines. Gare à ceux qui tricheraient et voudraient, malgré les conseils du bon docteur, s'octroyer en douce de petites promenades : « En restant au lit, cet obèse maigrissait régulièrement de 220 g par jour. Un jour, il voulut faire une promenade. Il fit une marche de 6 km en terrain plat en une heure et, ayant gagné de l'appétit au cours de cette promenade, il crut pouvoir se permettre un petit écart de régime sous la forme d'un goûter composé de 150 g de pain, 50 g de fromage de gruyère, une petite madeleine de 50 g et un verre de vin. Voyons le résultat obtenu. Pour exécuter sa promenade, il avait dépensé (0,5 × 154) × 6 000 = 462 000 petites calories, ou 462 grandes calories. D'autre part, il avait fait un goûter supplémentaire qui représentait 876 calories. Au total pour la journée, il avait donc dépensé 3 400 + 462 = 3 862 calories, et absorbé une ration alimentaire de 1 400 + 876 + 2 276. L'écart n'avait été que de 3 862 - 2 276 = 1 586 calories, et l'amaigrissement n'avait été que de 176 g. »

Gymnastique active et passive

Malgré l'aspect infiniment séduisant de ces idées, on en revient bien vite aux conseils d'Hippocrate et de Galien : faire de l'exercice, de la course à pied, transpirer d'une façon ou d'une autre. En fait, la nécessité de donner de l'exercice à un corps qui en fait de moins en moins depuis l'avènement des machines se transforme en phénomène de société : si en 1961, 20 % d'Américains font du sport régulièrement, ils sont 47 % en 1977 et 60 % en 1982[78]. Depuis les années 1980 et surtout 1990, on ne pratique plus l'exercice physique pour rester simplement en bonne condition physique et mentale, mais aussi, mais surtout, pour des raisons esthétiques. Il s'agit d'être mince et élancé, musclé, mais sans excès ; en aucun cas, on ne peut se permettre d'exhiber un corps envahi par une graisse hideuse.

Si bien que le marché de la forme physique s'est transformé ces dernières décennies en un business en pleine expansion. Une multitude de clubs de gymnastique, petites entreprises individuelles, clubs du tissu associatif ou chaînes apparentées à des hypermarchés du muscle et de l'anti-graisse vous proposent, outre les classiques séances collectives centrées sur l'assouplissement et la musculation de la ceinture abdominale, du dos et des fesses (une et deux et trois et quatre…) des tas de trucs rigolos comme l'aérobic, la gym-tonic, le

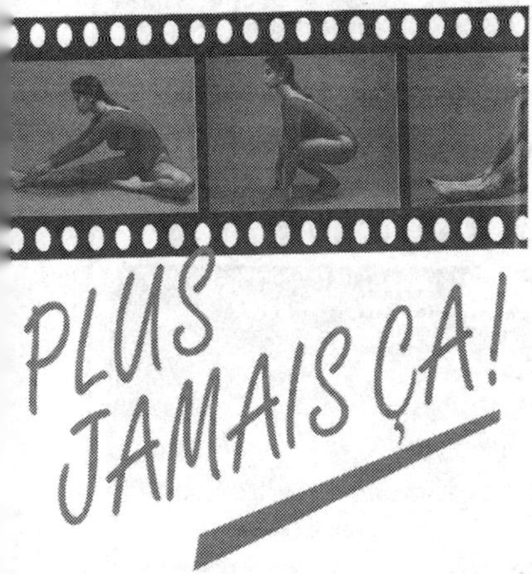
PLUS
JAMAIS ÇA!

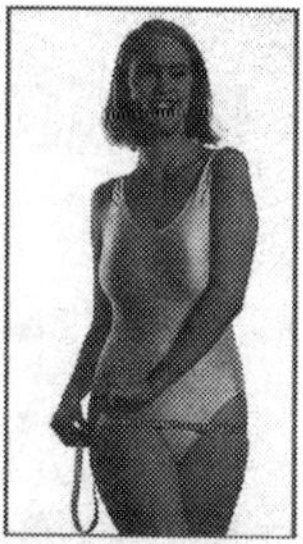
400 g de cellulite
et de
mauvaises
graisses
délogées
en 30 minutes
* En plus, votre corps se dégonfle
jour après jour.

cardio-training, le step, le stretching, le modern-jazz, le yoga, la relaxation ou pour les techno-fans, la musculation aux appareils, la bicyclette qui ne va nulle part, la simulation de montée d'escalier ou la course sur tapis roulant. Vous pouvez aussi marcher (ou faire du « walking »), courir (« jogging », « footing » ou « running »), danser, nager, faire de la bicyclette qui va quelque part, du tennis, du squash, du golf, ou tout sport d'équipe de votre choix.

Nous vivons une époque formidable. Reste cependant que tout cela se révèle assez fatiguant. Oserai-je une suggestion ? Ne serait-il pas possible de combiner l'exercice physique, sûrement très bon pour ce que nous avons, et la « cure de lit » qui, très certainement, en renforcerait les effets bénéfiques ?

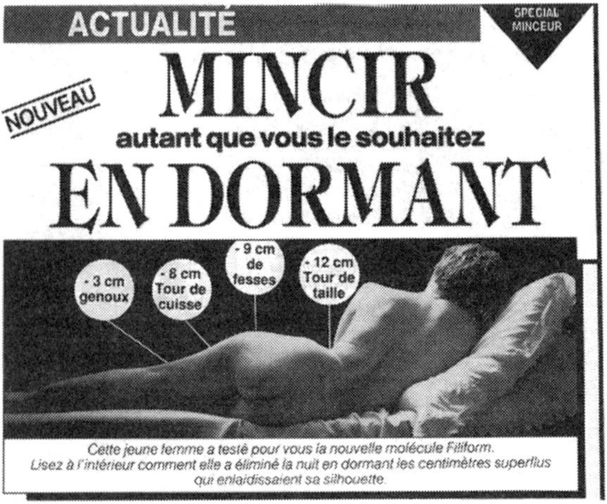
ACTUALITÉ
SPECIAL MINCEUR
NOUVEAU
MINCIR
autant que vous le souhaitez
EN DORMANT
- 3 cm genoux
- 8 cm Tour de cuisse
- 9 cm de fesses
- 12 cm Tour de taille
Cette jeune femme a testé pour vous la nouvelle molécule Filiform.
Lisez à l'intérieur comment elle a éliminé la nuit en dormant les centimètres superflus
qui enlaidissaient sa silhouette.

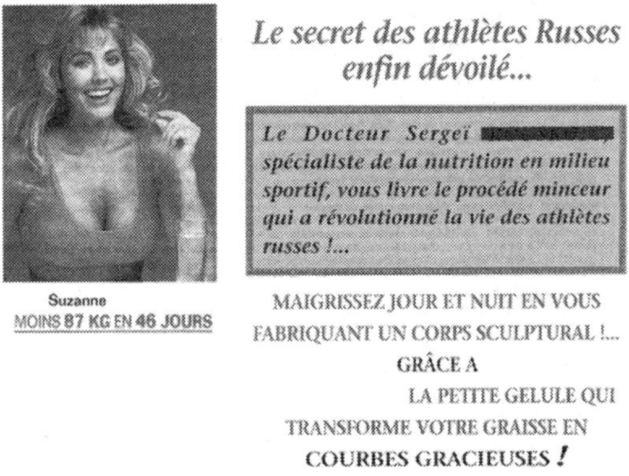
Suzanne
MOINS 87 KG EN 46 JOURS
Le secret des athlètes Russes
enfin dévoilé...
Le Docteur Sergei [redacted], spécialiste de la nutrition en milieu sportif, vous livre le procédé minceur qui a révolutionné la vie des athlètes russes !...
MAIGRISSEZ JOUR ET NUIT EN VOUS
FABRIQUANT UN CORPS SCULPTURAL !...
GRÂCE A
LA PETITE GELULE QUI
TRANSFORME VOTRE GRAISSE EN
COURBES GRACIEUSES !

Mais oui, bien sûr, c'est tout à fait possible ! Vous l'avez rêvé, le docteur Jean Alban Bergonié l'a fait et ce, dès l'an 1900. Cela s'appelle l'ergothérapie passive. Le gymnaste passif est étendu sur une chaise longue métallique. On applique sur chaque membre des électrodes maintenues en place par des bandes élastiques, ainsi que des linges mouillés sur les cuisses, les mollets, le ventre et les bras afin de bien conduire le courant. On place aussi 40 kilos de sacs de sable sur notre gymnaste. Puis on fait passer un courant faradique de 50 milliampères. Les différents groupes musculaires de notre gymnaste passif se contractent alors environ cent fois par minute, avec une force suffisante pour soulever le corps si on n'a pas mis assez de sacs de sable. Selon Bergonié, une heure d'ergothérapie passive équivaut à une épuisante course de 15 km avec un sweater lourd. Tout cela sans avoir besoin de faire appel à la volonté, « presque sans sensation, le patient pouvant s'occuper durant le traitement à ses propres pensées ou à la lecture d'un livre » si on a pris la précaution de disposer de suffisamment de sacs de sable.

Depuis les années 1900, quelques progrès ont été faits, si bien que les sacs de sable sont devenus inutiles. Pour le reste, rien de changé : les publicités vous assurent que l'ustensile est « un appareil scientifique sérieux », qui « fait de la gymnastique à votre place ». « Pendant que vous lisez, que vous regardez la télévision, que vous vous détendez, le Slendertone® agit, remodèle votre corps, permet à vos muscles d'éliminer toxines et amas graisseux. Il vous aide à mincir aux endroits précis où vous le souhaitez. Et tout cela rapidement. Dès les premières séances, vous le constaterez. Pourquoi attendre[79] ? »

L'ergothérapie passive du docteur Bergonié

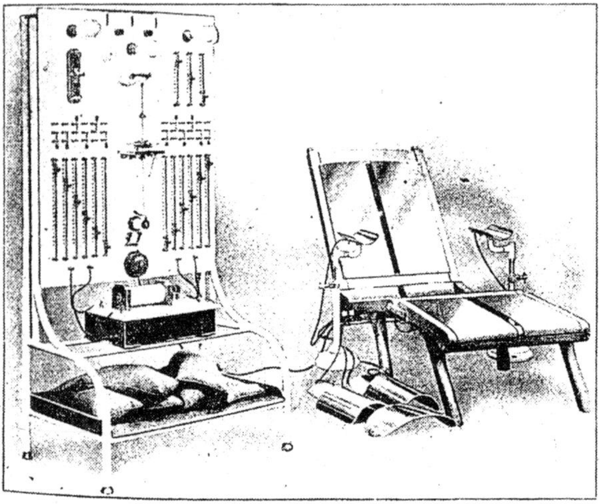

a) Appareil Victor.

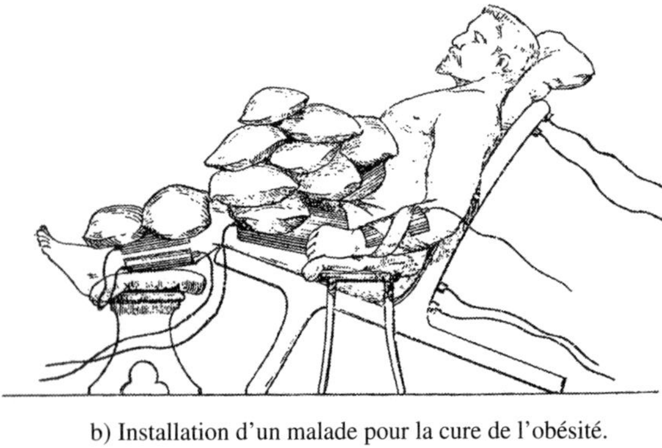

b) Installation d'un malade pour la cure de l'obésité.

Mais pourquoi devoir absolument se coucher afin de faire du sport ? Pourquoi ne pas faire de l'exercice assis, par exemple au bureau, tout en travaillant, ou même debout, en faisant ses courses ? C'est possible aujourd'hui, grâce à la ceinture de gymnastique passive (en vente dans tous les bons catalogues) qui permet le raffermissement et l'amincissement du corps. Elle fonctionne avec une simple pile de 9 volts, comporte quatre électrodes intégrées, est légère et discrète, peut se porter partout[80].

Les vêtements amaigrissants

Si, dans les années 1900, certains corsets et gaines étaient censés faire maigrir grâce au massage continuel de la chair qu'ils occasionnaient, ils étaient surtout vus comme une solution amaigrissante instantanée, un dernier recours quand tout le reste avait échoué. Contrairement à une idée répandue, ils étaient loin d'être réservés à la gent féminine. L'homme du début du XXe siècle portait lui aussi une ceinture qui « chass[ait] l'obésité, am[enait] le torse à sa plus belle forme et lui assur[ait] l'élégance ». Comme le signalait Sacha Guitry dans une publicité de l'époque : « Grâce à la ceinture Franck et Braun mon ventre est tombé, et j'ai pu me baisser pour le ramasser[81]. »

Mais le port du corset, qui empêchait tout travail, était surtout le témoignage d'une certaine condition féminine : la femme de la bourgeoisie victorienne était avant tout une femme d'intérieur et une mère. Le corset témoignait de sa fragilité : sans lui, la poitrine, mais aussi les organes

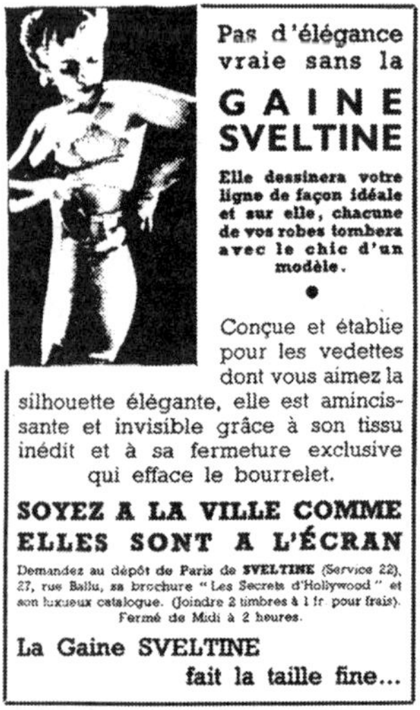
Pas d'élégance vraie sans la
GAINE SVELTINE
Elle dessinera votre ligne de façon idéale et sur elle, chacune de vos robes tombera avec le chic d'un modèle.
Conçue et établie pour les vedettes dont vous aimez la silhouette élégante, elle est amincissante et invisible grâce à son tissu inédit et à sa fermeture exclusive qui efface le bourrelet.
SOYEZ A LA VILLE COMME ELLES SONT A L'ÉCRAN
Demandez au dépôt de Paris de SVELTINE (Service 22), 27, rue Ballu, sa brochure « Les Secrets d'Hollywood » et son luxueux catalogue. (Joindre 2 timbres à 1 fr. pour frais). Fermé de Midi à 2 heures.
La Gaine SVELTINE fait la taille fine...

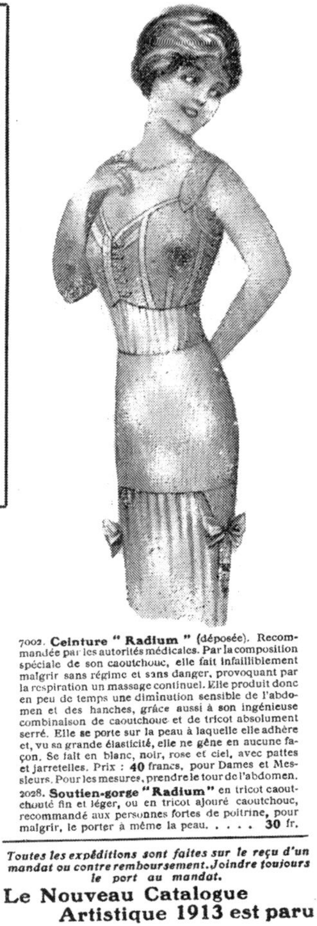
7002. Ceinture « Radium » (déposée). Recommandée par les autorités médicales. Par la composition spéciale de son caoutchouc, elle fait infailliblement maigrir sans régime et sans danger, provoquant par la respiration un massage continuel. Elle produit donc en peu de temps une diminution sensible de l'abdomen et des hanches, grâce aussi à son ingénieuse combinaison de caoutchouc et de tricot absolument serré. Elle se porte sur la peau à laquelle elle adhère et, vu sa grande élasticité, elle ne gêne en aucune façon. Se fait en blanc, noir, rose et ciel, avec pattes et jarretelles. Prix : 40 francs, pour Dames et Messieurs. Pour les mesures, prendre le tour de l'abdomen.
2028. Soutien-gorge « Radium » en tricot caoutchouté fin et léger, ou en tricot ajouré caoutchouc, recommandé aux personnes fortes de poitrine, pour maigrir, le porter à même la peau. . . . . 30 fr.
Toutes les expéditions sont faites sur le reçu d'un mandat ou contre remboursement. Joindre toujours le port au mandat.
Le Nouveau Catalogue Artistique 1913 est paru

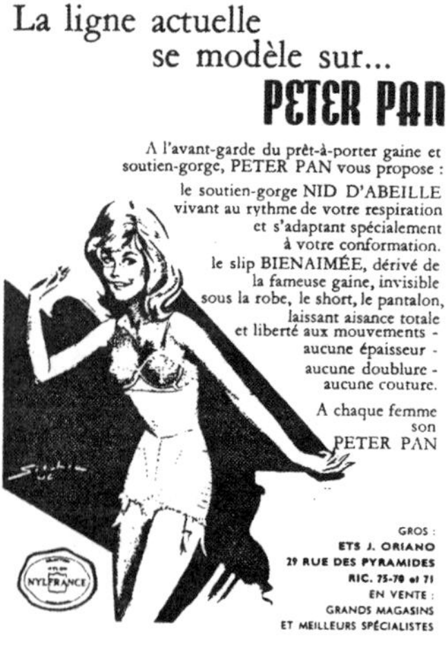
La ligne actuelle se modèle sur...
PETER PAN
A l'avant-garde du prêt-à-porter gaine et soutien-gorge, PETER PAN vous propose :
le soutien-gorge NID D'ABEILLE vivant au rythme de votre respiration et s'adaptant spécialement à votre conformation.
le slip BIENAIMÉE, dérivé de la fameuse gaine, invisible sous la robe, le short, le pantalon, laissant aisance totale et liberté aux mouvements - aucune épaisseur - aucune doublure - aucune couture.
A chaque femme son PETER PAN
NYLFRANCE
GROS :
ETS J. ORIANO
29 RUE DES PYRAMIDES
RIC. 75-70 et 71
EN VENTE :
GRANDS MAGASINS
ET MEILLEURS SPÉCIALISTES

internes, laissés à eux-mêmes, n'auraient pu tenir en place.

L'abandon du corset semble consommé dans les années 1920. Enfin, c'est ce qu'on aura prétendu. Certes les gaines amincissantes se font plus discrètes, mais le caoutchouc est là pour comprimer les chairs rebelles. Grâce au panty sculptant, « le ventre est effacé, la taille se creuse, les reins se cambrent et les fesses semblent regalbées, le maintien est parfait et insoupçonnable sous les vêtements ». Ceci n'est pas une citation des années 1900, ni même des années 1960, mais du dernier catalogue d'une célèbre maison de vente par correspondance[82].

Celles qui ne veulent pas se contenter d'un semblant de minceur peuvent aussi porter des vêtements de sudation. Dans les années 1960, la célèbre Sudisette®, en Tribérion®, est un vêtement flottant mais étanche, que madame enfile avant de faire son ménage ou de s'en aller dormir, ce qui lui permet de maigrir « sans rien faire ». Le Tribérion® provoque en outre « un champ magnétique absolument sans danger qui excite les glandes sudoripares et accélère la transpiration évacuatrice des nodosités graisseuses et noyaux adipeux ». Vous maigrissez ou vous êtes remboursée[83].

Le sous-vêtement de sudation, aujourd'hui en PVC, se vend toujours très bien. Mais le public jeune lui préfère désormais les sous-vêtements en jersey néoprène, plus modernes, qui massent, activent la circulation, font transpirer et maigrir, et qui ont en outre l'avantage du corset à l'ancienne en comprimant légèrement les chairs. Le latex, vanté sur les mêmes bases, a aussi sa part de succès. Cependant, selon le fabricant, l'« élastothérapie » n'a aucun rapport, ni de près ni de loin, avec les « sous-vêtements de sudation ». Nous ne sommes pas à l'étage « habillement », mais à celui « traitements médicaux ». Dont acte.

La pesée

Se peser fait-il maigrir ? Certains le croient. Selon eux, la vue d'un poids élevé doit nous inciter à la sagesse et à une alimentation tempérée. La vérité est le plus souvent aux antipodes : on contemple le nombre indiqué sur le cadran de la balance et, confronté à l'horrible vérité, on se jette sur le premier gâteau venu.

Se peser fait mal, mais comment ne pas se peser ? Nombre de personnes en difficulté avec leur poids se surpèsent davantage qu'elles ne se soupèsent, adoptant pour modèle notre Italien du XVIIe siècle, Santorio Santorio, qui passa une trentaine d'années sur sa chaise-balance à se peser en direct (voir page 22). Le poids se trouve fétichisé : quelques grammes en plus ou en moins, la barre d'une dizaine franchie dans un sens ou dans l'autre suffisent à emplir de joie ou faire sombrer dans le désespoir.

Comment en est-on arrivé là ? Pour le comprendre, il nous faut remonter à la seconde moitié du XIXe siècle. À cette époque, une idée fait son chemin : l'être humain peut tenir des discours mensongers, mais le corps, lui, dit toujours la vérité. Certains en viennent même à penser que c'est le corps qui commande la psyché et non l'inverse. Par exemple, pour le physiologiste danois James-Carl Georg Lange et pour le psychologue

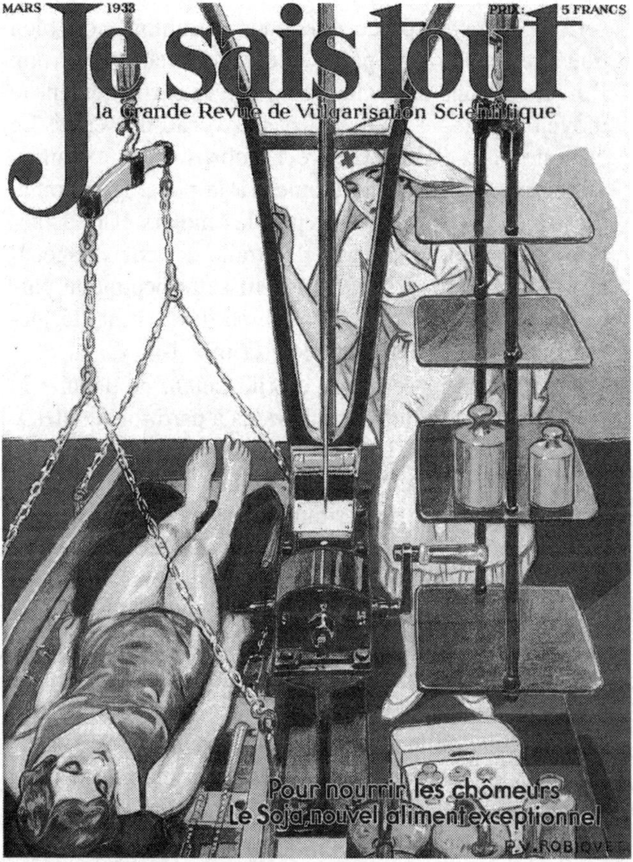
MARS 1933
PRIX: 5 FRANCS
Je sais tout
la Grande Revue de Vulgarisation Scientifique
Pour nourrir les chômeurs
Le Soja, nouvel aliment exceptionnel
P.V. ROBIQUET

américain William James, dans les années 1880, nos émotions et sentiments ne seraient que des épiphénomènes déclenchés par nos réactions corporelles : nous serions effrayés parce que nous tremblons, ou bien nous serions tristes parce que nous pleurons et non l'inverse. Dans ces conditions, lire le corps devient le moyen privilégié pour extirper la vérité des êtres. Le criminologue italien Cesare Lombroso, par exemple, s'intéresse tout particulièrement à la physiognomonie, c'est-à-dire à l'art de décrypter les mœurs et le caractère des individus à partir des traits de leur visage. Il croit aussi découvrir dans une fossette occipitale particulièrement développée un signe de criminalité inscrit dans le corps et décrit le « criminel-né ».

D'autres, dans le même esprit, tentent de déduire le profil de personnalité des individus à partir de la vitesse et de l'intensité de leurs réactions face à différents stimuli. Dans les années 1920, Leonard Keeler et John Augustus Larson, des criminologues américains, mettent au point le polygraphe ou détecteur de mensonges, qui à partir de mesures de la pression sanguine, du pouls, et de modifications de la respiration, permet de savoir si l'individu dissimule ou non la vérité.

Le meilleur des polygraphes est un instrument simple et connu de longue date, la balance. Lombroso, dès 1860, y voit d'ailleurs le meilleur moyen pour distinguer les malades des imposteurs. Les vrais maniaques, par exemple, perdent du poids dans leurs périodes de crise et lorsqu'ils le reprennent, c'est le signe qu'ils sont sur la voie de la guérison. Un maniaque qui grossirait, ou un patient qui semblerait se calmer sans reprendre de poids seraient autant de dissimulateurs.

C'est à partir des années 1900 que la pesée devient un temps essentiel de l'examen médical. Aujourd'hui encore, tout médecin digne de ce nom se doit de prendre la tension, de poser son stéthoscope sur la poitrine ou dans le dos, de tapoter les genoux à coups de marteau à réflexes. Mais surtout il vous demande de monter sur la balance et, s'il vous fait suffisamment confiance, vous permet d'énoncer votre poids à haute voix.

Le rapport du poids et de la taille est devenu une valeur en soi, qui permet à l'aide d'un chiffre et d'un seul, de savoir si votre corps est aux normes. Ne pas être dans la norme signifie tout à la fois avoir une plus faible espérance de vie, être en mauvais état général, être laid, être veule, sans volonté et vivre dans l'immoralité. Qu'importe que vous ayez des os plus ou moins épais, plus ou moins calcifiés, qu'importe que vous soyez une montagne de muscles ou une colline de graisse, seul compte le chiffre fatidique affiché.

Le XXe siècle a sans nul doute été une époque bénie pour les marchands de balance. Le marché de la balance publique, apparaît à la fin du XIXe siècle, mais explose dans les années 1920 : outre chez le médecin ou à la pharmacie, on se pèse dans les gares, le métro, les hôtels, les boutiques, les stades, ou encore dans la rue, forcément tout habillé, sur d'impressionnantes balances publiques en fonte, qui délivrent un ticket imprimé indiquant le poids. Souvent, à l'envers du ticket, on trouve l'image d'un sportif ou d'une femme en robe du soir, les modèles auxquels on est censé ressembler. À moins que ce ne soient quelques recommandations moralisantes : « Votre médecin vous recommande de vous peser chaque jour » ou « Vous êtes-vous pesé aujourd'hui ? » Il existe aussi des modèles ludiques, se situant entre la balance et la machine à sous : « Devinez votre poids », annoncent-elles. Votre mise vous est restituée si le poids que vous avez préalablement indiqué grâce à un curseur s'avère exact.

Mais ces balances publiques obligent à se peser vêtu, avec parfois toutes sortes de choses dans ses poches, ce qui rend le résultat imprécis. Cela ne pose guère de problèmes s'il s'agit de connaître son poids à quatre ou cinq kilos près, mais ne permet pas de mesurer les quelques centaines de grammes prises ou perdues depuis la veille ou l'heure précédente. Apparaissent donc les pèse-personnes domestiques, que l'on dispose dans sa chambre à coucher ou sa salle de bains. Les premiers modèles sont plutôt imposants, semblables à ceux utilisés à l'époque par le corps médical, comportant des contrepoids que l'on déplace sur un bras de levier gradué. Les pèse-personnes mécaniques à aiguille, moins précis mais bien moins encombrants, moins chers et plus simples à utiliser envahissent ensuite le marché.

La mode est aujourd'hui aux pèse-personnes électroniques ultraprécis, qui parlent et annoncent votre poids à la cantonade, aux balances à mémoire, qui enregistrent vos poids successifs, et dorénavant aux pèse-personnes à impédance bio-électrique qui n'indiquent plus seulement votre poids, mais aussi votre pourcentage de graisse. Pour le futur, je suggère l'invention d'une balance totale intégrée : une puce insérée sous la peau vous pèse en permanence et affiche votre pourcentage de matière grasse en surimpression dans votre champ visuel.

On ne se contente pas de peser son corps, on soupèse aussi chaque gramme consommé. Au XIXe siècle, la principale fonction de la balance de cuisine était de permettre de vérifier qu'on ne s'était pas fait gruger par son boucher ou son épicier. Dans les années 1910, époque où on commençait à aimer la précision et à ne plus donner des proportions de façon approximative — une cuillère à soupe, un verre — dans les recettes de cuisine, la balance devient un instrument indispensable afin de réussir les bons petits plats. Mais, à partir des années 1920, avec la montée de la mincitude, la pesée devient une façon de limiter les quantités consommées. La balance de cuisine est le complément logique de la table des calories : sachant que cette dernière nous fournit la valeur calorique pour cent grammes d'aliment, on obtient la quantité calorique ingérée grâce à une simple règle de trois. Certes, il n'y a là rien de sorcier, mais tout de même, ces méthodes conviennent mieux aux personnes ayant fait des études.

On pèse ses aliments et on en déduit leur valeur calorique. Puis on pèse le corps, et on s'attend à ce que le poids varie de façon proportionnelle aux montants caloriques ingérés. Beau programme. Mais les choses ne se passent malheureusement pas ainsi en pratique. Alors que les pèse-personnes deviennent chaque jour de plus en plus précis, le corps reste fondamentalement capricieux. Le poids corporel n'en finit pas de fluctuer dans un sens ou dans l'autre, sans que ce soit forcément en rapport avec ce qu'on vient de manger. Le froid, le chaud, la quantité d'eau que l'on boit et que l'on urine, l'exercice physique, les émotions, le type d'aliments ingérés, les modifications hormonales liées au cycle féminin, tout cela entraîne de perpétuelles variations de l'ordre de 2 à 3 kilos. Ce n'est certes pas beaucoup et ne change en rien le fait que l'on soit gros ou non, mais c'est bien suffisant pour procurer toutes sortes d'émotions allant du ravissement (« j'ai mangé et pourtant j'ai maigri ») au noir désespoir (« malgré toutes ces privations, je trouve encore le moyen de grossir »). En fait, se peser plusieurs fois par jour et tenter de rapporter les variations mesurées à ce qu'on a mangé se révèle un excellent moyen pour développer un mode de pensée magique : hier soir, je mange une fraise et je prends 300 g. Les fraises font donc grossir lorsqu'elles sont mangées le soir.

Ne cherchons pas à tergiverser davantage et répondons à notre question de confiance : l'exercice, actif ou passif, fait-il maigrir ? Concernant tous ces appareils, fruits de l'ingéniosité de notre espèce, je n'en dirai rien, par charité chrétienne. Pour ce qui est du sport, je sens que vous n'allez pas aimer ma réponse : oui, le sport permet assurément de perdre du poids, dans la mesure où les séances sont prolongées et régulières, et dès lors qu'on ne compense pas cette déperdition d'énergie par une alimentation plus riche[84]. Il y a cependant un petit problème : les obèses ne sont pas vraiment capables de faire de l'exercice de façon aussi intensive. Ils trottinent et sautillent, puis hors d'haleine, s'arrêtent. Ils nageottent, puis vont manger une glace. La vérité est qu'ils ne sont pas taillés pour le sport intensif. L'activité physique qu'ils sont néanmoins capables de faire est cependant loin d'être inutile : ils se musclent, augmentent leur niveau métabolique, ont davantage de tonus. S'ils s'activent en s'amusant, ils apprennent à mieux connaître leur corps, se réconcilient avec lui. En somme, s'ils ne maigrissent pas, ils s'y préparent.

La force du mental

Nous sommes jusqu'à présent partis de l'idée qu'on était gros parce qu'on ne mangeait pas les aliments qui convenaient, ou bien parce qu'on avait une hygiène de vie déplorable. Pour maigrir, on devait rectifier le tir, se nourrir des bons aliments et écarter les mauvais, soumettre son corps à toutes sortes de traitements afin qu'il ait enfin une forme digne de ce nom. Mais, si raisonnant ainsi, nous ne faisions que rester à la surface des choses ? Si notre graisse n'était que le symptôme d'un mal-être plus profond ? Si nos bourrelets et notre culotte de cheval n'étaient que le signe visible d'un psychisme perturbé ? Ne dit-on pas « un esprit sain dans un corps sain » ? Cela ne signifie-t-il pas, *a contrario*, qu'un corps obèse ne fait que refléter un esprit dérangé ?

Maigrir par la suggestion et la relaxation

On est donc gros en raison d'un blocage psychique qui empêche les graisses de circuler ; celles-ci partiront dès lors qu'on sera suffisamment relaxé et bien dans sa peau. Cette idée, des plus anciennes, prend différentes formes en fonction des théories psychologiques du moment. Au début du XXe siècle, elle épouse les thèses d'Émile Coué, pharmacien à Troyes, l'auteur d'une méthode psychothérapique révolutionnaire fondée sur l'autosuggestion consciente. Qui ne connaît sa célèbre formule : « Tous les jours, à tous points de vue, je vais

MAIGRIR GRÂCE À L'ÉTONNANTE MÉTHODE SLUMBERSLIM DU DOCTEUR CANTOR (1963)

La méthode Slumberslim n° 1 : visualisez votre future image de personne mince

- Pour cela, prenez une photographie de votre visage, découpez-la, et collez-la à la place laissée vacante d'une des silhouettes de personne mince et jeune fournies avec cet ouvrage. Vous obtenez ainsi l'image de la personne que vous allez chercher à devenir, votre « nouveau vous ».
- Découpez le tout et suspendez-le dans un endroit de votre appartement où l'image sera bien visible, par exemple au voisinage de votre lit.
- Fermez les yeux pendant une minute, et visualisez-vous dans votre « nouveau vous », si possible en technicolor. Vous êtes svelte, mince, élégante, attrayante, dynamique, pleine d'énergie. Imaginez vos amies qui vous envient, votre mari et vos amis qui vous admirent.
- Imaginez ce « nouveau vous » le plus souvent possible dans la journée.

La méthode Slumberslim n° 2 : suggestionnez-vous afin de manger les bonnes nourritures

- Réservez-vous 10 minutes par jour de tranquillité, allongez-vous sur votre lit, fermez les yeux, relaxez-vous et répétez : « Je vais maigrir de plus en plus. Je désire être mince. Je désire ressembler à la nouvelle image de moi. Je mangerai des légumes, de la viande et des fruits. Aussi je deviendrai de plus en plus mince. Je désirerai, j'aimerai manger des légumes, des viandes et des fruits et je ne désirerai pas manger de bonbons, ni de gâteaux, ni de soufflés, ni de pâtes, ni de pain, ni de toast. Je désire maigrir. Je désire être admirée et aimée. »
- Recopiez cette phrase et accrochez-la au mur afin de la mémoriser. Répétez-la aussi souvent que possible en état Slumberslim.

Alimentation : mangez des légumes et des fruits, de toutes les viandes à tous les repas, excepté du porc.
Ne mangez pas de sucreries, de féculents, de pain, de pâtes et de soufflés.

D'après *L'Étonnante Méthode Slumberslim.*
Cantor Alfred J., 32 pages, 1963

de mieux en mieux[85] » ? Certes, Émile Coué ne s'est guère intéressé au problème du surpoids, mais de nombreux auteurs s'inspirent de sa méthode. Tel est le cas du docteur Alice M. Long, en 1908, une Américaine qui conseille de boire régulièrement quelques gorgées d'eau tout en se disant : « Comme mes organes de l'assimilation et de l'élimination font maintenant bien leur travail, le sang circule normalement ; les déchets sont emportés et mon poids diminue. Je deviens de plus en plus mince de jour en jour. Chaque semaine, je vais perdre deux livres. Ma nourriture est bien assimilée, les déchets sont évacués et je vais de mieux en mieux chaque jour[86]. »

Attention : il ne suffit pas d'émettre le vague souhait que la graisse s'en aille. Il faut imaginer la nourriture en train de se faire digérer par le tube digestif, les déchets qui s'évacuent, la graisse qui s'évapore, son corps qui mincit, de jour en jour, de mieux en mieux. Si on le pense assez fort, la graisse se dissipe, chassée par la puissance de la pensée.

Croire que le moteur de l'amaigrissement réside dans le désir de maigrir est une idée épatante : tout d'abord, cela signifie que si on désire quelque chose avec suffisamment d'intensité, son vœu *doit* se réaliser. S'il ne se

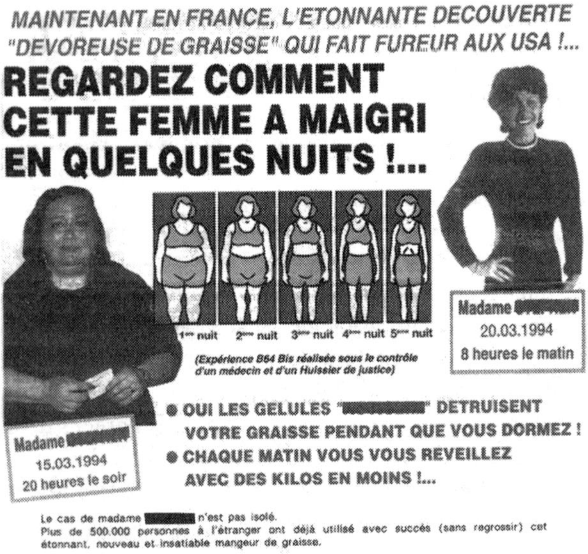

réalise pas, c'est qu'on ne le désire pas assez. La même idée, l'esprit est plus fort que la matière, le psychisme influence directement le métabolisme, est toujours vivace : aujourd'hui certains invoquent l'adrénaline, qui favorise le stockage des graisses (ou fait fondre la cellulite, c'est selon), les neuro-hormones magiques, ou l'hypothalamus mystérieux. Les soucis, les inquiétudes, et même les mauvaises pensées comme l'envie de manger un gâteau, tout cela fait grossir sans qu'on mange davantage. Les innombrables techniques de relaxation, le gommage des problèmes psychologiques par une méthode ou une autre feront alors maigrir sans qu'il soit nécessaire de modifier son alimentation.

Bien sûr, tout cela n'empêche pas, dans un souci d'efficacité, de travailler aussi sur le comportement alimentaire. Si, par exemple, on désire manger les choses qu'il ne faut pas, une thérapie appropriée convaincra notre subconscient que ce que nous désirons manger, en fait, ce sont justement les aliments qui nous feront perdre du poids. Là encore, la partie se gagne sans qu'il soit nécessaire de faire un effort conscient. C'est votre inconscient qui travaille pour vous tandis que vous vous relaxez ou que vous êtes en état de transe.

Ce type de raisonnement sera décliné dans une infinité de méthodes faisant appel à la suggestion ou à l'hypnose. Le docteur Alfred J. Cantor, en 1963, par exemple, nous propose « L'étonnante méthode Slumberslim[87] » fondée sur l'autosuggestion et la consommation de viande rouge. « Grâce à Slumberslim, vous ne désirerez plus manger ces nourritures lourdes et bourratives qui font se dilater votre estomac, qui le font s'élargir plus qu'il ne le devrait. » Dans la méthode Slumberslim n° 1, vous devez vous visualiser tel(le) que vous voulez devenir, vous imprégner de « ce vous » en devenir, mince, élégant, attrayant, dynamique. Si vous le faites avec suffisamment d'énergie, « ce vous » deviendra vous.

La méthode Slumberslim n° 2 va agir sur votre comportement alimentaire, afin de donner corps à votre nouveau corps. Tous les jours, durant dix minutes, vous vous suggestionnerez en vous répétant que vous aimez la viande, les légumes et les fruits, que vous ne désirez plus manger de bonbons, de gâteaux, de pâtes ou de pain.

Elsye Birkinshaw[88], en 1989, nous tient à peu près le même discours. Vous êtes gros parce que « vous avez en tête une image "obèse" de vous-même ; et comme votre subconscient doit concrétiser ce qu'il “voit”, c'est ainsi que vous êtes : obèse ! Votre subconscient ne peut qu'agir de cette manière, car sa fonction consiste à rendre réelles les images qui se trouvent dans votre esprit ». Une fois affirmé la prééminence du psychique sur le physique, après avoir appelé à la rescousse les fakirs et les images subliminales, une fois bien recommandé de ne pas oublier « que l'obésité est fondamentalement une illusion, une fausse image que vous avez acceptée comme une “vérité” au cours de vos expériences d'enfant », notre gourou nous propose d'entreprendre un travail de reprogrammation de notre subconscient. Il s'agit de visualiser sous relaxation le corps désiré et le comportement alimentaire que l'on souhaite adopter : « Vous vous voyez vous asseoir à l'heure du repas, prendre uniquement des aliments peu caloriques et nourrissants, manger lentement et vous satisfaire d'un repas frugal. Vous vous voyez dire non aux aliments très riches qui vous ont toujours tenté dans le passé. Imaginez-vous maintenant devant un grand miroir, vous tournant d'un côté et de l'autre. Vous êtes très satisfait de votre allure. Vous éprouvez un sentiment de joie à l'idée que vous avez obtenu ce corps parfait dont vous rêviez. »

Peut-être, pour certains aliments, la visualisation précédente ne suffit-elle pas. On peut alors faire des « exercices de conscience Alpha pour se programmer contre les sucreries » : cela consiste à goûter des bonbons tout en se pinçant le nez et en se concentrant sur le message de ses sens. Ceux-ci vous informent que les bonbons sont *excessivement* sucrés. « Le fait de prendre conscience du goût excessivement sucré de certains aliments vous permettra de ne plus rechercher ce goût dans votre nourriture à l'avenir. »

On voit bien que là réside la beauté de la chose : « Lorsque votre programmation sera terminée et l'impression de votre silhouette idéale bien gravée dans les cellules de votre cerveau, vous n'aurez plus à fournir d'effort de volonté pour contrôler vos habitudes alimentaires ; votre subconscient s'en chargera pour vous et beaucoup plus efficacement que ne l'aurait fait votre esprit conscient. »

L'hypnose

Un cerveau reprogrammé, qui désire enfin ce qu'il doit désirer, un corps obéissant à son maître, qui mincit

MAIGRIR PAR LA PENSÉE AVEC LA MÉTHODE DE ELSYE BIRKINSHAW

La programmation du subconscient par la « technique du miroir » alliée à celle des « mots puissants »

- Dès votre réveil, placez-vous devant votre miroir. Regardez-vous droit dans les yeux, et dites ces « mots puissants » : « Je m'aime sans condition. »
- La « technique du miroir » doit être utilisée pendant 21 jours consécutifs. Si vous l'oubliez, ne serait-ce qu'une seule journée, recommencez pour une nouvelle période de 21 jours.

Évacuez votre stress autrement qu'en mangeant

- « Si vous ressentez de la colère, de l'hostilité et de la culpabilité, faites de la relaxation ou bien encore envoyez de toutes vos forces une balle de tennis contre un mur, frappez dans un punching-ball, lessivez vos murs ou faites le tour du pâté de maisons en courant... »

Utilisez l'imagination créative

- Visualisez le corps que vous voudriez avoir. Vous êtes prêt à tout faire pour que ce corps devienne le vôtre.

- Visualisez-vous en train de vous asseoir à l'heure du repas, en train de prendre uniquement des aliments peu caloriques et nourrissants, de manger lentement et vous satisfaire d'un repas frugal. Vous vous voyez dire non aux aliments très riches qui vous ont toujours tenté dans le passé.
- Imaginez-vous maintenant devant un grand miroir, vous tournant d'un côté et de l'autre. Vous êtes très satisfait de votre allure. Vous éprouvez un sentiment de joie à l'idée que vous avez obtenu ce corps parfait dont vous rêviez.

Faites des « exercices de conscience Alpha pour vous programmer contre les sucreries »

- Goûtez des bonbons en vous pinçant le nez. Concentrez-vous sur le message de vos sens : ils vous informent que ces bonbons ont un goût excessivement sucré. Le fait de prendre conscience du goût excessivement sucré de certains aliments vous permettra de ne plus rechercher ce goût dans votre nourriture à l'avenir.

Bientôt, vous n'aurez plus d'effort à faire

« Lorsque votre programmation sera terminée et l'impression de votre silhouette idéale bien gravée dans les cellules de votre cerveau, vous n'aurez plus à fournir d'effort de volonté pour contrôler vos habitudes alimentaires ; votre subconscient s'en chargera pour vous et beaucoup plus efficacement que ne l'aurait fait votre esprit conscient. »

Alimentation

- Bannir à tout jamais de son alimentation : les « hydrates de carbone vides » (à base de sucre blanc et de farine blanche), les gâteaux et autres desserts riches, les plats en sauce, les vitamines de synthèse.
- On peut manger des hydrates de carbone à base de céréales et de riz complets, ou encore de la mélasse, qui sont riches en vitamines et oligoéléments naturels.
- On se nourrira surtout de fruits et de légumes, de yaourt, de graines de tournesol, de lécithine, de levure de bière, de germe de blé.

D'après *Maigrir par la pensée grâce au régime mental-minceur de 21 jours.* Birkinshaw Elsye, Éditions Solar, Paris, 1991

MAIGRIR PAR L'HYPNO-ANALYSE

Placer le sujet en état d'hypnose classique ou éricksonnienne. Profiter de l'état de suggestibilité du patient pour explorer :
- les éventuels traumatismes sexuels de sa petite enfance (abus sexuels et physiques, manque d'affection) ;
- les conflits psychiques non résolus ;
- les différents obstacles au changement et l'ambivalence face à l'amaigrissement.

si l'esprit tout-puissant le lui ordonne, tout cela obtenu sans le moindre effort, sans intervention de la volonté : le rêve. Mais le problème avec ces méthodes d'autosuggestion réside dans l'« auto ». Il faut tout faire soi-même, et pour cela, en avoir la volonté. Or, la volonté, c'est justement ce qui fait défaut. Comment s'en sortir ?

C'est simple : faisons appel à un professionnel qui aura de la volonté pour deux, qui suggestionnera notre subconscient, injectant les bonnes pensées, extirpant les mauvaises. L'hypnotiseur, après vous avoir plongé dans un état hypnotique plus ou moins profond selon vos dispositions et la méthode employée, vous suggestionne : vous êtes beau, mince et vous vous aimez de plus en plus ; vous adorez faire de la bicyclette, de la natation ou de la musculation ; vous mangez lentement, en mâchant bien ; vous achetez des aliments peu caloriques que vous prenez ensuite grand plaisir à manger ; les aliments très caloriques vous dégoûtent d'ailleurs profondément et vous les vomissez.

MAIGRIR PAR L'HYPNOSE SUGGESTIVE

Placer le sujet en état d'hypnose. Profiter de l'état de suggestibilité du patient :

- Pour ancrer dans son psychisme de bonnes habitudes alimentaires, comme manger lentement, à petites bouchées, en mâchant bien, à heures fixes, ou acheter moins de nourritures riches en calories. On suggère par exemple au patient qu'il se sent dégoûté et malade à l'idée de manger un aliment hautement calorique ; on lui demande de visualiser une scène où il mange lentement et de façon détendue, des bonnes nourritures peu caloriques dont il apprécie le goût. Suggestion post-hypnotique : ainsi sera votre prochain repas, tout à l'heure.
- Pour l'encourager à faire du sport : « Vous faites de la bicyclette, vous êtes de plus en plus détendu, relaxé... »
- Pour renforcer sa propre estime, par exemple en lui demandant de s'imaginer dans un monde où l'obésité est valorisée, ou bien de se juger de façon plus positive quand il est face à un miroir.
- Pour renforcer sa motivation, par exemple en lui demandant d'imaginer les conséquences positives de sa future perte de poids, ou bien les conséquences négatives d'un échec de l'amaigrissement.

D'après Vanderlinden et Vandereycken, 1994

Si votre hypnotiseur est orienté hypno-analyse, il vous fera explorer d'éventuels traumatismes de la petite enfance qui pourraient expliquer votre obésité actuelle. Qui sait ? Peut-être avez-vous été abusé(e), violé(e), peut-être avez-vous tout simplement manqué d'amour, à moins que vous n'ayez été étouffé(e) par un amour parental dévorateur. Tout et le contraire de tout peuvent faire grossir, en fait. Il n'y a donc que l'embarras du choix. Quoi qu'il en soit, une fois le traumatisme repéré, l'hypnotiseur en neutralise les pouvoirs maléfiques. Tout cela pendant que vous êtes plongé dans une transe que vous espérez profonde. Lorsque vous vous réveillez, certes vous n'êtes pas encore mince, mais perdre du poids n'est plus qu'une formalité. Car désormais, le blocage mental, la névrose, le complexe, le truc enraciné dans votre psychisme qui vous maintenait dans votre état d'obèse a disparu. Vous maigrissez sans même y penser. Bien sûr, si vous interrogez un spécialiste de l'hypnose un tant soit peu sérieux, il vous expliquera qu'en pratique, les choses se passent de façon un peu plus laborieuse. S'il est en veine de confidences, il vous confiera que les études scientifiques qui ont tenté d'évaluer les effets de l'hypnose sur l'amaigrissement ont abouti à des résultats contradictoires et, dans l'ensemble, plutôt décevants[89]. Dommage.

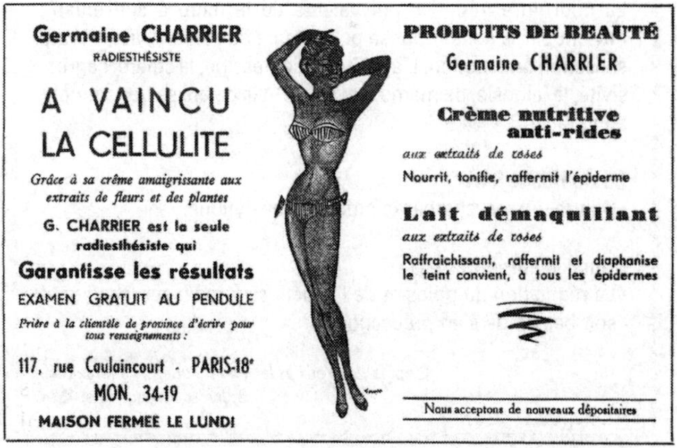

La psychanalyse

Avec l'hypno-analyse, nous voilà déjà entrés de plain-pied dans la psychanalyse freudienne. Les premières tentatives d'explication de l'obésité par la psychanalyse

MAIGRIR PAR LA PSYCHANALYSE AVEC LE DOCTEUR HILDE BRUCH (1973)

Compréhension du problème

L'obésité et les autres troubles du comportement alimentaire sont dus à un mauvais apprentissage de l'engramme de faim : une mère qui utilise la nourriture comme panacée pour apaiser tout besoin, pour étouffer toute velléité d'autonomie, toute initiative, ou qui fait preuve d'incohérence, offrant la nourriture sans tenir compte de ce qu'exprime son enfant, ne permet pas que s'élabore une reconnaissance de la sensation de faim.
La nourriture, réponse polyvalente de la mère à son enfant, devient par la suite réponse polyvalente de l'enfant face à toute sensation ou émotion. L'anxiété, la dépression, la colère, l'agressivité, la jalousie, de même que la joie et la gaieté se transmutent en voracité.

Ce qu'il faut faire

- Suivre une psychothérapie de type analytique.

Conseils alimentaires

- La régulation du poids et de l'appétit se fera en sus, sans qu'il soit besoin de s'en préoccuper.

D'après *Les Yeux et le ventre, l'obèse, l'anorexique.*
Bruch H., Payot, Paris, 1984

datent des années 1940-1950, mais c'est surtout à partir des années 1970-1980 qu'elles se mettent à occuper le terrain de la mincitude et prennent des parts de marché. On est gros parce qu'on mange trop, certes, mais pourquoi mange-t-on trop ? Parce qu'on est irrémédiablement scotché au stade oral, que l'on n'arrive pas à dépasser. Et pourquoi cette détestable fixation-régression ? Parce que maman n'a pas bien fait son travail, évidemment.

Il y a deux sortes de mauvaise mère : celle qui en fait trop et celle qui n'en fait pas assez. Toutes deux, si un diplôme était exigé pour avoir le droit de procréer, seraient recalées à leur examen. La première parce qu'elle est une dominatrice surprotectrice qui étouffe son enfant. La seconde parce qu'elle est une femme trop distante, un cœur sec incapable de donner de l'amour, elle-même en proie à des difficultés psychologiques qui l'obnubilent ou encore bien trop occupée pour s'intéresser à sa progéniture. Dans tous ces cas, l'enfant ne peut s'épanouir, il a une personnalité fragile et mal délimitée, manque d'estime de soi, se vit comme impuissant face à un monde hostile. Mal génitalisé, l'obèse a tendance à manger plutôt qu'à avoir des rapports amoureux. Comme sa mère n'a pas su ou pas pu le nourrir de la bonne façon, il mange sans fin et sans faim, courant après une satisfaction impossible à obtenir.

Voilà pour l'idée de base : c'est dans la tête que ça se passe. Les psychanalystes ne se sont pas privés de broder sur ce thème. Dans les années 1970, pour la psychanalyste Hilde Bruch[90], par exemple, la mère surprotectrice, en donnant à manger à son enfant à tout bout de champ, introduit la confusion dans son esprit. Son rejeton s'avère incapable d'établir une distinction entre la faim et les différentes émotions, la douleur, la tristesse, la joie, la colère. En fait, il mange au lieu de ressentir.

À partir des années 1980, tout le monde s'accorde plutôt à penser que c'est au niveau pré-œdipien que ça coince : comme il existe un défaut de constitution de l'objet interne, l'individu se révèle dépendant des objets externes. La nourriture n'est pas le symbole de la mère, mais plutôt un ersatz qu'on incorpore afin de faire l'économie d'une séparation impossible. En pratique, l'obèse, tout comme l'anorexique ou la boulimique, a une pensée essentiellement opératoire : il privilégie l'action, le concret. Alexithymique, c'est-à-dire incapable de déchiffrer ses émotions et sentiments, il est inapte à mentaliser les conflits. Le résultat de tout cela est qu'il mange pour éviter d'être débordé par des émotions primitives et incontrôlables.

Vous n'y comprenez rien ? Quelle importance puisque tout ce qu'on vous demande, c'est, dans les années 1970-1980, de vous allonger sur un divan trois fois par semaine, de raconter tout ce qui vous passe par la tête et de ne pas oublier de régler les honoraires en sortant. Peu à peu, vous maturez, analysez votre oralité, puis l'hystérisez. Quand, au bout d'une quinzaine d'années, vous parvenez au stade génital oblatif — qui était pour les psychanalystes de cette époque ce que la ceinture noire est au judo — normalement vous ne devez plus avoir faim inconsidérément.

Bon, on en est bien revenu, de tout ça. Tout d'abord parce que, à partir des années 1980, les études montrent que les obèses n'ont pas de profil de personnalité particulier : ils ne sont ni plus ni moins centrés sur l'oralité que le reste de la population. Ensuite, parce que la psychanalyse se révèle une bien piètre méthode amaigrissante, onéreuse et peu efficace. Enfin, parce que les perturbations psychologiques caractéristiques de bien des obèses se révèlent dues au rejet social — il ne fait pas bon être gros, par les temps qui courent, et être obèse entraîne une souffrance psychologique bien réelle — ou à des efforts de restriction alimentaire inconsidérés et plus perturbateurs qu'on ne le pensait.

Aujourd'hui, la psychanalyse amincissante a perdu des parts de marché considérables. Elle s'est faite discrète : la perte de poids n'est plus guère évoquée. On parle maturation de l'individu, distanciation par rapport à ses émotions, travail de mentalisation. Votre psychanalyste, s'il se tient au courant des dernières idées à la mode, prend en considération votre personnalité prégénitale en étant moins distant, davantage nourrissant. Si ça se trouve, il ne vous demande plus de vous allonger, mais seulement de vous asseoir. Mais, sans divan, la psychanalyse est-elle encore la psychanalyse ?

Les thérapies humanistes

Comme le déclin de l'Église catholique a favorisé l'essor d'une multitude de sectes, la mise en question des effets bénéfiques de la cure analytique a abouti à une efflorescence de théories et de pratiques psychothérapeutiques. Elles s'inscrivent pour la plupart dans ce qu'il est convenu d'appeler le courant de la thérapie humaniste : bio-énergie, Gestalt thérapie, analyse transactionnelle, cri primal, et dans une moindre mesure,

MAIGRIR PAR LE CONDITIONNEMENT SKINNÉRIEN (ANNÉES 1950)

Conditionnement opérant aversif *in vivo*

- Verser une caution à son médecin, constituée de 10 chèques de x francs, libellés au nom du parti politique le plus à l'opposé de ses propres opinions.
- Chaque semaine, le médecin pèse son patient. Si celui-ci n'a pas perdu de poids, ou bien s'il a regrossi, le médecin poste l'un des chèques déposés par son patient.

Conditionnement opérant par renforcement positif

- Déterminer avec le patient une récompense motivante (cadeau, voyage, etc.). S'il maigrit, il a droit à la récompense.
- Ou encore : le médecin pèse son patient en début de séance. La durée de la séance est modulée en fonction du poids perdu. Si le patient n'a pas maigri ou a repris du poids, la séance est écourtée ; elle est au contraire rallongée si le patient a perdu du poids (cette technique part du principe que le patient adore passer du temps avec son médecin. Si tel n'est pas le cas, on peut alors inverser les proportions, le punir en rallongeant les séances dès lors qu'il n'a pas perdu de poids).

Conditionnement opérant aversif en imagination

- Sous relaxation, imaginer la scène suivante de la façon la plus détaillée et la plus réaliste possible, plusieurs fois de suite : Imaginer qu'on mange un aliment délicieux et hypercalorique. Imaginer qu'on se met à vomir. Les autres convives sont horrifiés, vous vous sentez plus mal que jamais.
- Pratiquer autant de séances que nécessaire.

Punition skinnérienne par inondation sensorielle auditive (Bacri, 1977)

- Après que le patient a commencé à manger, le plonger dans une atmosphère musicale de puissance élevée (percussions, musique africaine ou indienne, musique pop).

programmation neurolinguistique ou sophrologie, ces dernières étant sans doute plus proches des thérapies cognitives et comportementales.

Les thérapies humanistes ne proposent pas de théorie particulière de l'obésité ou des troubles du comportement alimentaire, mais répondent à la demande de ceux qui croient que pour guérir, il leur faut « quelque chose de fort qui les atteigne dans leurs tripes ». L'idée générale est que le sujet vit de faux-semblants et se masque ses émotions. Il s'agit pour lui de les exprimer, de prendre conscience de ce qu'il ressent, de cesser de toujours vouloir complaire à l'autre. Les troubles du comportement alimentaire sont vus comme des symptômes qui devraient disparaître lorsque le sujet aura acquis une maturité suffisante. Il s'agit de thérapies intensives, souvent en groupe, mettant l'accent sur l'expression par le sujet de ses propres sentiments et émotions. Le thérapeute encourage l'extériorisation des sentiments de colère, de haine, d'amour, verbalement, mais aussi par des actes concrets, des cris, des larmes, des contacts physiques avec d'autres participants ou avec lui. Le jeu de rôles est utilisé pour recréer des situations dramatisées, dans lesquelles le sujet est invité à dire ou hurler ce qu'il n'a jamais osé dire, pas même à lui-même.

Si cela ne fait pas maigrir, en tout cas, ça soulage.

Les thérapies comportementales

Tandis que les enfants de Sigmund Freud s'intéressent à notre intériorité et tentent à travers elle, de comprendre pourquoi nous sommes si gros et pourquoi

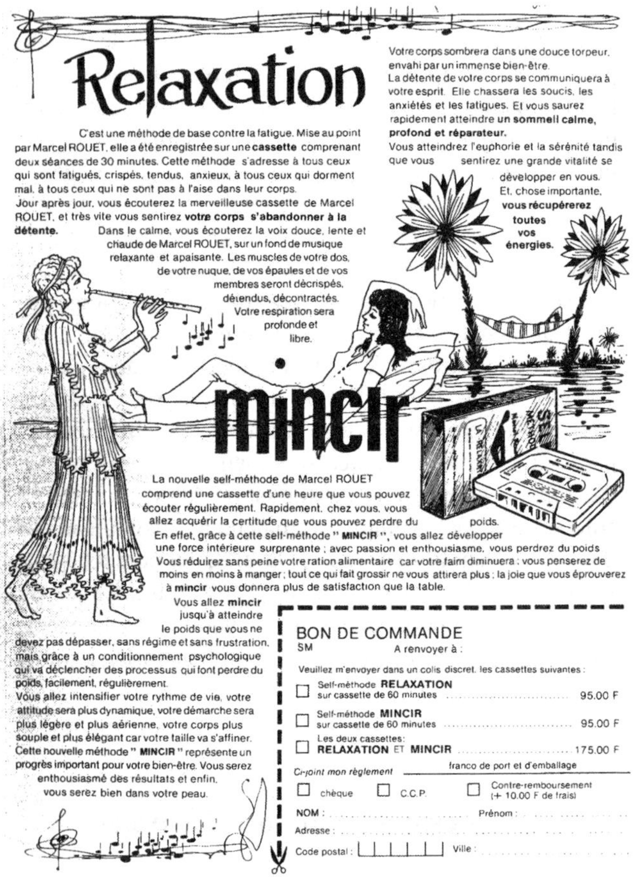
Relaxation
C'est une méthode de base contre la fatigue. Mise au point par Marcel ROUET, elle a été enregistrée sur une **cassette** comprenant deux séances de 30 minutes. Cette méthode s'adresse à tous ceux qui sont fatigués, crispés, tendus, anxieux, à tous ceux qui dorment mal, à tous ceux qui ne sont pas à l'aise dans leur corps.
Jour après jour, vous écouterez la merveilleuse cassette de Marcel ROUET, et très vite vous sentirez **votre corps s'abandonner à la détente.** Dans le calme, vous écouterez la voix douce, lente et chaude de Marcel ROUET, sur un fond de musique relaxante et apaisante. Les muscles de votre dos, de votre nuque, de vos épaules et de vos membres seront décrispés, détendus, décontractés. Votre respiration sera profonde et libre.
Votre corps sombrera dans une douce torpeur, envahi par un immense bien-être.
La détente de votre corps se communiquera à votre esprit. Elle chassera les soucis, les anxiétés et les fatigues. Et vous saurez rapidement atteindre **un sommeil calme, profond et réparateur.**
Vous atteindrez l'euphorie et la sérénité tandis que vous sentirez une grande vitalité se développer en vous.
Et, chose importante, **vous récupérerez toutes vos énergies.**
mincir
La nouvelle self-méthode de Marcel ROUET comprend une cassette d'une heure que vous pouvez écouter régulièrement. Rapidement, chez vous, vous allez acquérir la certitude que vous pouvez perdre du poids.
En effet, grâce à cette self-méthode " **MINCIR** ", vous allez développer une force intérieure surprenante ; avec passion et enthousiasme, vous perdrez du poids
Vous réduirez sans peine votre ration alimentaire car votre faim diminuera ; vous penserez de moins en moins à manger ; tout ce qui fait grossir ne vous attirera plus ; la joie que vous éprouverez à **mincir** vous donnera plus de satisfaction que la table.
Vous allez **mincir** jusqu'à atteindre le poids que vous ne devez pas dépasser, sans régime et sans frustration, mais grâce à un conditionnement psychologique qui va déclencher des processus qui font perdre du poids, facilement, régulièrement.
Vous allez intensifier votre rythme de vie, votre attitude sera plus dynamique, votre démarche sera plus légère et plus aérienne, votre corps plus souple et plus élégant car votre taille va s'affiner.
Cette nouvelle méthode " **MINCIR** " représente un progrès important pour votre bien-être. Vous serez enthousiasmé des résultats et enfin, vous serez bien dans votre peau.
BON DE COMMANDE
SM
A renvoyer à :
Veuillez m'envoyer dans un colis discret, les cassettes suivantes :
☐ Self-méthode **RELAXATION** sur cassette de 60 minutes .... 95.00 F
☐ Self-méthode **MINCIR** sur cassette de 60 minutes .... 95.00 F
☐ Les deux cassettes: **RELAXATION** ET **MINCIR** .... 175.00 F
Ci-joint mon règlement
franco de port et d'emballage
☐ chèque ☐ C.C.P. ☐ Contre-remboursement (+ 10.00 F de frais)
NOM : .... Prénom : ....
Adresse : ....
Code postal : ☐☐☐☐☐ Ville : ....

nous mangeons autant, la descendance du Russe Ivan Petrovitch Pavlov et de l'Américain Burrhus Frederic Skinner prend le problème par l'autre bout : certes, il se passe sûrement des tas de choses dans la tête, mais quelle importance, en définitive ? Tout ce qu'on a besoin de savoir, c'est comment tel ou tel stimulus entraîne telle ou telle réponse. Par exemple, chez l'obèse, l'expérience montre que la vue d'un gâteau déclenche, outre une sécrétion salivaire conditionnée, une prise alimentaire elle aussi de nature conditionnée. Ce qui a été conditionné une première fois peut être reconditionné : dans les années 1950, les behavioristes skinnériens tenteront donc de conditionner l'obèse à maigrir.

En utilisant judicieusement les lois du conditionnement opérant, on peut par exemple rendre l'amaigrissement désirable : si tu maigris, tu auras une bicyclette, ou bien de belles vacances. Mais direz-vous, les obèses *veulent* maigrir ! Il n'y a pas besoin de les en convaincre. Bon, d'accord, essayons autre chose et rendons le non-amaigrissement aversif : si tu ne maigris pas, tu devras payer une amende. Et pour rendre celle-ci plus douloureuse encore, l'argent de l'amende sera versé à un organisme que tu détestes. Par exemple, si tu aimes torturer les animaux, l'argent sera versé à la SPA, la Société protectrice des animaux. Si au contraire tu aimes nos amis à quatre pattes ou à deux ailes, on versera l'argent à une société de chasse à courre. Vous trouvez cela immoral ? Ça l'est. Ces pratiques furent d'ailleurs rapidement abandonnées. En plus, ça ne marchait même pas.

Dans les années 1970-1980, apparaît une grande idée, fondée sur les travaux d'un chercheur américain, Stanley Schachter[91] : les gros sont gros parce qu'ils sont plus externalistes, plus sensibles aux stimuli de leur environnement que les autres. Un gros n'est guère influencé par ses sensations internes de faim ou de satiété. Il mange beaucoup s'il est placé dans un environnement plein de bonnes choses à manger — le nôtre, en somme — et mange peu ou pas du tout dans le cas contraire. Pour que cela change, il convient premièrement de modifier l'environnement en enlevant les bonnes choses à manger, deuxièmement de discipliner le comportement alimentaire afin de rendre l'acte de manger moins facile, et donc moins fréquent.

On mesure à quel point les comportementalistes s'opposent aux psychanalystes. Il y a quelque chose de merveilleusement romantique dans la psychanalyse : on descend en rappel dans les gouffres de l'inconscient, à la recherche d'une vérité salvatrice. Les comportementalistes sont au contraire des pharisiens, qui proposent une loi à respecter sans qu'il soit besoin de la comprendre. Qu'importe pourquoi on mange, ou pourquoi on est gros, du moment qu'on obéit aux consignes comportementales qui permettront de perdre du poids en limitant ce qu'on mange.

Les comportementalistes édictent donc des préceptes : tout ce que tu manges tu évalueras ; où, quand et comment tu manges tu noteras ; lentement et calmement tu mangeras ; à table tu t'assoiras ; ton couvert toutes les trois bouchées tu poseras ; ta nourriture tu mâcheras ; la table rapidement tu quitteras. En fait, une infinité de consignes viennent enserrer le comportement alimentaire, les achats de nourriture, leur disposition dans la maison, la bonne façon de se comporter en vacances et lors des festivités.

EXERCICES PSYCHOLOGIQUES FONDÉS SUR LA THÉORIE DE LA PRATIQUE NÉGATIVE DE KNIGHT DUNLAP

- Mangez devant un miroir et voyez-vous tel(le) que les autres vous voient. Vous êtes horrifié.
- Mangez les yeux fermés : comme l'attrait de la nourriture est surtout visuel, vous mangerez moins (la preuve en est qu'il ne semble pas exister d'obèse aveugle).
- Mangez deux fois moins vite : vous prendrez ainsi davantage conscience du goût de la nourriture.
- Quand vous avez envie de grignoter, prenez une minuterie et réglez-la pour qu'elle sonne au bout de 5 minutes. Si, après ce délai, vous avez toujours envie de manger, allez-y, mangez.
- Établissez la liste de toutes les utilisations possibles de l'aliment qui vous tente. Une galette peut ainsi devenir : une décoration d'arbre de Noël, un médaillon, un cadeau de Saint-Valentin, une boucle d'oreille, un pion pour un jeu de dames, etc.
- Préparez votre dessert favori riche en hydrates de carbone et donnez-le à un voisin ou un ami au lieu de le manger.
- Analysez vos sensations gustatives en mettant des notes de 0 à 10 pour chacune des quatre sensations : acide, amer, sucré, salé. Vous prendrez alors conscience de l'absurdité qu'il y a à manger trop.
- Utilisez la technique de la satiété visuelle : prenez un aliment que vous aimez beaucoup, placez-le devant vous et regardez-le durant 3 minutes d'horloge. Notez vos impressions.

D'après *Maigrir, ça commence dans la tête.* Dr Franck Bruno, 1974

La méthode comportementale fait un tabac : elle inspire grandement les Weight Watchers, est utilisée dans les hôpitaux et les centres de soins spécialisés, d'abord

MAIGRIR PAR LA THÉRAPIE COMPORTEMENTALE (ANNÉES 1970-1980)

Maigrir par le self-monitoring

- Tenir un carnet alimentaire et noter ce qu'on mange, combien on en mange, où on le mange, quand on le mange. Noter son état émotionnel, noter l'événement déclencheur de la prise alimentaire.

Maigrir par le contrôle du stimulus

Prises alimentaires :

- Manger assis, avec des couverts et une assiette.
- Ne rien faire d'autre en mangeant (TV, lecture, radio, conversation).
- Poser son couvert toutes les 3 bouchées.
- Mâcher complètement avant d'avaler.
- Faire une pause au milieu du plat.
- Laisser un peu d'aliment dans son assiette.
- Quitter la table immédiatement après le repas.

Organisation des repas et des collations :

- Planifier ses prises alimentaires, collations comprises, sur la semaine (et non sur la journée).
- Réduire la consommation de chaque aliment sans supprimer les aliments préférés.
- Refuser les aliments « imprévus » par exemple offerts par un tiers.
- Avant chaque prise alimentaire, prévoir un moment de détente, de relaxation.
- Utiliser de petits récipients, de petites assiettes.
- Éviter de servir à table.
- Ne pas laisser le plat sur la table.
- Jeter les restes immédiatement.

Les achats :

- Faire ses achats APRÈS les repas.
- Faire ses achats à partir d'une liste.

- Éviter les aliments consommables sans aucune préparation.
- Ne pas prendre plus d'argent que celui justifié par la liste d'achats.

Le rangement :
- Nettoyer la maison des aliments disséminés.
- Jeter les aliments « dangereux » à la poubelle.
- Regrouper les aliments dans un même lieu.
- Ranger les aliments hors de vue.

Vacances et réceptions :
- Prévoir ce que l'on va manger AVANT la réception.
- Prendre une collation basses calories AVANT la réception.
- Pas d'apéritif ou de digestif alcoolisé ou sucré.
- Attention au vin à table !
- Éloigner la corbeille de pain.
- Refuser poliment le second service.
- Accepter un écart avec philosophie, sans se désespérer.

D'après Stunkard (1985) et Apfeldorfer (1988)

aux États-Unis, puis en Europe. Aujourd'hui, la plupart des médecins nutritionnistes mettent une pincée de thérapie comportementale dans leur prise en charge nutritionnelle.

Peu à peu, la méthode comportementale se diversifie et évolue. Les comportementalistes sont désormais des cliniciens, et non plus des rats de laboratoire. Observant que l'individu en proie à des compulsions alimentaires n'est plus capable d'appliquer la moindre consigne, on propose la mise en œuvre de stratégies d'ajustement : la relaxation, par exemple, sera utilisée pour faire face à des situations provoquant de l'anxiété ou une tension interne insupportables que l'individu combat habituellement par une prise alimentaire. Lorsqu'on constate que beaucoup se réfugient dans la nourriture parce qu'ils se sentent impuissants dans bon nombre de situations de la vie quotidienne, on se dit qu'on pourrait leur apprendre à faire face aux difficultés de la vie grâce à la technique de résolution de problèmes. L'affirmation de soi et l'entraînement aux habiletés sociales seront proposés pour apprendre à refuser (poliment) de la nourriture, ou bien pour apprendre à faire face à toutes ces difficultés relationnelles, conjugales, familiales ou professionnelles qui conduisent tôt ou tard à des prises alimentaires.

Dans les années 1980, les thérapies comportementales deviennent des thérapies cognitivo-comportementales : une place est faite désormais à la vie intra-psychique. Dans cette perspective, les prises alimentaires exagérées sont vues comme des réponses inadaptées favorisées par diverses distorsions cognitives. La personne forte des hanches a la plupart du temps une vision irréelle, dramatisée du monde, qui la conduit à amplifier les échecs et à minorer les réussites, à se créer des obligations tyranniques, se tenir des discours culpabilisants. Les fausses croyances (par exemple, on peut grossir sans manger sous le coup de contrariétés et d'émotions fortes, ou bien maigrir en mangeant de grosses quantités de nourriture si c'est une « bonne nourriture ») sont discutées, de même que la nécessité d'une vie parfaite, d'un poids idéalement bas. La thérapie aide à critiquer le discours intérieur, modérer les ambitions, viser des objectifs réalistes. On parle avec son patient de la pression sociale en faveur d'une minceur excessive et des effets que cela a pour lui.

Ces prises en charge sophistiquées semblent tout d'abord porter leurs fruits : les personnes ainsi traitées maigrissent certes moins vite qu'avec des coupe-faim, mais à l'échelle de deux ans, ces thérapies sont plus efficaces que les prises en charges nutritionnelles ou médicamenteuses. Malheureusement, si on prend un délai d'évaluation de cinq ans, les résultats s'avèrent tout aussi médiocres qu'avec des méthodes plus classiques[92]…

Le secours de la religion

Si la médecine et la psychologie échouent à nous débarrasser de nos kilos, il ne nous reste plus qu'à prier. Nos kilos sont d'ailleurs le signe visible de nos péchés et, rappelons-le, la gourmandise gloutonne n'est pas un péché ordinaire, mais un péché capital. Ainsi que le fait remarquer Charlie W. Shedd[93], en 1957 : « Nous les gros, sommes les seules personnes sur terre qui peuvent peser leurs péchés. » Shedd sait de quoi il parle : sa rencontre avec Dieu lui permet de perdre 50 kilos. Pour Shedd, Dieu nous a voulu minces. D'ailleurs, l'épine dans la chair de l'apôtre Paul dont il est question dans les Évangiles n'est pas l'épilepsie, comme on l'a longtemps cru, mais plutôt l'obésité. Comme Paul, les gros doivent remercier Dieu de leur affliction car leur vie, suite de régimes ratés, leur fournit l'occasion de renforcer leur foi dans le Christ. Un Christ mince, pour ne pas dire maigre, qui représente d'ailleurs, selon Shedd, une bonne « photographie » de Dieu. Un Dieu qui a créé l'homme à son image et qui, c'est clair, se désole lorsqu'il constate la dérive de sa créature. « Est-ce vraiment ce que Dieu avait en tête en créant l'Homme ? » peut-on lire sous l'image d'un homme gras — et passablement répugnant — à la même époque.

Tout cela est bien entendu la faute au diable, comme nous l'explique le docteur C. S. Lovett, en 1978, dans son ouvrage *Help Lord, the Devil Wants Me Fat !* Le Malin, comme son nom l'indique, est plutôt astucieux. Il pervertit la nourriture, au départ un don de Dieu, en nous la faisant désirer plus que nécessaire. Nous croyons célébrer Dieu en consommant quelques cuillères supplémentaires de nourritures délicieuses, alors que nous sommes déjà sous l'influence du démon. Pour retrouver le contact avec Dieu, prions : « Je promets de ne pas m'asseoir et baffrer/Mais d'arrêter lorsque j'ai assez. Amen[94]. »

Evelyn Kliewer nous propose dans *Freedom from Fat*[95] la méthode de Jésus pour le contrôle pondéral : « Avec Jésus, vous ne pouvez pas perdre — ou devrais-je dire, avec Jésus, tout ce que vous pouvez faire, c'est perdre. »

De nombreux gros qui ont maigri grâce à Dieu nous l'assurent sur tous les tons : « Jésus est mort sur la croix afin que son peuple n'ait plus besoin d'être la victime d'actes compulsifs[96]. » « Jésus est mort sur la croix afin que je sois libérée de mon addiction pour les mauvaises nourritures[97]. » Pour Frances Hunter[98], il s'agit de faire don à Dieu de son appétit : « Lâchez prise et perdez[99] ! » Et, paraphrasant la Bible (Romains 6 : 12-16), elle nous explique que nous sommes libres de choisir le péché (la nourriture) et la mort (l'obésité), ou bien l'obéissance (et la perte de poids). C'est aussi simple que cela. Les anciennes habitudes alimentaires (l'Ancienne Loi) ne peuvent être vaincues que par la confiance en Jésus, mince et triomphant.

GUÉRIR DE SES COMPULSIONS ALIMENTAIRES AVEC LES OUTREMANGEURS ANONYMES

Les douze étapes

Voici les 12 étapes que nous avons suivies et qui sont suggérées comme programme de rétablissement :

1. Nous avons admis que nous étions impuissants devant la nourriture, que nous avions perdu la maîtrise de nos vies.
2. Nous en sommes venus croire qu'une puissance supérieure à nous-mêmes pouvait nous rendre la raison.
3. Nous avons décidé de confier notre volonté et nos vies aux soins de Dieu tel que nous Le concevions.
4. Nous avons courageusement procédé à un inventaire moral, minutieux de nous-mêmes.
5. Nous avons avoué à Dieu, à nous-mêmes et à un autre être humain la nature exacte de nos torts.
6. Nous avons pleinement consenti à ce que Dieu éliminât tous ces défauts de caractère.
7. Nous Lui avons humblement demandé de faire disparaître nos déficiences.
8. Nous avons dressé une liste de toutes les personnes que nous avions lésées et consenti à leur faire amende honorable.
9. Nous avons réparé nos torts directement envers ces personnes, partout où c'était possible, sauf lorsque, ce faisant, nous pouvions leur nuire ou faire tort à d'autres.
10. Nous avons poursuivi notre inventaire personnel et promptement admis nos torts dès que nous nous en sommes aperçus.
11. Nous avons cherché par la prière et la méditation à améliorer notre contact conscient avec Dieu, tel que nous Le concevions, Lui demandant seulement de connaître Sa volonté à notre égard et de nous donner la force de l'exécuter.
12. Ayant connu un réveil spirituel comme résultat de ces étapes, nous avons alors essayé de transmettre ce message aux outremangeurs compulsifs et de mettre en pratique ces principes dans tous les domaines de notre vie.

Les douze traditions

1. Notre bien-être commun devrait venir en premier lieu ; le relèvement personnel dépend de l'unité des OA.
2. Pour le bénéfice de notre groupe, il n'existe qu'une seule autorité ultime, un Dieu d'amour comme il peut se manifester dans la conscience de notre groupe. Nos chefs ne sont que de fidèles serviteurs ; ils ne gouvernent pas.
3. La seule condition requise pour devenir membre des OA est un désir d'arrêter de manger compulsivement.
4. Chaque groupe devrait être autonome, sauf lorsque son action touche d'autres groupes ou OA dans son ensemble.
5. Chaque groupe n'a qu'un but primordial, transmettre son message à l'outremangeur compulsif qui souffre encore.
6. Un groupe OA ne doit jamais endosser, financer des groupements connexes ou étrangers ni leur prêter le nom de OA de peur que des soucis d'argent, de propriété et de prestige ne nous distraient de notre but premier.
7. Chaque groupe OA doit subvenir entièrement à ses besoins, refusant les contributions de l'extérieur.
8. OA devrait toujours demeurer non-professionnel, mais nos centres de service peuvent engager des employés spéciaux.
9. OA comme tel, ne devrait jamais être organisé ; cependant nous pouvons constituer des conseils de service ou des comités directement responsables envers ceux qu'ils servent.
10. OA n'exprime jamais d'opinion sur des sujets étrangers ; le nom de OA ne doit jamais être mêlé à des controverses publiques.
11. La politique de nos relations publiques est basée sur l'attrait plutôt que sur la réclame ; nous devons toujours garder l'anonymat dans nos rapports avec la presse, la radio, la télévision et le cinéma.
12. L'anonymat est la base spirituelle de nos traditions, nous rappelant toujours de placer les principes au-dessus des personnalités.

D'après brochure publiée par l'Intergroupe OA *(Outremangeurs anonymes)* de Montréal, Canada (CP 130, succ. Delorimier, Montréal, Québec H2H 2N6)

Prions encore : « Hourra ! pour l'Esprit Saint/Qui réside en mon sein/Hourra ! pour mon régime/Hourra ! je suis en train de devenir mince[100]. »

Et n'ayons crainte de chanter des cantiques à tue-tête, car comme nous le confirme Shirley Cook[101], l'important est l'enthousiasme, du grec *entheos*, avoir dieu en son intérieur.

Seul Dieu peut nous sortir de là et il n'est pas question de tricher. Les membres des « Overeaters Victorious » en font donc le serment : « Je m'engage à refuser, au nom du saint nom de Jésus-Christ, de mettre ma confiance dans des régimes à la mode, dans le jeûne, les pilules, la chirurgie ou toute autre promesse fallacieuse. Je me déclare libre de ce qui ne confère qu'apparence de sagesse. »

Les groupes d'entraide

Bon, mais direz-vous, tout cela n'est que bondieuserie et infantilisme américains qui, Dieu merci, nous sont épargnés. Je vous conseille de jeter un coup d'œil aux « douze étapes » des Outremangeurs anonymes (cf. page 221) qui, certes, sont d'essence yankee, mais ont pignon sur rue dans notre doux pays. Les Outremangeurs anonymes sont un essaimage des *Overeaters anonymous*, eux-mêmes rejetons des Alcooliques anonymes. Rappelons que les Alcooliques anonymes ont été fondés dans les années 1940 par Bill W. (de son vrai nom William G. Wilson). Pour Bill, l'alcoolique est un être torturé par la solitude, fondamentalement inguérissable.

Ce dont il a besoin, c'est de compagnie, d'écoute, de compagnonnage et d'assistance mutuelle. Mais cela ne suffit pas sans l'aide de Dieu : arrêter de boire s'apparente à une renaissance spirituelle.

Tel est aussi le discours que développent les *Overeaters anonymous* dans les années 1960 aux États-Unis, puis les Boulimiques anonymes, dans les années 1990 en France : manger est, tout comme boire, une addiction mortifère. L'objectif est de juguler son désir, de résister à la compulsion, de se montrer abstinent. Comme l'individu est fondamentalement faible et sans volonté, il doit s'en remettre à un pouvoir supérieur, Dieu en l'occurrence.

Tous les groupes ne sont pas aussi pessimistes et sinistres. Si vous êtes ludique, laissez tomber les OA et allez plutôt chez les TOPS (*Take Off Pounds Sensibly*), fondés par Esther Manz, en 1948, dans le Milwaukee. Il ne semble pas encore exister de groupe TOPS français, et c'est bien dommage : on danse, on chante, on rigole. Selon que vous avez perdu du poids, que vous êtes resté stable ou que vous en avez pris depuis la dernière pesée collective, vous serez intronisé Bon Perdant, Tortue ou Cochon. Vous chanterez en chœur le refrain du TOPS : « Plus nous serons ensemble et plus minces nous deviendrons[102]. » Mais si vous êtes un Cochon, vous devrez chanter : « Nous sommes de petits cochons dodus/Qui mangent trop/Gras, gras, gras[103]. » Si les TOPS aiment à plaisanter, en ce qui concerne les méthodes amaigrissantes, ils font confiance aux méthodes éprouvées : on maigrit en faisant un régime, on compte les calories, on révère la balance sacro-sainte. Est-ce que cela marche ? Je vous laisse le soin d'en juger : en 1995, les 299 626 membres, répartis en 11 560 chapitres des TOPS disséminés de par le monde, ont perdu 874 tonnes. En fait, cela ne nous fait qu'un peu moins de 3 kilos perdus par membre…

Les Weight Watchers sont assurément le groupe d'entraide qui a le mieux réussi de la planète. Depuis le premier groupe fondé dans les années 1961-1963 à Brooklyn par Jean Slutsky Nidetch, la fille d'une manucure et d'un chauffeur de taxi, bien de l'eau a passé sous les ponts : chaque semaine, 29 000 réunions Weight Watchers ont lieu dans 34 pays, et 25 millions de personnes dans le monde ont suivi un jour ou l'autre des réunions Weight Watchers.

L'idée de base des Weight Watchers est qu'il faut maigrir sans manquer. En sélectionnant habilement les aliments, en utilisant des ersatz dans la cuisine, en économisant sur les matières grasses, on peut se persuader qu'on mange normalement, qu'on n'est privé de rien et même que ce qu'on mange est meilleur, tant sur le plan du goût que pour la santé, que les aliments classiques. La même fiction peut être servie aux autres, sa famille, ses amis, à qui on prépare des plats minceur sans même qu'ils s'en doutent. On aura ainsi droit à la blanquette de veau à l'ancienne (avec farine et crème fraîche considérées comme des « calories optionnelles ») ou à du cassoulet occitan sans lard ni confit d'oie (c'est à peine si on s'en rend compte, tellement c'est bon), de la mousse au chocolat sans beurre et où on économise sur le chocolat (c'est bien plus digeste).

L'objectif de cette fable est d'éviter que nous ne soyons confrontés au vide, à l'absence d'aliments, à la faim, à une envie de manger qu'on ne pourrait pas satisfaire. Car ce qui est insupportable, c'est le manque, et la personne qui désire maigrir doit pouvoir se remplir de toutes les bonnes choses autorisées. Nous sommes donc loin de l'abstinence prônée par les OA : au contraire, on mange, certes des ersatz, mais les meilleurs possibles. Comme en pratique on ne parvient pas toujours à rester dans le droit chemin, la confession publique et la communion du groupe permettent d'évacuer les péchés.

Les Weight Watchers sont une multinationale dynamique, toujours à l'affût des idées nouvelles, faisant de plus en plus appel à des médecins et des psychologues pour rédiger leurs programmes. Si bien que, ces dernières années, le discours aura évolué : le mot « régime », devenu tabou, est remplacé par « plan nutritionnel », on parle de modification des habitudes, d'exercice, de bonne santé, de résultat à long terme. La clientèle s'est diversifiée : alors qu'auparavant, les groupes de Weight Watchers étaient essentiellement destinés à des femmes réellement grosses, depuis les années 1990, le cœur de cible est constitué par des jeunes femmes dynamiques, « énergétiques », qui travaillent et qui désirent améliorer leur image pour faire face à une compétition toujours plus cruelle. Si les réunions et les thérapies de groupe persistent, elles sont dorénavant complétées par des conseils individuels. Les Weight Watchers ne se contentent plus de vendre des livres ou des cassettes, mais pénètrent l'agro-business en proposant des plats allégés. Cette diversification apparaît comme une banalisation et, en même temps, comme la manifestation d'un échec : si la méthode de base permettait de maigrir durablement, y aurait-il besoin de tout cela ?

En définitive, aujourd'hui, le courant psy apparaît comme plutôt modéré. Les tenants de l'obésité psychogène, qui considèrent que les difficultés psychologiques engendrent l'obésité par une action directe sur le métabolisme, et qu'on peut donc maigrir sans s'occuper de son alimentation dès lors que les conflits intérieurs se dénouent, ou qu'on est moins stressé, plus relaxé, sont en perte de vitesse. Bien des médecins, de ce fait, ont tendance à considérer la psychologie comme une aide au régime : si on a fait le ménage dans sa tête, si on est cool et relax, alors on suivra son régime sans difficulté.

Suivre son régime… Une fois de plus, on y revient : il s'agit donc de trouver le bon régime, celui qui fera maigrir sans qu'on soit privé… On n'échappe pas à la quadrature du cercle.

Les chirurgiens amaigrisseurs

Lorsque l'hypnotiseur échoue, le chirurgien prend le relais. Tous deux ont les mêmes clients, qui sont persuadés qu'ils ne sont pas, qu'ils ne seront jamais en mesure de résoudre leur problème. La graisse est là et on n'y peut rien. Elle est là parce que la faim est là, qui vous force à manger comme malgré vous. L'hypnotiseur était censé extirper de votre cerveau votre désir de manger. Puisqu'apparemment ce n'est pas possible, on demandera au chirurgien d'enlever le gras accumulé, ou encore d'empêcher la nourriture de se transformer en graisse.

L'ablation radicale de la graisse

C'était la première idée de bien des obèses, que d'aller voir un chirurgien et de lui dire : « Enlevez-moi tout ce qui est en trop ! » Face à une demande en apparence si rationnelle, il est bien naturel que les hommes de l'art se soient penchés avec attention sur le problème.

Lorsque la graisse est distribuée un peu partout dans l'organisme, on ne peut bien entendu pas y faire grand-chose d'un point de vue chirurgical. Mais lorsqu'elle est localisée à un endroit déterminé du corps, ou en tout cas plus concentrée là qu'ailleurs, pourquoi ne pas frapper un grand coup et nettoyer tout ça à la curette en ne laissant que le maigre ? Les personnes qui ont une panse proéminente greffée sur un corps aux proportions plus raisonnables semblent être de bons candidats, d'autant plus qu'on sait que, justement, la graisse abdominale est bien plus préjudiciable pour la santé que, disons, la graisse des cuisses ou des fesses.

Aussitôt dit, aussitôt fait : le chirurgien vous enlève, bon, disons quelque 5 kilos de graisse au niveau de la paroi abdominale. 5 kilos, ce n'est pas rien, surtout quand ils sont mal placés. Certes l'opération est importante, non dénuée de danger, mais risquer sa vie pour préserver sa santé paraît à beaucoup un pari tout à fait raisonnable.

À condition, bien sûr, que le gras ne vienne pas se remettre aux mêmes endroits dès l'opération terminée. Selon la théorie adipocytaire de Bjornstaup[104], cela ne devrait pas se produire : rappelons tout d'abord que la graisse de l'organisme est stockée dans des cellules spécialisées appelées adipocytes. Selon Bjornstaup, chaque individu naîtrait avec un stock de cellules graisseuses fixe et non renouvelable. Un adipocyte pourrait certes grossir et stocker un peu plus de graisse, mais pas au-delà d'une certaine quantité. Et si on enlève, dans un endroit déterminé du corps, disons le ventre, un bon tas d'adipocytes d'un coup, la graisse ne peut pas revenir puisqu'il n'y a plus de cellules pour la stocker.

Le problème est que, en réalité, les kilos reviennent, ici ou ailleurs, et même assez facilement. On le sait aujourd'hui, l'organisme est capable de recréer autant d'adipocytes que nécessaire pour mettre en réserve de nouveaux arrivages de graisse. Il ne s'en prive pas.

Bon, avec le ventre, cela ne marche pas. Mais peut-être cela marche-t-il dans un autre endroit du corps ? Qu'en est-il de ces petites poches graisseuses que les médecins et les chirurgiens esthétiques nomment des lipodystrophies, par exemple les doubles mentons ou les bajoues, ou les vilaines jambes en poteaux ? Qu'en est-il aussi de ces culottes de cheval ou pantalons de zouave, ces infiltrats graisseux qu'on appelle couramment cellulite ? Tout cela, on le sait bien, résiste à tout effort de privation alimentaire. C'est de la graisse qui s'accroche et qu'il faut donc éradiquer radicalement.

Dans les années 1970, les chirurgiens essaient diverses techniques : on gratte à la curette, puis on passe l'aspirateur ; on détruit la graisse avec un planotome associé à un broyeur électromécanique. C'est sûr, la graisse part, mais un tas de vaisseaux et de ramifications nerveuses aussi, si bien qu'il se crée des hématomes, des épanchements de toutes sortes. Le résultat n'est guère à la hauteur des espérances : trop souvent, c'est encore pire qu'avant l'opération.

En 1977, un médecin français, le docteur Yves-Gérard Illouz, invente la lipoaspiration : on fait juste une petite incision, puis au moyen de canules en mousse et d'un puissant aspirateur, on pratique des tunnels sous la peau de tous les côtés et on aspire le gras. Si on n'en aspire pas trop et si on accepte d'attendre quelques mois pour porter un jugement, la plupart du temps, c'est plus joli après qu'avant. La liposuccion est née[105].

Cela résout-il notre problème pour autant ? Rappelons-le, la lipoaspiration convient aux personnes qui ne sont pas grosses, mais qui ont quelques amas de graisse ici ou là. Ces personnes ne devraient pas avoir tendance à manger trop, ni avant l'opération, ni après. Car dans le cas contraire, la graisse enlevée se reforme en moins de temps qu'il ne faut pour le dire.

Chirurgie de l'intestin

Essayons autre chose. Si on ne peut enlever toute la graisse en trois coups de cuillère à pot, peut-être peut-on faire en sorte que ce qu'on mange cesse de nous profiter. L'intestin, nous le savons, sert à digérer la nourriture. Si on l'enlève, ou si on le met hors circuit, on ne digère plus ce qu'on mange. Cela a deux conséquences intéressantes : premièrement, on maigrit, deuxièmement, on peut manger tout ce qu'on veut, puisque ça ne nous profite pas. On comprend que nombre d'obèses aient pu voir là une solution élégante à leurs problèmes : ils allaient pouvoir fondre en mangeant encore plus que d'habitude.

Bon, tout de même, il fallut se rendre à l'évidence, les choses n'étaient pas aussi simples : certes, on sait depuis la fin du XIXe siècle qu'il est parfaitement possible de survivre, quoique amaigri, avec 50 % d'intestins en moins. Au-delà de 75 % d'ablation de l'intestin, la vie du patient est des plus menacée. Mais qui serait assez fou pour aller au-delà ? Le professeur Weckesser et ses collaborateurs, par exemple. En 1949, ils enlèvent 88 % de leurs intestins à deux personnes obèses. Pour voir. C'est assurément trop : elles meurent neuf mois plus tard d'inanition. Plus prudent, en 1952, le Suédois Henrickson en enlève moins : les deux femmes opérées maigrissent, et quoique défraîchies, ne meurent pas.

Un autre chirurgien américain, A. J. Kremen, en 1954, a une idée assez osée : au lieu d'enlever tous ces intestins bien trop longs, on pourrait se contenter de créer un court-circuit entre la partie haute et la partie basse, de telle sorte que les aliments, au lieu d'être digérés par les 300 m^2 de muqueuse intestinale, ne fassent que passer. Une fois que le patient a fini de maigrir, on peut même envisager de le réopérer et de restaurer l'état antérieur. Ni vu, ni connu.

On commence donc par des courts-circuits entre le jéjunum, c'est-à-dire le début de l'intestin, et le côlon ou gros intestin. Ça marche très bien. Enfin, presque très bien, parce que les gens maigrissent, certes, mais n'ont plus trop envie de manger tellement ils se sentent mal. En fait, ils meurent plus souvent qu'à leur tour, ce qui est bien embêtant.

Dans les années 1970, on se lance alors dans les shunts jéjuno-iléaux, en abouchant le début de l'intestin, non pas au côlon, mais à la dernière partie de l'intestin grêle, l'iléon. L'efficacité est au rendez-vous : on perd 5 à 6 kilos par mois le premier semestre, et souvent 3 kilos par mois ensuite. Puis, au bout de trois ans, si on est toujours vivant, le poids se stabilise.

En fait, la perte de poids observée est trop souvent davantage due au fait que les personnes opérées se modèrent sur le plan alimentaire, tellement les effets secondaires de l'opération sont sévères, qu'à une perte de nutriments qui passeraient directement dans les selles. Les diarrhées sont souvent persistantes et débilitantes. Elles entraînent des carences en vitamines liposolubles et surtout la perte de grandes quantités de sodium, de potassium, de calcium et de magnésium. D'autre part, les acides gras et le calcium alimentaires forment des composés insolubles et l'acide oxalique normalement lié au calcium passe dans le sang. Tout cela peut entraîner des troubles cardiaques graves, voire mortels ; il arrive que les os se fragilisent, qu'on ait des tas de douleurs musculaires et articulaires, sans compter le foie qui devient fibreux et les reins qui ne vont pas bien. Il arrive même que, parfois, on perde un peu la tête, ce qui semblc excusable, vu les circonstances.

Chirurgie de l'estomac

Reconnaissons-le humblement : tout cela n'est pas vraiment au point. C'est pourquoi, dans les années 1970, des chirurgiens comme Edward Mason, poursuivant leurs recherches, proposent d'opérer non plus les intestins, mais l'estomac. L'idée est la suivante : on enlèverait 90 % de

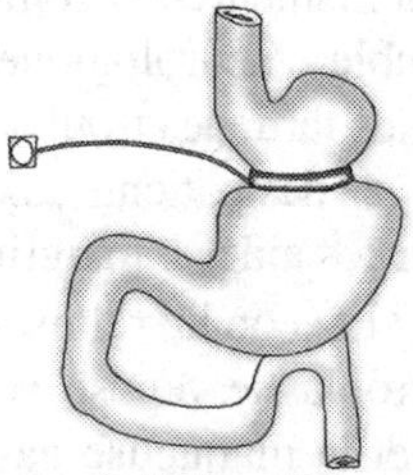

Cerclage gastrique

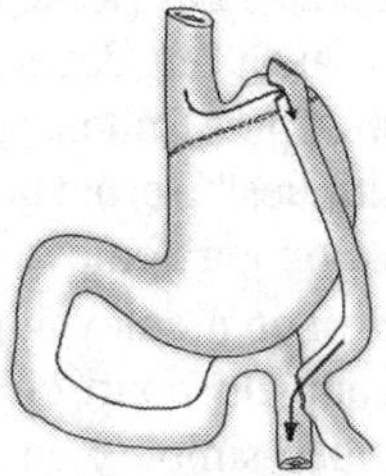

By-pass gastrique

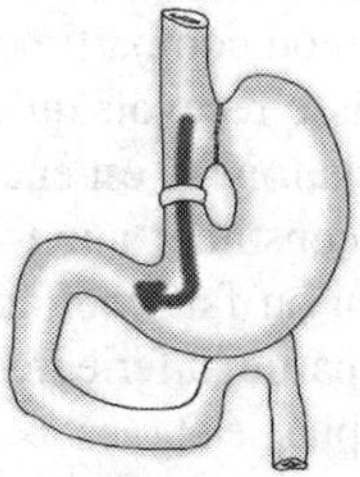

Gastroplastie verticale

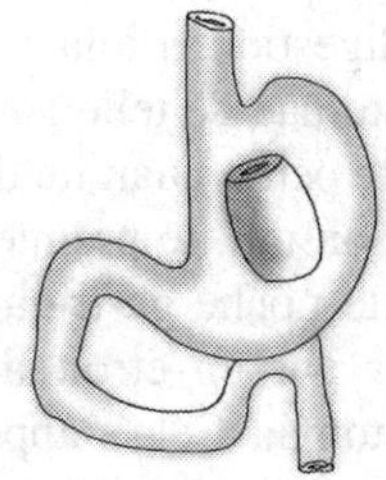

Ballonnet dans l'estomac

l'estomac et on ne conserverait de celui-ci qu'une petite poche d'environ 50 cm^3. On aboucherait cette pochette au jéjunum, c'est-à-dire à la première partie de l'intestin, sur une anse borgne en Y en veillant à ce que l'orifice de communication soit tout petit. On appellerait ça une gastro-jéjunostomie. L'opération, cependant, se révèle être lourde et risquée, tout particulièrement chez des personnes obèses : on meurt un peu trop souvent en salle d'opération ou durant les mois qui suivent…

En outre, dans cette affaire, on enlève l'estomac. Or il se trouve que c'est un organe utile. À vrai dire, on le savait depuis longtemps : déjà, en 1881, le professeur Carl Wernicke, célèbre neurologue, examinant une pauvre jeune femme de vingt ans victime d'un empoisonnement à l'acide sulfurique et privée par là même de sa muqueuse gastrique, constate que la malheureuse vomit sans arrêt et développe des troubles neurologiques graves, puis finit par mourir. Bien plus tard, des troubles identiques[106] seront aussi observés chez des patients auxquels on aura enlevé l'estomac pour les aider à maigrir.

Et si on n'enlevait pas l'estomac ? Et si on lui refaisait le coup du court-circuit ? La gastroplastie repose sur une idée simple : on n'enlève rien et la muqueuse gastrique poursuit ses sécrétions en définitive fort utiles à la digestion et à la santé. À la place, on compartimente l'estomac de telle sorte qu'il ne puisse recevoir qu'une toute petite quantité de nourriture à la fois. C'est encore Mason qui, le premier, a l'idée de constituer une toute petite poche gastrique supérieure qu'on fait communiquer par un étroit défilé avec la partie inférieure de l'estomac. Cela s'appelle une gastroplastie et c'est beaucoup moins dangereux pour le patient que la gastrostomie. Le seul problème est que cette opération se révèle être beaucoup moins efficace : les patients maigrissent les six premiers mois, puis, l'estomac s'élargissant, ils se stabilisent, voire regrossissent. Dommage.

Ce n'est que partie remise, car sur ce thème, à partir des années 1980, les chirurgiens bricoleront toutes sortes de variantes. Le docteur Cesar Gomez cloisonnera par exemple l'estomac sur un plan horizontal. Mais la poche ainsi obtenue a tendance à se distendre rapidement, et nos obèses en profitent illico pour manger davantage. On invente alors la gastroplastie verticale par agrafage : il s'agit de réduire la taille de l'estomac en posant verticalement quatre rangées d'agrafes, de créer un chenal d'évacuation étroit que l'on renforce au moyen d'un collier extérieur inextensible en Marlex®, en Prolène® ou en Gortex® afin qu'il ne se distende pas à l'usage. Dans le même ordre d'idée, un anneau de Silastic® est aussi très bien. Ou, plus astucieux encore, on peut poser un anneau en silicone qui entoure la totalité de l'estomac et qui délimite une poche supérieure d'environ 15 cm^3. À l'intérieur de la bande de silicone se trouve un ballonnet raccordé à un petit boîtier qu'on implante dans la paroi de l'abdomen. Grâce à ce dispositif, on peut, par une simple ponction à travers la peau, injecter ou retirer du liquide dans le ballonnet et ainsi, accentuer ou au contraire diminuer le rétrécissement de l'estomac.

Je ne sais pas si vous l'avez remarqué, mais il existe une différence notable entre les chirurgies de l'intestin et celles de l'estomac : alors qu'on vous enlevait l'intestin afin que vous puissiez manger tout votre saoul pendant que vous maigrissiez, on vous rétrécit désormais l'estomac pour vous obliger à vous nourrir comme un moineau. L'exigence « je veux pouvoir maigrir en mangeant » se révélant impossible à satisfaire, le chirurgien propose de répondre à cette demande par défaut : « empêchez-moi au moins de manger ! »

Si vous avez le malheur de vous montrer goulu, c'est-à-dire de manger plus de 30 à 50 cm^3 de nourriture d'un seul coup ou de ne pas mâcher suffisamment vos repas, vous avez mal au ventre et vous vous mettez à vomir. Cela ne devrait-il pas suffire à décourager les gros de se goinfrer ? En réalité, il est tout à fait possible de tricher avec sa gastroplastie et de faire des excès malgré tout : on peut par exemple sélectionner les aliments les plus riches, apportant le plus de calories sous le plus petit volume, faire de petits repas répétés, grignoter tout au long de la journée, ou prendre des aliments liquides ou semi-liquides, par exemple des crèmes glacées ou des boissons sucrées. Les chirurgiens le savent bien et pour éliminer les tricheurs, édictent de bons principes : nous n'opérerons, disent-ils, que les obèses très gros, que leur poids met en danger de mort et qui, en outre, ont bien compris que l'opération ne suffit pas, mais qu'il faut aussi suivre à la lettre le régime qu'on leur prescrira.

Les obèses très gros qui n'ont pas la maîtrise de leur comportement alimentaire, qui sont sujets à des boulimies ou des compulsions incontrôlables sont pourtant légion. Le chirurgien va-t-il les abandonner à leur triste sort ? Ce serait dommage car il existe peut-être un moyen de convaincre ces derniers de se montrer raisonnables. Il s'agit d'une opération qu'on nomme le by-pass gastrique : on ferme totalement l'estomac selon un oblique au moyen d'agrafes en laissant en haut une poche d'environ 10 à 20 ml destinée à recevoir la nourriture, puis on abouche ladite pochette à une anse intestinale en Y. Cette opération, bien plus lourde et traumatisante que la simple gastroplastie, engendre quelques effets secondaires déplaisants qui peuvent être tournés en avantages : lorsqu'un obèse ayant subi cette opération se laisse aller à son vice favori, comme manger de la crème glacée, des biscuits, des chips, du pop-corn ou toute autre sucrerie, il est alors victime de ce qu'on appelle un « dumping-syndrome ». Environ une dizaine de minutes après la consommation de ces aliments, il est pris de ballonnements, devient pâle, se met à transpirer, à avoir des palpitations. Et c'est ainsi que certains chirurgiens, jouant au psychologue comportementaliste, comptent sur ces effets « aversifs » pour convaincre leurs patients de suivre leur régime[107]...

La chirurgie de l'estomac donne-t-elle les résultats escomptés ? Remarquons tout d'abord qu'il s'agit de chirurgie s'adressant à des personnes fragilisées, qui n'est donc pas dénuée de danger ; les accidents post-chirurgicaux obligeant à réopérer ne sont pas rares. Des carences peuvent aussi apparaître, dues autant aux vomissements répétés et persistants qu'à un dégoût pour certains aliments, en particulier les viandes. Certains opérés ont des signes de dénutrition, des troubles nerveux, des anémies. Des envies irrésistibles de manger, des boulimies, des prises alimentaires nocturnes, des troubles psychiatriques divers sont fréquents. En fait, le devenir à long terme de ces patients est mal connu, sans doute moins rose qu'on a bien voulu le dire[108].

Le ballonnet dans l'estomac

On trouve parfois dans l'estomac des ruminants des concrétions faites de poils ou de divers débris végétaux, plus ou moins grosses. Certains malades mentaux avalent eux aussi des matières non digestibles qui finissent par former des boules dans l'estomac. On appelle cela des bézoards. Ce n'est pas très embêtant, dans l'ensemble, sinon que cela gêne un peu la digestion en prenant de la place dans l'estomac.

Dans les années 1980, le docteur Edward Garren a une idée : et si, au lieu de cloisonner l'estomac afin d'en réduire le volume utile, on créait un bézoard artificiel ? Cela reviendrait à peu près au même et serait sans nul doute bien moins traumatisant. Le docteur Garren invente alors le « Garren Edward's Gastric's Bubble », qu'il se dépêche de faire breveter et qu'il commercialise pour la modique somme de 475 $, sous forme de kit installable par tout gastroentérologue breveté. Il s'agit d'un ballonnet cylindrique en élastomère résistant aux sucs gastriques, qu'on introduit dans l'estomac au moyen d'une sonde, puis qu'on gonfle. Une fois en place, l'objet fait 13 cm de longueur pour 5 à 6 cm de diamètre ; il est percé d'un chenal permettant la libre circulation des aliments dans l'estomac[109].

Le GEGB est un succès commercial et le docteur Garren devient riche. À tel point que cela finit par faire scandale et la Food and Drug Administration se voit reprocher d'avoir autorisé la commercialisation d'un produit dont l'efficacité était loin d'être prouvée.

En Europe, c'est surtout le Ballobes® ou ballon danois, mis au point par le docteur Nieben, qui est employé. En polyuréthane, ovoïde, de volume voisin, il remplit les mêmes fonctions. Quand le patient en a assez d'avoir ce ballonnet dans l'estomac, il suffit d'introduire une sonde, de percer le ballon avec une aiguille ou un laser et de le retirer de la cavité gastrique.

Certes, il arrive que cela donne un peu mal au ventre, ou qu'on vomisse ses repas. Mais c'est généralement parce qu'on aura trop mangé et que l'estomac, désormais, ne peut contenir autant de nourriture. Dès qu'on se sera fait à cette idée, les choses rentreront dans l'ordre. Et ce d'autant plus que l'estomac étant plein en permanence, on n'aura plus de sensation de faim.

Mais on s'habitue à tout, même à un bézoard. Si bien qu'au bout de quelque temps, la faim réapparaît. On se met alors à tricher avec son bézoard comme d'autres trichaient avec leur gastroplastie. Une fois de plus, les kilos reviennent…

La ligature des mâchoires et du tour de taille

Dès les années 1975, un très respectable spécialiste anglais, le docteur John Garrow, avait lui aussi eu une idée épatante[110]. Pourquoi s'obstiner à faire de grosses opérations pour de petits estomacs, alors qu'il existe une méthode simple, réversible, peu onéreuse, bien moins traumatisante sur le plan chirurgical et tout à fait efficace pour empêcher de manger : la ligature des mâchoires. Songez-y : un simple chirurgien-dentiste suffit pour vous ligaturer les mâchoires et, de ce fait, vous empêcher de manger des aliments solides. Certes, vous avez du mal à parler, mais après tout, on parle toujours trop. Pour ce qui est de vous alimenter, oubliez couteaux, fourchettes ou cuillères et servez-vous d'une paille. Le docteur Garrow conseille une cure de lait — trois pintes impériales[111] par jour, soit 1 200 calories — additionnée de gélules de fer et de vitamines.

Mais, une fois qu'on a maigri, ne risque-t-on pas de regrossir, surtout si on vous déligature les mâchoires ? Le docteur Garrow a plus d'un tour dans son sac : il suffit alors de vous ceindre la taille d'une cordelette en nylon bien ajustée, qui vous entrera dans les chairs si vous reprenez du poids. En somme, John Garrow est une sorte de McGiver du traitement de l'obésité : un peu de fil métallique pour ligaturer les mâchoires, de la cordelette de nylon, du lait, quelques suppléments vitaminiques et maigrir devient un jeu d'enfant.

Tout cela serait plutôt risible si ces méthodes ne s'adressaient à des patients désespérés. Désespérés par leur poids, leur incapacité à maigrir ou à se stabiliser, désespérés par leurs compulsions alimentaires incontrôlables, leur vie gâchée. Le chirurgien représente souvent le dernier espoir. Il est celui qui va les empêcher de s'autodétruire en mangeant, qui va les contraindre à se montrer raisonnables.

Le problème de la chirurgie amaigrissante, et tout particulièrement de la gastroplastie, puisqu'il s'agit de la dernière opération à la mode, ne réside pas tant dans son principe, mais dans le risque de sa banalisation. Certes, il paraît acceptable de proposer des traitements un peu fous à des patients qui sont dans une situation dramatique et qui ont déjà tout essayé sans succès. Il est des cas où les risques opératoires, les vomissements à répétition, les carences, les troubles du comportement alimentaire exacerbés, les troubles neuropsychiatriques, l'éventuelle reprise de poids au bout de quelques années paraissent des risques acceptables, vu l'état présent, les souffrances que la personne endure du fait de son poids.

Mais en va-t-il de même lorsque le surpoids est relativement modéré, lorsque la santé n'est pas si mauvaise ? Bien des chirurgiens adorent opérer. Bien des patients adorent l'idée de se faire opérer. Le pire est à craindre.

TROISIÈME PARTIE

Révélations sur la minceur

La minceur en folie

Il a dit la vérité, il doit être exécuté.
Guy Béart

Être beau — et donc mince — est une nécessité sociale chaque jour plus impérieuse. Tous les ronds désirent mincir. Tous les minces désirent le rester. Comme il y a de plus en plus de gros, une erreur doit s'être glissée quelque part.

En fait, maigrir paraît simple, mais ne l'est pas. La première idée qui vient à la personne en quête de minceur est de manger moins, ou bien des choses moins nourrissantes. Les courageux se proposent aussi, parallèlement, de dépenser davantage en se donnant un peu d'exercice. Pour faciliter les choses, on songe aussi à prendre des médicaments, à tromper sa faim avec des aliments plus ou moins factices, à user de mille subterfuges. Il est bien entendu que tout cela n'est qu'un mauvais moment à passer : quand on aura maigri, que le problème sera résolu, on mangera à nouveau normalement, l'esprit en paix, et on profitera sereinement d'une minceur durement acquise.

Il est exceptionnel que les choses se passent ainsi. En pratique, le corps, l'esprit font de la résistance. On devient vite obsédé par le poids et la nourriture, on perd le contrôle de ses appétits. Ça ne veut pas maigrir, ou bien ça maigrit, mais pour mieux regrossir tout de suite après. Le désespoir s'installe : il faut absolument maigrir et pourtant, malgré tous ses efforts, on n'y parvient pas.

La magie, ultime recours

Lorsqu'on échoue régulièrement à résoudre un problème crucial, vital, douloureux, que les solutions simples et apparemment raisonnables n'ont pas donné les résultats attendus, on est tenté de régresser et de faire appel à des modes de pensée de plus en plus archaïques : on en vient peu à peu à penser que si la graisse ne fond pas, malgré le désir intense qu'on en a, c'est sans doute que des puissances maléfiques sont à l'œuvre.

L'étrangeté du phénomène, cette contradiction entre un désir intense de maigrir et la façon dont le corps résiste, dont la graisse s'accroche, apparaît comme un défi à la pensée rationnelle. Une alchimie étrange se déroule dans notre corps, nos cellules, notre cerveau, qui nous condamne à rester gros. Des subtilités du métabolisme nous auront échappé, à nous, ainsi qu'aux médecins et aux scientifiques. Car, après tout, sait-on vraiment tout ce qu'il y a à savoir sur cette magie qui, à partir d'aliments variés, carottes, fromage, nouilles au beurre, viande de porc ou de bœuf, chocolat et pommes de terre frites, eau, vin ou jus d'orange, permet à notre corps de rester vivant, actif, et incidemment, de fabriquer cellulite et poignées d'amour ? Tout cela, de l'aveu même des scientifiques, est fort compliqué, et bien des choses restent inexpliquées… Tel enzyme, par exemple, ne pourrait-il pas être annihilé par tel autre ? Tel aliment, tel nutriment, tel assaisonnement, tel mode de cuisson qu'on pensait inoffensifs ne seraient-ils pas de ceux qui empêchent de maigrir ? À moins que ce ne soit le mélange de telles ou telles nourritures qui, dans l'estomac ou l'intestin, aboutissent à un mélange grossissant…

Ou encore le psychisme, l'inconscient font obstacle à la fonte des graisses. Et quelles sont ces forces mystérieuses qui, alors que nous avons décidé de ne pas manger, nous font oublier, comme par magie, nos bonnes résolutions et nous jeter sur les nourritures les plus grasses, les plus sucrées, les plus grossissantes ? Est-ce parce que tout au fond de nous, nous ne voulons pas véritablement maigrir, ou bien est-ce parce que nous sommes comme possédés par un esprit malin ?

Le gourou amaigrisseur

Réduits à l'impuissance par des forces qui nous dépassent, nous en arrivons à cette conclusion inéluctable : nous ne nous en sortirons pas tout seuls. Tout d'abord, nous ne possédons pas les connaissances adéquates : nous ne connaissons pas la bonne méthode, la bonne procédure amaigrissante, les aliments dont il convient de se défier, le subtil mélange de nutriments qui permet à la graisse de fondre. Et puis, sans doute, le mal est-il plus profond : ce qui fait défaut, c'est la force intérieure, l'énergie nécessaire afin que se concrétisent les changements, une puissance mentale ou spirituelle, ce que les Mélanésiens appellent *mana*, la puissance agissante qui permet d'influer sur le cours des événements[112].

Ce dont nous avons besoin, c'est d'un magicien, d'un sorcier. Son rôle est de servir de médiateur : il faut, pour maigrir, se concilier certaines forces obscures et agissantes. Il peut s'agir du « métabolisme », ces complexes réactions chimiques qui ont lieu dans l'organisme et qui se sont déréglées de façon diabolique. Certaines règles alimentaires, certaines procédures, certaines potions mystérieuses peuvent modifier la chimie interne et permettre de perdre enfin les kilos surnuméraires. Il peut aussi s'agir d'une forme de démon qui annihile la volonté, rend faible et impuissant. Le gourou fournira au candidat à la minceur la volonté qui fait défaut.

Un bon magicien s'oppose donc à son client point par point : le savoir-faire de ce dernier est pris en défaut, celui du sorcier est sans faille. Le client est vide et sans force, le sorcier est un être énergétique.

Comment devenir gourou amaigrisseur

L'important, pour faire un bon sorcier, un gourou amaigrisseur, est donc de posséder le *mana*, le pouvoir. On conçoit que certains médecins ou hommes de science, grâce à leur expérience ou des recherches personnelles, grâce à la magie de la science, accèdent ainsi à de puissants secrets. Mais les gourous les plus intéressants sont sans doute ceux qui auront acquis leurs pouvoirs chamaniques à l'issue d'une expérience initiatique qui les aura transformés, leur aura conféré les connaissances et le pouvoir nécessaires. Nous avons passé en revue les méthodes Atkins, les régimes Hollywood ou Beverly Hills de madame Judy Mazel, le régime de

Suzan Powter, le régime Montignac, pour ne citer que les plus connus, dont les promoteurs appartiennent à cette catégorie.

Le scénario type est simple : il était une fois un gros sans énergie qui souffrait dans sa chair et qui errait de méthode amaigrissante en méthode amaigrissante. Personne ne le comprenait, et surtout pas les médecins, qui ne cessaient de lui répéter qu'il devait manger moins et faire plus de sport, ce dont, à l'évidence ni notre gros ni aucun autre ne sont capables. Désespéré, notre gros en appelle alors aux sages et autres dieux. Ces sages peuvent être des chercheurs et des scientifiques qui, tapis dans leurs laboratoires, lancent des messages puissants mais énigmatiques, ou bien des personnages ésotériques qui ont eu la révélation de la Vérité, mais qui malgré cela, prêchent dans le désert. Bref, ce sont là toutes sortes de génies méconnus. Donc, notre gros se plonge dans des textes obscurs, abscons, ignorés de tous ; ou bien encore, sans recherche préalable, il a tout à coup une intuition de génie. C'est l'illumination. Vite, il essaie la méthode sur lui-même : euréka, cela marche.

Bientôt, la bonne nouvelle se répand comme une traînée de poudre : il existe un moyen simple et efficace de maigrir ! Notre gros amaigri est désormais investi d'une mission : qu'il le veuille ou non, il doit ouvrir un cabinet de consultation, alerter les journalistes, écrire un livre, faire une tournée de conférences. Bien entendu, il se heurte à de nombreux ennemis qui tentent d'entraver l'émergence de la vérité : la bêtise et l'ignorance, bien sûr, mais aussi des intérêts particuliers, comme par exemple ceux des lobbies du *fat business*, ou de ces empoisonneurs que sont les sucriers ou les boulangers-pâtissiers. Le Malin est partout, et il convient de le démasquer. Fort heureusement, le gourou est soutenu dans sa lutte par les nombreux adeptes qu'il se sera fait, qui deviennent ses meilleurs évangélisateurs.

Le métabolisme abracadabrant

Souvent, notre magicien semble tenir un discours logique, voire scientifique. Ne nous y trompons pas : la magie d'aujourd'hui s'habille volontiers des oripeaux de la science, mais elle n'en devient pas plus rationnelle pour autant. Il s'agit plus d'invocation que de démonstration, le plus souvent inextricablement mêlée à des considérations d'ordre moral, des présupposés écologistes, des charges contre le café ou le tabac, les mets épicés, la pollution, les engrais chimiques, les colorants et additifs alimentaires ou le mode de vie citadin.

Nos gourous nous parlent donc, entre autres choses, d'enzymes, d'hormones, de métabolisme, de vitamines, de micronutriments, de protéines animales et végétales, de lipides cachés et pas si cachés que ça. Ils nous décrivent des mécanismes biologiques incontestables, puis enchaînent sans pudeur sur de fumeuses théories, des conseils diététiques sans grand rapport avec ce qui précède. Celui-ci nous fera un cours sur la régulation du glucose sanguin par l'insuline et sur l'insulino-résistance, pour aboutir quelques pages plus loin à un miraculeux régime en cinq jours. Celui-là nous détaillera les mécanismes du stress et le rôle incontournable de l'hypothalamus, du système nerveux végétatif sympathique et parasympathique, pour conclure par de banals conseils de relaxation respiratoire.

L'amaigrissement par identification

Ne nous laissons donc pas abuser par ce discours à vocation décorative. Ce à quoi nous invite notre gourou, c'est tout d'abord à fonctionner par identification.

Nous pouvons tout d'abord nous identifier au Maître amaigrisseur lui-même : « Regardez comme j'ai maigri ! Si vous faites exactement comme moi, si vous marchez dans mes pas, alors vous deviendrez comme moi, vous deviendrez moi ! » nous propose le gourou.

Ou bien nous pouvons nous identifier à la longue série des adeptes qui, célèbres ou anonymes, ont suivi la méthode du gourou et à qui cela a pleinement réussi. La plupart des gourous nous tendent la perche en se lançant dans une énumération sans fin : nous avons là Martin, Dupont et Durand, bien sûr, mais aussi, mais surtout, Jack Nicholson et Liza Minelli, qui auront maigri en suivant le régime dissocié fondé sur la théorie des enzymes incompatibles de madame Judy Mazel. Jean-Pierre Foucaux, Isabelle Adjani, Sophie Tatischeff et Yves Rénier ont quant à eux maigri grâce au docteur Peltriaux. Tous sont plus que jamais minces, riches et plus ou moins célèbres. Ne voulez-vous pas devenir comme eux, ne voulez-vous pas devenir eux ?

Évidemment, le processus d'identification fonctionne d'autant mieux que c'est la star elle-même qui nous parle : chanteurs, acteurs, mannequins, journalistes, écrivains, cuisiniers trois étoiles, chefs d'entreprise, hommes politiques qui ont perdu du poids et nous livrent le secret de leur amaigrissement spectaculaire constituent autant de modèles identificatoires. Demis Roussos, Victoria Principal, Paul-Loup Sulitzer, Paul Bocuse, Michel Oliver, Sonia Dubois, qui appartiennent à un monde hors de portée du commun des mortels, possèdent *de facto* le *mana* nécessaire pour devenir magiciens amaigrisseurs. Cessons d'être nous, soyons eux !

L'amaigrissement par les rituels et pratiques fétichistes

La mécanique de l'identification constitue une première pratique défensive : on maigrit en s'oubliant, en s'identifiant à un modèle, si possible célèbre, parfois anonyme. Instituer des rituels alimentaires et des pratiques fétichistes en sont les compléments habituels.

En fait, tout régime amaigrissant consiste à promouvoir une alimentation ritualisée : tel aliment devra être consommé à tel moment de la journée, de telle et telle façon, avec telle ou telle régularité. Par exemple, dans les régimes Scarsdale ou Mayo, le petit déjeuner doit impérativement comporter un demi-pamplemousse. Les céréaliers américains sont parvenus à convaincre une bonne partie de la planète qu'on ne saurait maigrir si on ne mange pas de céréales au petit déjeuner. De même, la consommation de légumes cuits à l'eau, de fromage à 0 % de matière grasse ou de poisson cuisiné au court-bouillon fait partie du rituel de l'amincissement et ces aliments sont absorbés religieusement : en les ingérant, c'est de la minceur qu'on absorbe.

Le candidat à la minceur peut aussi être encouragé à reporter sa faim impérieuse et dévorante sur un fétiche, un substitut puissamment investi : dorénavant, ce n'est plus d'aliments qu'il se nourrit, mais de pilules et de potions, de séries d'injections mystérieuses, d'appareillages pseudoscientifiques. Ou bien encore, il a faim de Dieu : un Dieu vu comme une force extérieure, une entité toute-puissante prenant le relais d'une volonté défaillante. À moins que ce ne soit le groupe, un groupe déifié, idéalisé, sur lequel on reporte tous ses espoirs. Tout cela constitue d'excellents moyens de nier la douleur d'une inacceptable privation.

La pesée est assurément l'une des pratiques les plus fétichisées. 59,950 kilos et la journée est belle, 60,100 kilos et elle est irrémédiablement gâchée. L'indication de l'aiguille, l'énonciation du poids s'apparentent au jugement de Dieu : c'est à ce moment qu'on sait si la magie a fonctionné.

Ce qui n'existe pas ne me fait pas envie

Rituels, fétiches et processus d'identification ne suffisent cependant pas à nous faire oublier nos privations. Fort heureusement, le psychisme humain est parfois capable de tours de passe-passe dignes du grand Fregoli : la pratique du déni allié à l'instauration de tabous permet des miracles.

Qu'on en juge : si les aliments grossissants n'existaient pas, nous n'aurions pas à nous les interdire. Nous pourrions alors être minces sans avoir à nous priver. Comme Adam et Ève au paradis terrestre, nous mangerions des aliments sains et naturels, en serions pleinement satisfaits et n'aurions pas à nous soucier de nos désirs de gâteaux ou de charcuteries.

Bon, mais les choux à la crème et les pommes de terre frites existent, n'est-ce pas, alors comment faire ? C'est simple : il suffit de dire que, à partir de cet instant, les Paris-Brest et les plateaux de fromages cessent d'être des aliments et deviennent des objets non comestibles. Bavez-vous devant de la cervelle de singe ou du rôti de caniche ? Rêvez-vous de fricassées de cloportes ? Non, bien sûr. Alors, pourquoi désireriez-vous manger des pommes de terre, qui sont, au mieux, de la nourriture pour les cochons, nous explique Montignac ?

Tel est le message du régime, ce qui nous le fait trouver si reposant. Nous trouvons plus facile de maigrir en suivant un régime bardé d'interdits car alors il n'y a plus à lutter : on n'est pas privé de gâteaux car les gâteaux ont cessé d'être comestibles, en tout cas pour nous. Certes, l'idéal serait qu'ils ne le soient plus pour les autres également, ce qui nous faciliterait grandement la tâche. Mais peut-être est-ce trop demander aux minces : la lutte d'Atkins en faveur de la mise hors la loi du saccharose et des glucides en général a fini par échouer. Et si, aujourd'hui, certains fanatiques militent en faveur du bannissement de certaines matières grasses, les mangeurs de chocolat, de biscuits, de gâteaux, de pommes de terre frites, de fromages et de charcuteries semblent bien décidés à ne pas se laisser faire.

Puisqu'il s'avère impossible d'annihiler certains aliments de la planète, on fera alors peser sur eux un tabou absolu. D'un certain point de vue, c'est presque pareil : dès lors, on les ignore, on ne les voit plus. Lorsqu'on passe devant une boulangerie-pâtisserie, devant le rayon charcuterie du supermarché, on détourne simplement la tête. Ni vu, ni connu.

Je jubile de n'être privé de rien

Le régime ne fait pas que nous faciliter la vie en nous rendant aveugles à certains aliments, il nous convainc qu'au contraire nous pouvons manger davantage. Nous ne sommes pas l'objet de privations puisque nous avons accès à plein d'autres aliments, tous plus délicieux les uns que les autres, en quantité illimitée. Nous pourrons par exemple nous bourrer de saucisson et de fromage dans un monde sans pain (régime Atkins), ou ingurgiter des brouettées de légumes secs ou frais dans un monde dépourvu de corps gras (régime Susan Powter). Ce déni est jubilatoire : quelle allégresse de ne pas avoir à envisager de privation ! D'où ce caractère volontiers primesautier de tant de régimes, si amusants à suivre, si délicieusement agréables. On maigrit de plaisir, dans la joie et la bonne humeur. Youpi !

Les régimes dits sérieux ne sont pas fondamentalement différents. Le discours est identique, quoique *mezza voce* : n'ayez pas d'inquiétude, nous serinent le nutritionniste ou le diététicien homologués, vous ne manquerez de rien, et même aurez plus que d'habitude. Que dis-je : si vous suivez bien mon régime, vous aurez de la difficulté à tout manger. Ce qui n'est pas dit, bien sûr, c'est qu'on nous aura échangé des gâteaux contre des nouilles sans beurre, du roquefort en tartine contre du fromage à 0 % de matière grasse.

L'ironie de l'histoire réside dans le fait que ce discours — je mange jusqu'à la nausée (les aliments auxquels j'accorde une existence) je m'en régale joyeusement, je m'en bourre frénétiquement, je m'en remplis autant qu'il est possible, sans la moindre restriction, sans limite — se révèle être un discours décalqué sur celui du ou de la boulimique. Quelle belle magie : plus on se remplit la panse (des aliments autorisés) et plus on maigrit !

Rappelons que toute magie présente cependant un inconvénient : ses effets sont passagers. Dès que nous nous trouvons confrontés à une situation qui nous oblige à nous rappeler qui nous sommes, à nous souvenir de nos problèmes bien à nous, les processus identificatoires s'effondrent. Quant au déni des aliments, il suffit d'une seule petite bouchée de chocolat pour qu'il nous devienne tout à coup impossible d'en nier l'existence. Nous sommes alors comme Cendrillon, jeune femme trop grassouillette qui, par un coup de baguette magique, parvient à entrer dans sa robe de bal mais qui, au douzième coup de minuit, se met à ressembler à nouveau à une grosse citrouille.

Le régime du père Fouettard

Si la magie amaigrissante, avec son cortège de dénis, de tabous et de pratiques fétichistes ne parvient pas à nous faire maigrir, alors peut-être faut-il accepter la triste réalité : il nous faut souffrir pour obtenir ce que nous désirons. Si on est dans cette disposition d'esprit, on peut faire appel à un autre type de gourou, celui du père Fouettard. Nous lui déléguerons la tâche de nous obliger à mettre en pratique ce que nous ne parvenons pas à faire tout seuls, mais que nous désirons tout au fond de nous.

Avec un père Fouettard, il n'y a pas de Grand Secret. Pour maigrir, il faut et il suffit d'appliquer aveuglément la méthode sans la modifier d'un iota, sans état d'âme. Tel est le message du docteur Tarnower, inventeur du régime Scarsdale : mangez très exactement ce qui est prescrit, ne mangez jamais de ce qui est interdit. « C'est une méthode facilement applicable par tous, sans préparation particulière. La seule chose que j'attends de vous, c'est un sérieux et une régularité dans vos prises "médicamenteuses" [...] J'exige de vous que vous remplissiez régulièrement, selon la fréquence qui vous est prescrite en quatrième partie de ce livre [...] vos questionnaires de contrôle et de suivi de votre traitement personnel », nous dit un autre père Fouettard[113]. « Ayez confiance en moi, comptez sur moi [...] Je vous promets que si vous lisez ce livre comme il se doit, de la manière dont je vous le conseille, et si vous suivez mes directives, vous n'échouerez pas » nous dit encore Judy Mazel, inventrice du régime de Beverly Hills[114].

Les régimes centrés sur le comptage des calories sont, par définition, de type père Fouettard : le plaisir alimentaire est éradiqué, puisqu'on ne mange plus des aliments, mais des calories. De la même façon, ces régimes centrés sur les nutriments, où on ne mange pas du bifteck mais des protéines, pas du riz mais des glucides lents, pas du beurre mais un bouche-artères, ne peuvent qu'installer une vision terrorisante de l'alimentation.

Les demi-vérités de la médecine hospitalo-universitaire

La médecine hospitalo-universitaire est volontiers père Fouettarde. « À Auschwitz, il n'y avait pas d'obèses ! » tonnait un célèbre professeur de nutrition, dont par charité je tairai le nom. Mais après tout, les conseils nutritionnels et autres méthodes amaigrissantes proposées sont censés reposer sur des bases scientifiques solides. Il ne s'agit pas d'idées biscornues, mais de données certaines, vérifiées sur le plan scientifique, résultant de travaux sur la chimie des aliments, la physiologie de la digestion, sur la façon dont l'organisme utilise et brûle les différents nutriments. Les médicaments prescrits ne sont pas une quelconque potion magique, mais ont été expérimentés longuement et ont reçu l'aval des pouvoirs publics. Dans ces conditions, peut-être convient-il de suivre les bons conseils, si raisonnables, de ces médecins, de leur obéir, le doigt sur la couture du pantalon.

Si seulement c'était vrai… La nutrition est encore loin d'être une science exacte et pour se laisser ainsi abuser, il faut avoir la mémoire courte. Les médecins qui recommandaient doctement des régimes à base de viande et interdisaient les céréales et féculents sont les mêmes qui, deux décennies plus tard, conseillent de limiter la viande et de manger pâtes et pommes de terre. Les coupe-faim, et avant eux les extraits thyroïdiens, depuis remis en question à la fois en raison de leur inefficacité à long terme et de leur toxicité, étaient en leur temps prescrits par la quasi-totalité des médecins hospitalo-universitaires.

Certes, la cause est entendue, à tout point de vue, il vaut mieux être mince que gros. On en déduit que quand on est gros, on doit maigrir. Mais à condition qu'il existe une méthode amaigrissante efficace, aux résultats durables. À condition que l'aspiration à la minceur ne crée pas davantage de problèmes que l'obésité elle-même. Or les statistiques sont connues de tous : dans 70 % des cas pour les plus optimistes, dans 90 à 95 % pour les autres, les personnes qui suivent une méthode amaigrissante d'une sorte ou d'une autre ne maigrissent pas ou regrossissent dans les cinq ans.

Il faut se rendre à l'évidence : les méthodes dont on dispose aujourd'hui pour aider les individus à perdre du poids sont en majorité inefficaces sur le long terme. Les résultats des méthodes diététiques n'ont rien d'enthousiasmant ; il n'existe pas à ce jour de médicament qui permette de maigrir durablement et qu'on puisse prendre indéfiniment ; la génétique est prometteuse, mais ne débouchera sans doute sur rien de concret avant des lustres ; la chirurgie amaigrissante reste une méthode bien imparfaite et est à réserver aux cas les plus désespérés ; l'exercice physique intensif ne convient décidément pas aux obèses et les appareillages amaigrissants ne sont que du charlatanisme pur et simple.

Dans ces conditions, on pourrait s'attendre à davantage de modestie de la part du corps médical : pourquoi tarabuster les gros afin qu'ils maigrissent alors qu'on n'est pas fichu de les aider efficacement ? Pourquoi promouvoir de vastes campagnes médiatiques destinées à lutter contre ce fléau des temps modernes, ce « dramatique problème de santé publique », alors qu'on sait

— ou qu'on devrait savoir — que le seul résultat tangible sera d'ajouter à la culpabilisation de l'obèse ?

Se restreindre pour maigrir : une fausse bonne idée

Pis encore : non seulement les régimes et autres méthodes diététiques ne permettent pas aux gros de perdre durablement du poids, mais ils aggravent notablement leurs problèmes.

Si maigrir est tellement difficile, c'est qu'il existe de puissants mécanismes de régulation qui sont à l'œuvre dans l'organisme, dont le rôle est de veiller à ce que les réserves graisseuses ne soient pas dilapidées. De ce point de vue, maigrir est vu, non pas comme une amélioration de la santé, mais comme un processus déstabilisateur mettant le corps en danger. Face à la pénurie artificielle d'un régime, l'organisme réagit d'une part en diminuant le métabolisme de base pour économiser l'énergie, et d'autre part en exacerbant la faim. L'appétit pour les nourritures les plus riches s'intensifie. Peu à peu on ne pense plus qu'à cela : manger de bonnes choses bien grasses et bien sucrées.

Deux forces s'opposent donc : l'être conscient qui désire maigrir se trouve aux prises avec un organisme rétif qui s'y refuse. Passer outre demande des efforts considérables : il faut oublier sa faim, nier ses appétits, établir des systèmes de défense comme ceux que nous venons de décrire. Cela nécessite une mobilisation de tous les instants, l'instauration d'un état d'hypercontrôle qui, à la longue, est exténuant. Malgré cela, on reste fragile : un souci, un malaise, un inconfort, une émotion, le moindre contact avec les aliments prohibés peuvent provoquer une bascule dans la perte de contrôle, l'apparition de compulsions alimentaires ou l'abandon pur et simple du régime.

Ces personnes « au régime », ou en état de « restriction cognitive[115] », finissent par avoir deux façons opposées de se nourrir. Un temps, elles sont raisonnables, rationnelles, s'appliquent à suivre strictement leur programme alimentaire. Elles sont alors dans ce qu'elles appellent leur « état normal ». Puis, au bout de quelques heures, ou de quelques jours, voire après quelques semaines ou quelques mois, elles s'abandonnent à leurs instincts et mangent sans retenue tout ce qu'elles s'interdisaient, le plus souvent en proie à un état complexe mêlant jouissance et culpabilité. À aucun moment, elles ne voient que ces moments d'abandon sont la rançon de l'état d'hypercontrôle qui précède.

La plupart du temps, le bilan pondéral n'est guère brillant. Le poids est souvent en yoyo : dans les périodes de régime, il descend ; dans les périodes de relâchement, il remonte. À la longue, il a plutôt tendance à monter davantage qu'il ne descend. Faire des régimes, dans la majorité des cas, finit par faire grossir.

Mais le pire n'est pas là : cet état de restriction finit aussi par modeler le psychisme. Afin de ne pas se laisser distraire de son effort d'amaigrissement, il convient d'étouffer ses sensations, ses émotions, ses pensées intimes, toutes choses qui pourraient, si on s'y abandonnait, déboucher sur de nouvelles pertes du contrôle alimentaire. Alors, peu à peu, à force de nier son univers intérieur, on perd le contact avec soi-même, on ne sait plus ce qu'on pense ou ce qu'on ressent. On se sent vide, comme mort au-dedans. Pour éviter le néant et la dépression, on se tourne vers le monde extérieur. Nos sentiments, nos pensées nous étant interdits, on emprunte aux autres, à nos proches, à nos amis, aux minces à qui on aimerait ressembler, leurs sentiments, leurs pensées. On vit en quelque sorte par procuration[116].

À certains moments, le système semble marcher : on s'active frénétiquement, on se donne avec enthousiasme, on est joyeux et on n'éprouve guère le besoin de manger. Mais tôt ou tard, tout s'effondre : on se sent vide, inexistant. On s'adonne alors derechef à une alimentation compulsive, on reprend le poids qu'on avait eu tant de mal à perdre. La boucle est bouclée.

Pourquoi tant d'acharnement à promouvoir des méthodes inefficaces ?

Il y a là un mystère : sachant tout cela, constatant année après année, décennie après décennie, l'inefficacité ou la dangerosité flagrantes des méthodes amaigrissantes classiques, comment se fait-il qu'autant de médecins honnêtes persistent à les préconiser ?

Le fait que perdre du poids et ne pas le reprendre soit une épreuve hasardeuse, rarement couronnée de succès, est pourtant désormais un secret de Polichinelle. Mais voilà : les obèses, les enrobés, les minces terrorisés à l'idée de grossir ne veulent rien en savoir. Le corps médical non plus.

Car comment renoncer à maigrir ? Être mince est devenu une nécessité absolue, la condition *sine qua non*

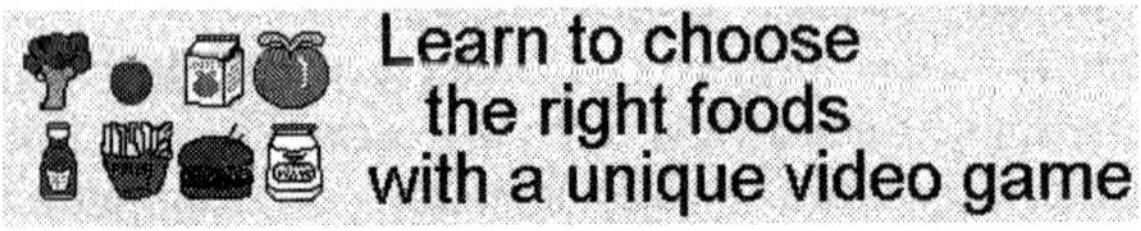

Subliminal Diet Food Blaster

A unique video game that helps you create healthy eating habits. In the graphic below, you use your broccoli to zap the marauding junk food (the burger and fries) while avoiding the junk food smart bombs (the ketchup and mayo.)
At the same time, subliminal health suggestions flash on the screen and seep right into your brain. You can program your own health or weight loss suggestions.
After every round, both the junk food and the healthy food images change, but the game gets harder. The junk food gains intelligence at avoiding your shots, while the junk food smart bombs get smarter as they try to home in on you.
The more you concentrate on the game, the more powerful the suggestions that seep into your mind.

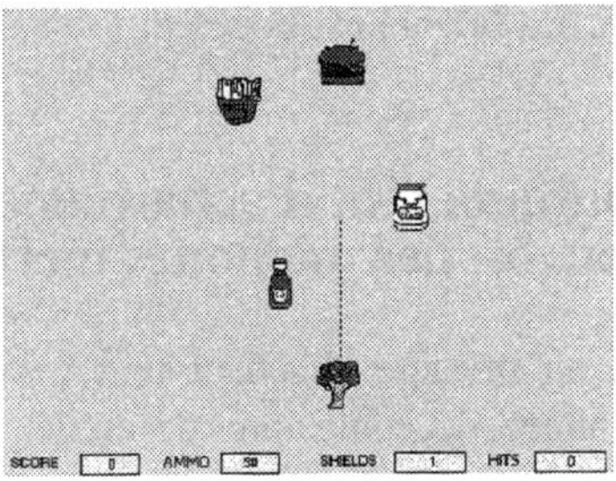

There's nothing like SUBLIMINAL DIET FOOD BLASTER. Runs on both Windows 3.1 or Windows 95. Only $19.95 from Autonomy Publishing Corp.

pour accéder à la santé, à la normalité, à l'épanouissement individuel, au bonheur. Officialiser le fait qu'il y ait tant de candidats à la minceur, mais si peu d'élus est tellement intolérable qu'on dénie tout simplement que ce soit vrai. Quelque chose *doit* marcher ! Cette voracité de minceur de nos semblables, sans limite, cette incapacité à admettre qu'on n'aura pas forcément ce qu'on désire, conduisent à oblitérer une connaissance insupportable, à recourir à la pensée magique, à mettre en place les diverses modalités défensives qu'on vient de voir.

Tout le monde ou presque semble chercher à protéger une fiction : maigrir serait facile, suivre des régimes serait anodin, sans conséquence. Si on est gros, c'est simplement parce qu'on mange trop, ou mal. Il suffit de manger ce qu'on nous dit de manger et tout rentrera dans l'ordre. On ne maigrit pas ? C'est sans doute parce qu'on aura choisi le mauvais régime, la mauvaise méthode, à moins que ce ne soit par manque de volonté. Il n'y a qu'à revenir à la case départ et recommencer.

Pour préserver ce rêve — bientôt je serai mince, lisse, séduisant(e), sans cellulite — les affamés de minceur sont prêts à tout. Ils ont vite fait de se transformer alors en incroyables gogos à qui des profiteurs sans scrupule n'ont aucun mal à vendre le château de Versailles ou la tour Eiffel.

Tant de gens prêts à payer, prêts à souffrir, à se faire gruger : il est normal que cela suscite des vocations. Des illuminés et des escrocs, des chefs de sectes, des inventeurs de concours Lépine, des charlatans, des médecins honnêtes mais inconséquents, des médias hystériques, des éditeurs cyniques, tout ce petit monde s'active autour d'un business juteux et souvent loufoque. On vend des régimes saugrenus, de l'hypnose en cassette, des appareillages délirants, des aimants, des vibromasseurs, des lasers, des saunas, des rameurs, on se fait planter des aiguilles, cloisonner l'estomac, enlever les intestins, aspirer la graisse. Même l'échec programmé est récupérable et transformable en bon business : lorsque des fiascos répétés auront fini par déprimer, lorsqu'on sera devenu obsédé par son poids, par la nourriture, lorsqu'on sera la proie de troubles du comportement alimentaire, le psy de service sera là, qui nous tendra les bras.

La société boulimique

Lorsqu'un savoir est connu, mais nié, oblitéré avec intensité par la quasi-totalité du corps social, c'est à coup sûr qu'on vient chatouiller un mythe social fondamental, un de ces mythes que la société n'est guère encline à remettre en question. Mais quel danger y a-t-il à affirmer que maigrir n'est peut-être pas si important ? Est-il si scandaleux d'affirmer que le problème est sans doute mal posé, qu'il ne peut s'agir de seulement perdre des kilos ? Que, peut-être, maigrir nécessite qu'on évolue, qu'on change, qu'on remette certaines choses en question ?

En fait, la façon dont notre société réagit face au problème du surpoids est symptomatique d'une problématique plus générale. La vérité est que nous sommes dans une société boulimique. Et s'il y a quelque chose de susceptible de terroriser une personne boulimique, c'est bien l'idée de devenir obèse.

La personne boulimique est une dévoreuse : elle a un besoin insatiable, irrépressible, de se remplir. Certes, elle préfère ingurgiter de bonnes choses, mais à défaut, elle est prête à prendre ce qui lui tombe sous la main, des nouilles froides, du pain rassis, des rogatons. La personne boulimique est une battante : lorsqu'elle ne sombre pas dans la dépression, ou encore afin de combattre cette dernière, elle s'active, dévore la vie à belles dents, jamais rassasiée. « Je veux me remplir de la nourriture que j'aime, je veux aussi me remplir de minceur, faire le plein de beauté. Je veux tout et ne renoncer à rien » crie-t-elle à la face du monde.

De même, notre culture vante elle aussi la consommation quantitative au détriment du qualitatif. L'occidental, comme un nouveau riche, accumule objets et activités de toutes sortes sans jamais s'en satisfaire. Il dévore des spectacles télévisuels, mais ils ne font que meubler son temps. Il lit des livres, voit des films, assiste à des spectacles récréatifs, accumule des expériences insignifiantes qui ne le marquent pas. Il se remplit de tout et de rien sans que cela prête à conséquence. Tout semble mis sur le même plan. Qu'importe ce qu'il fait, du moment qu'il fait quelque chose. Ainsi, sous nos cieux, dire de quelqu'un qu'il a une vie bien remplie apparaît comme le plus beau des compliments. Sans que personne, jamais, ne se demande de quoi cette vie est remplie. Il s'agit d'être « busy » afin que fonctionne le business.

Une caractéristique de l'individu boulimique, ce qui fait sa spécificité, est de vomir sans digérer. Digérer, assimiler la nourriture terrorise la personne boulimique car si elle se l'autorisait, cela signifierait que ce qu'elle a englouti lui profiterait, qu'avaler ne serait pas un acte inconséquent et réversible. Digérer est à l'opposé de vomir : les aliments vomis ne font qu'entrer et sortir, laissant l'individu intact ou presque. Au contraire, ce que nous digérons nous change, puisque l'élément digéré est incorporé à notre propre substance. La personne boulimique vomit donc, annulant ainsi les conséquences de ses actes, gardant de ce fait un tour de taille inchangé. Mais ces allers-retours inconséquents condamnent aussi notre boulimique à l'insatisfaction permanente, la stagnation perpétuelle. Elle court, elle court, la boulimique, elle s'active, se démène, mais telle Pénélope, qui défait la nuit ce qu'elle a tissé le jour, elle rejoue éternellement la même histoire sans jamais trouver plénitude et satisfaction.

Et nous-mêmes, n'avons-nous pas un indéniable talent à nous activer sans rien digérer ? La digestion des aliments, des idées, des expériences, est un processus actif, demandant des efforts, un processus irréversible, puisqu'il transforme notre personne, et un processus lent, qui nécessite qu'on y consacre du temps. Or le temps est ce qui manque le plus, dans une idéologie dominée par le remplissage.

La personne boulimique ne supporte pas le vide, le manque. Toute séparation est vécue sur un mode dramatique et appelle une boulimie en réponse. De même, nos sociétés paniquent à la simple évocation de la mort, de la disparition. Alors qu'autrefois, la mort était considérée comme un processus naturel auquel il convenait de se préparer, elle est désormais vue comme une catastrophe impensable, dont il convient de nier jusqu'au bout l'existence.

On comprend que le mode de fonctionnement boulimique soit difficilement critiquable au sein de notre société, puisqu'il en constitue l'idéologie dominante : l'individu boulimique veut toujours plus de nourritures, comme tout bon occidental veut toujours plus de richesses, de réussite, de confort, de loisirs, de sexe, d'espérance de vie. La personne boulimique veut la nourriture et la minceur, comme l'Occidental veut la liberté et la sécurité, la vie de famille et l'aventure, le temps libre et les revenus. Elle engloutit tout ce qui passe à sa portée, comme l'occidental sait désamorcer toute opposition en incorporant purement et simplement l'opposant. La personne boulimique panique à l'idée d'une séparation, comme l'Occidental est terrorisé par la mort.

L'obésité ou le péché dévoilé

La montée de l'obésité et des troubles du comportement alimentaire témoigne de l'échec d'une société boulimique comme, à un niveau individuel, la prise de poids témoigne de l'échec de la stratégie de la personne boulimique. L'obésité, aujourd'hui, est comprise comme une faiblesse impardonnable, le signe de l'échec de l'individu à se maîtriser. Ou plutôt, l'important n'est pas tant de maîtriser son comportement, mais de maîtriser son poids et son apparence. Car ce qui fait scandale n'est pas le fait que l'obèse mange trop : comment une société boulimique pourrait-elle lui en faire le reproche ? N'est-on pas sur terre pour profiter le plus possible de tout ce dont on peut profiter ? Non, l'objet du scandale réside dans le fait que l'appétit excessif finisse par se voir.

En somme, l'obèse a péché et est en enfer. Et tous les autres pécheurs de trembler. Eux aussi sont des gourmands et des gloutons, des dévorateurs voulant toujours davantage. Mais leur insatisfaction perpétuelle, leur fièvre consommatrice ne laissent pas d'inscription corporelle aussi évidente. L'obèse, dont les péchés sont patents, constitue quant à lui un bouc émissaire parfait.

On comprend mieux la hargne de nos contemporains à éradiquer l'obésité : le corps pléthorique de l'obèse constitue un reproche permanent aux dévorateurs que nous sommes tous, peu ou prou, un rappel de nos propres péchés.

L'homme maître de son destin

Lorsque le boulimique a peur de grossir, sa seule issue est de se contrôler afin de ne pas s'abandonner à ses instincts. Pour y parvenir, il doit se méfier de lui-même, de ses sensations de faim, de ses pulsions, de ses désirs dévorateurs. Il doit les ignorer, les nier, faire comme s'ils n'existaient pas. Mais nous connaissons tout cela : ce type de comportement correspond à la restriction cognitive que nous avons évoquée précédemment.

La maîtrise est le fin mot de l'affaire. Mais cet idéal de maîtrise est aussi celui de l'Occident. Notre vie nous appartient et nous sommes les maîtres de notre destin, ainsi nous voyons-nous depuis que Dieu est mort. Mais si notre vie est ce que nous en faisons, cela signifie que nous en portons la responsabilité.

Ainsi, nous sommes intimement persuadés que notre santé physique, notre espérance de vie dépendent de nous, de la façon dont nous entretenons notre corps, dont nous en prenons soin. De la même façon, nous serions responsables de notre apparence : chacun, s'il s'en donnait la peine, ne pourrait-il pas modeler son corps à son gré ? Un régime étudié ferait fondre les graisses, un travail de musculation ferait apparaître des muscles auparavant absents, et pour le reste, le chirurgien sculpterait un corps conforme à ses vœux. Est-ce le psychisme qui défaille ? Là encore, chacun devrait se prendre en charge et, si nécessaire, consulter un psy qui saurait bricoler un mental qui pense droit.

Si la beauté et la santé parfaites s'acquièrent grâce à une bonne hygiène de vie doublée d'un mental d'acier, la maladie, la mort avant l'heure deviennent une forme de punition, le surpoids le signe d'un ratage personnel, d'une personnalité imparfaite, voire d'une moralité douteuse. La culpabilisation va bon train : fumeurs, alcooliques et obèses, dispensés de gymnastique et amateurs de sucreries, tous sont vus comme de mauvais citoyens qui grèvent indûment le budget de la Sécurité sociale en raison de maladies dues à des carences morales.

Évidemment, s'il s'avère que maigrir durablement, sculpter son corps, ciseler son mental sont des travaux d'Hercule, les fables du volontarisme et de l'avancement au mérite se trouvent remises en question. Si, malgré ses efforts, on ne récolte qu'échecs, dépression et troubles du comportement alimentaire, c'est donc qu'on a été floué, qu'on est victime d'une profonde injustice.

La société boulimique tient un double discours. D'une part, il s'agit de faire le plein d'activités, d'objets, de plaisirs, de nourritures, d'expériences inconséquentes. On s'active à son travail, puis on s'active à ses vacances. On rencontre du monde mais on ne fait la connaissance de personne. Insatisfait, on n'entrevoit pas d'autre solution que d'en faire encore plus. Dans le système boulimique, qui fonctionne par accumulation, il ne peut être question de renoncer à une chose pour en obtenir une autre. Pourquoi devrais-je manger moins, ne pas manger ce qui me fait plaisir sous prétexte que je désire maigrir ? On a vu que ce cumul des contraires, ce déni de toute privation nécessitent le recours à la magie et aux sorciers, à l'instauration de tabous, à l'utilisation de fétiches.

D'autre part, il nous est demandé de nous maîtriser, de garder le contrôle, de nous conduire en individus responsables. Ce qui est dénié, cette fois-ci, c'est la difficulté de la tâche.

Perdre des kilos ou devenir une personne mince ?

Nous voulons croire à ces fictions : maigrir est facile, le corps humain est infiniment malléable, tout un chacun peut atteindre l'idéal esthétique du moment pour peu qu'il s'en donne la peine. Nous croyons dur comme fer que le monde appartient aux minces. Ils ont la santé et la longévité, réussissent sur le plan professionnel et en amour. Nous croyons que la relation entre le poids et la réussite est strictement proportionnelle : chaque kilo perdu nous rapproche du bonheur. Dans notre logique boulimique, nous voulons toujours plus : plus de minceur, plus de félicité. Cette surenchère cause notre perte.

Car ce à quoi nous aspirons, c'est rester fondamentalement le même à tous égards, tout en pesant moins lourd. Cette demande, nous l'avons vu, relève de la magie et s'avère impossible à satisfaire. Le corps, l'esprit se rebellent, si bien qu'on ne maigrit pas, ou bien on maigrit, mais de façon toute temporaire. Alors, que faire, en attendant ce jour béni où, grâce à de nouvelles avancées de la science, il sera possible de réguler notre pourcentage de matière grasse et nos appétits sur ce mode magique auquel nous aspirons ?

Mincir un peu, beaucoup ou pas du tout

La première option consiste à renoncer à maigrir, en totalité ou en partie. Comme on l'a vu, les régimes et autres méthodes amaigrissantes ne font le plus souvent qu'aggraver les problèmes ou en créer de nouveaux. La course à la minceur, en mobilisant toutes nos énergies, nous empêche de profiter comme il se doit de notre existence. Bon, nous sommes gros, pas aussi beaux que nous le voudrions, notre espérance de vie est légèrement raccourcie, notre santé et notre forme physique pourraient être meilleures. Certes, mais nous sommes vivants et nous devrions nous dépêcher de vivre cette vie, la seule que nous ayons.

Mais pour renoncer à maigrir, il faut savoir faire fi de l'idéologie boulimique ambiante, accepter l'idée qu'on n'aura peut-être pas tout ce qu'on pense pouvoir avoir, tout ce à quoi on estime avoir droit. Accepter de vivre sans la minceur et avec ses kilos nécessite une révolution copernicienne. Nous voilà en plein paradoxe : car si on était capable de faire son deuil d'un corps svelte, on serait sans doute tout aussi capable de renoncer à consommer certaines nourritures excédentaires. Dès lors qu'on accepte l'idée qu'on pourrait ne pas maigrir, perdre du poids devient plus facile.

Poursuivons dans le paradoxe : nous faisons partie d'une société boulimique qui, exacerbant en nous l'avidité et l'insatisfaction, nous pousse à la surconsommation. Nous nous remplissons à ras bord d'objets futiles, d'activités agitatoires, et bien entendu de nourritures ingurgitées à la va-vite. Devenus obèses, en bute aux critiques et aux moqueries, nous sommes sommés de maigrir sur-le-champ. Or que nous propose-t-on pour guérir de notre voracité ? De continuer sur le même mode, en surconsommant des méthodes amaigrissantes, des produits de toutes sortes censés nous faire maigrir. Comment sortir de ce cercle vicieux, si ce n'est en refusant la surconsommation, en prenant ses distances avec la boulimie de minceur ?

Oui, décidément, se révolter contre la mincitude ambiante, dire non à une pression sociale devenue hystérique, sont des options à considérer. D'autant que l'autre terme de notre alternative raisonnable n'est pas si aisé à mettre en pratique : il consiste à reconsidérer le problème de l'obésité dans sa globalité, à ne plus le voir par le petit bout de la lorgnette. Non, mincir durablement ne se résume pas à une simple affaire de kilos à perdre, de méthode magique à appliquer. Il s'agit en vérité d'une évolution globale et profonde de la personne. Mincir et rester mince nécessitent de devenir autre que la personne que nous sommes.

Changer de perspective face à la nourriture

Devenir cette personne mince que nous désirons être, c'est en premier lieu considérer le fait de se nourrir dans une perspective différente. Manger est un des plaisirs de la vie. Pourquoi le gâcher en s'interdisant tout ce qu'on aime pour le remplacer par des ersatz, des aliments factices, des poudres de perlimpinpin ? Pourquoi se raconter des histoires à dormir debout sur des subtilités digestives et métaboliques qui doivent tout à la magie et rien à la science ? Pourquoi chercher à tricher avec soi-même en s'identifiant à des gourous malsains, en pratiquant des rituels et des tabous alimentaires ineptes, en fonctionnant sur un mode fétichiste, en prétendant que les nourritures qui attirent le plus ont cessé d'exister ?

Ceux qui cherchent à maigrir et qui suivent des régimes ou des « projets nutritionnels » mangent rarement selon leur goût. Les aliments sont choisis en fonction d'idées préconçues sur leur valeur grossissante ou amaigrissante. Les quantités sont définies par avance et sans tenir compte le moins du monde de la faim plus ou moins grande que l'on peut ressentir. Tout au contraire, les sensations de faim et de rassasiement sont soigneusement niées car elles risquent de faire capoter la planification alimentaire préétablie. Et surtout, les fervents du régime sont imprégnés jusqu'à la moëlle de l'idéologie boulimique : il s'agit de manger le plus grand volume possible d'aliments de la plus faible valeur grossissante possible, et à défaut d'avoir la qualité, de se rattraper sur la quantité. Croire qu'une brouette de légumes cuits à l'eau remplace avantageusement une rondelle de foie gras ou une petite tranche de gâteau au chocolat est typique de l'idéologie boulimique : il s'agit de se remplir, de se bourrer, dans l'espoir de masquer une faim qui n'est pas que de nourriture, de combler un manque d'une autre nature, sans grand rapport avec la faim corporelle.

Cessons donc de reprocher à la nourriture d'être nourrissante. Il est bon que la nourriture nourrisse. À condition d'avoir faim, bien sûr, et de savoir s'arrêter quand cette faim est apaisée, quand on est rassasié. Là est le point important : il faut savoir écouter, non plus des théories fumeuses, mais les besoins de son corps. Il s'agit de manger en prêtant toute son attention à la nourriture que l'on ingère et à son action sur soi-même, en ayant conscience de l'importance de son acte. Lorsque vient le moment où la nourriture commence à être moins bonne, où le plaisir à manger diminue, c'est qu'on a eu son content. À quoi bon manger une bouchée de plus ?

Bon, dans la pratique, je vous l'accorde, les choses sont un peu plus compliquées : selon les aliments considérés, les sensations de rassasiement sont plus ou moins perceptibles. De plus, lorsqu'on fait un repas complet, on accepte volontiers de rester sur sa faim au moment de l'entrée, sachant qu'après vient le plat principal. Ensuite, on ne choisit pas toujours ce qu'on mange, ni l'heure à laquelle on mange, ni les conditions dans lesquelles on mange. Enfin, pour maigrir, il est souvent nécessaire de rester un peu sur sa faim, de s'arrêter de manger avant d'être complètement rassasié. Quoi qu'il en soit, gardons à l'esprit ce principe : manger nourrit, et c'est bien.

Perdre de la nourriture pour perdre du poids

Manger des bonnes choses est bien, à condition de ne pas en manger trop. Car, pour maigrir, il faut être capable de manger globalement moins, de renoncer à une part de bonne nourriture.

C'est dur, allez-vous dire. C'est d'autant plus dur que le psychisme se trouve imprégné de l'idéologie boulimique, qu'on est persuadé que plus est mieux que bien, qu'on doit toujours ajouter sans jamais rien retrancher. Toujours plus, jamais moins, tel est le slogan de l'époque. Qu'on enlève quelque chose et on se sent privé, amoindri. Dès lors, on n'a de cesse que d'avoir ce dont on nous a privé et, bien sûr, quand on l'a, on en abuse.

Ce n'est que par un renoncement conscient et volontaire qu'on parvient à manger moins dans la durée. Il n'est pas possible de faire l'impasse sur cette dure réalité : il est nécessaire de sacrifier une partie de ce qu'on a pour obtenir quelque chose d'autre qu'on n'a pas. On échange ainsi un trop-plein de nourriture contre un peu de minceur.

C'est dans la mesure où ce renoncement est conscient, accepté, qu'il se différencie de la restriction : l'individu en restriction cognitive subit une privation qu'il juge insupportable. Tellement insupportable qu'il tente de la gommer par le déni, des pratiques fétichistes, des rituels, des processus d'identification à des gourous ou des maîtres amaigrisseurs. Lorsque ces défenses finissent par s'effondrer, il bascule alors dans la compulsion alimentaire.

Celui qui consomme les aliments qu'il aime tout en acceptant d'en perdre une partie se trouve dans une position psychologique différente : il ne se raconte pas d'histoires. À l'opposé, il doit faire son deuil d'une satisfaction totale, complète, et assumer son incomplétude.

Mais quelle doit être l'ampleur du sacrifice ? S'agit-il de manger juste à sa faim, d'abandonner le trop-plein, ou bien doit-on rester sur sa faim et amputer sérieusement sa ration alimentaire ? Il n'est pas possible de généraliser et le prix à acquitter pour devenir mince n'est pas le même pour tous. Tout dépend du niveau métabolique, de la génétique de l'individu, des régimes qu'il s'est imposés dans le passé. Certains pourront maigrir en revenant simplement à des quantités considérées comme normales, tandis que d'autres devront manger comme des moineaux. Il peut donc arriver qu'on se dise que le jeu n'en vaut peut-être pas la chandelle…

En fait, la difficulté est toujours du même ordre : il convient de savoir renoncer à une chose ou une autre. Nous autres, Occidentaux, avons la chance de vivre dans un monde riche et varié. Si riche, si varié que notre vie est trop courte pour profiter de tout, que notre estomac est trop petit pour contenir toutes les bonnes choses qu'il y a à manger. Dans un tel monde, deux possibilités s'offrent à nous : soit tenter d'en prendre goulûment autant qu'on le peut, quitte à ne pas pouvoir digérer tout ce qu'on avale, soit opérer une sélection, se délecter de ce qu'on aura choisi et faire son deuil de tout ce qu'on n'aura pas, mais qu'on aurait pu avoir.

Résumons-nous : pour parvenir à mincir dans la durée, on mangera d'authentiques bonnes nourritures nourrissantes, mais modérément. Une part de ces bonnes nourritures sera digérée avec plaisir, tandis que la part excédentaire sera sacrifiée sur l'autel de la minceur : tel est le prix à payer.

Progresser sur le plan psychologique

Facile à dire, mais pas facile à faire, dira-t-on. En effet, pour parvenir à renoncer à consommer une partie des aliments disponibles, accepter de rester en partie sur sa faim, savoir préserver un vide, une absence, il est nécessaire d'évoluer sur le plan psychologique.

La dévoration de nourritures excédentaires est en soi une modalité de défense psychologique et nombreux sont ceux qui ont tendance à gommer leurs difficultés de vie à coup de prises alimentaires[117]. Manger sur un mode boulimique, que ce soit à table ou en dehors des repas, évite d'avoir à penser et fonctionne comme une drogue anesthésiante. Un problème ? Quel problème ? Je n'ai qu'un problème, celui de mon poids et de ma boulimie…

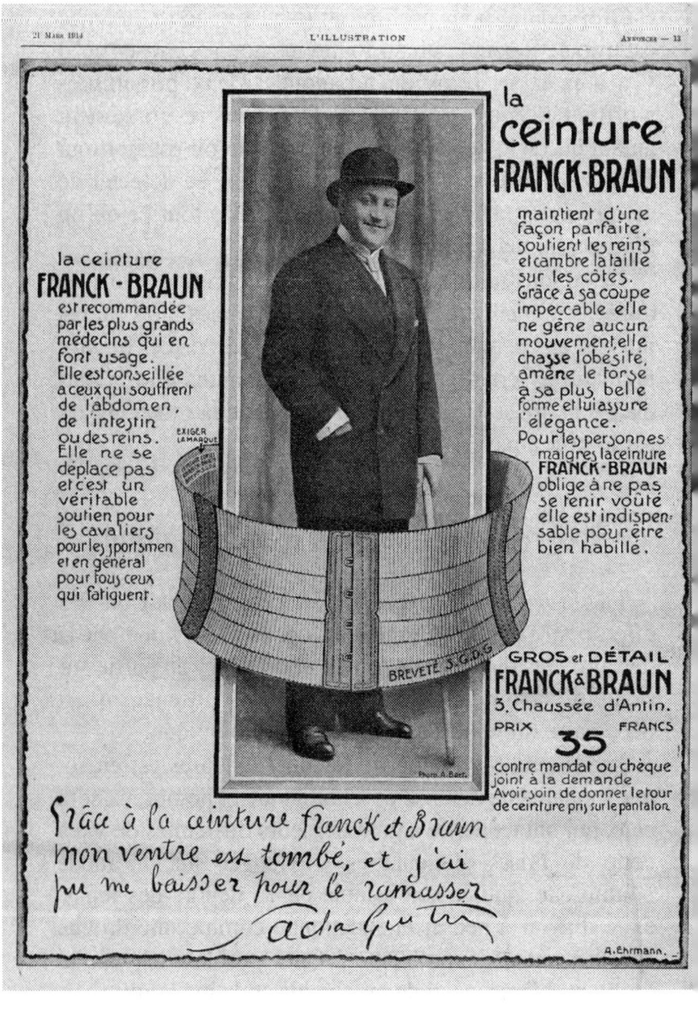

21 Mars 1914
L'ILLUSTRATION
Annonces — 13
la ceinture
FRANCK-BRAUN
maintient d'une façon parfaite, soutient les reins et cambre la taille sur les côtés. Grâce à sa coupe impeccable elle ne gêne aucun mouvement, elle chasse l'obésité, amène le torse à sa plus belle forme et lui assure l'élégance.
Pour les personnes maigres la ceinture FRANCK-BRAUN oblige à ne pas se tenir voûté elle est indispensable pour être bien habillé.
la ceinture
FRANCK-BRAUN
est recommandée par les plus grands médecins qui en font usage. Elle est conseillée à ceux qui souffrent de l'abdomen, de l'intestin ou des reins. Elle ne se déplace pas et c'est un véritable soutien pour les cavaliers pour les sportsmen et en général pour tous ceux qui fatiguent.
EXIGER LA MARQUE
BREVETÉ S.G.D.G.
GROS et DÉTAIL
FRANCK & BRAUN
3, Chaussée d'Antin.
PRIX 35 FRANCS
contre mandat ou chèque joint à la demande
Avoir soin de donner le tour de ceinture pris sur le pantalon.
Grâce à la ceinture Franck et Braun mon ventre est tombé, et j'ai pu me baisser pour le ramasser
Sacha Guitry
A. Ehrmann

Les problèmes alimentaires et pondéraux prennent ainsi le pas sur les ratages amoureux et professionnels, les angoisses du lendemain et du surlendemain, les sentiments de culpabilité, les colères, les haines, les rancœurs, les frustrations, les insatisfactions de tous ordres. On en vient à entretenir ses difficultés avec son poids et son alimentation comme un démon familier : sa présence est certes douloureuse, mais elle nous protège d'autres démons, qu'on suppose pires encore.

Dès lors qu'on cesse de régler ses difficultés en mangeant de façon excessive, ces démons, il va falloir les affronter. Voilà qui n'est guère aisé et dans bien des cas, on aura besoin de recourir à l'aide d'un professionnel. Celui-ci ne sera pas un gourou dictant ce qu'il convient de manger ou de ne pas manger, mais quelqu'un qui saura écouter, qui aidera à apprivoiser ses sentiments, ses pensées troubles, ses désirs inavouables, la façon dont ils se transforment en excès de nourritures. Comme je l'ai dit plus haut, nombre de personnes en difficulté avec leur poids et leur comportement alimentaire sont comme coupées d'elles-mêmes, de leurs sentiments et de leurs pensées propres. Elles se sentent vides, carencées à l'intérieur. Ne se faisant pas confiance, ne s'estimant pas, elles en viennent à ressentir et penser au travers des autres. Il s'agit dans ces cas de leur permettre d'être davantage elles-mêmes, de renouer avec leur intériorité. Dans nombre de cas, cesser de manger de façon excessive nécessite qu'on apprenne à mieux se connaître, à se faire confiance, qu'on devienne moins dépendant des autres, qu'on arrive à établir avec eux des relations plus équilibrées.

Il convient aussi de se préparer à ce changement considérable qu'entraîne le fait de maigrir. Lorsque l'on a maigri, on n'est plus tout à fait la même personne. On peut le regretter, mais c'est ainsi : les autres ne se comportent plus avec nous de la même façon, et soi-même on perçoit les choses autrement. Ces changements se préparent : ils ne doivent pas prendre au dépourvu, faute de quoi on risque de trouver refuge, une fois de plus, dans la nourriture.

Devenir une personne mince est, on le voit, une tâche ardue, de longue haleine, nécessitant le plus souvent un travail de fond[118]. Peut-être ce discours, en rupture avec l'idéologie lénifiante en vigueur, peut-il paraître déprimant. Considérer que maigrir nécessite une remise en question aussi globale n'arrange en effet personne : ni les obèses et les dodus, qui aimeraient régler leurs difficultés à moindres frais, ni les médecins, qui ne sont que rarement formés à un tel mode de prise en charge et qui préféreraient s'en tenir à des histoires de lipides ou de glucides, ni les charlatans de la maigritude, qui voudraient pouvoir continuer leur business.

Énoncer l'idée que la montée de l'obésité et des troubles du comportement alimentaire n'est pas simplement due à des erreurs diététiques que l'on pourrait corriger grâce à une meilleure alimentation et une information bien conduite, mais est le symptôme d'un mal social plus profond, est le genre de théorie qui, en d'autres temps, aurait sans doute conduit tout droit au bûcher. Dieu merci, aujourd'hui, le pire qui puisse m'arriver est de n'être pas entendu, ou que ces idées soient avalées boulimiquement, mises sur le même plan que les autres et considérées comme une « méthode amaigrissante » de plus…

La banalisation de toute théorie est elle-même le symptôme de cette dérive de nos sociétés, tout comme le nombre croissant de personnes en difficulté avec leur poids et leur comportement alimentaire. Il y a de plus en plus de gros parce que nous pensons en boulimiques. Nous vivons dans un monde de consommation quantitative, où l'on considère que tout se vaut, où l'on amasse de plus en plus d'objets ou d'expériences de vie qui nous procurent de moins en moins de plaisir, où l'on ingurgite de plus en plus de choses qui nous encombrent sans nous nourrir.

Si dans une société de pénurie, il est de bonne guerre d'en grapiller le plus possible car c'est toujours ça de pris, dans nos sociétés surabondantes, pléthoriques, nous devons nous montrer sélectifs, savoir faire des choix, consommer à bon escient, être capables d'en prendre et d'en laisser, accepter de ne pas avoir les yeux plus gros que le ventre. Le danger qui nous guette est davantage celui de la futilité des expériences, du remplissage par des nourritures bouche-trous.

Entendons-nous bien : avoir à sa disposition un large éventail de richesses est une bonne chose, que les plus pauvres que nous nous envient. Mais si cette richesse augmente l'éventail de nos choix, elle ne nous permet pas pour autant de vivre plusieurs vies à la fois. On ne peut être au four et au moulin, on ne peut pas faire deux repas par repas.

Devenir une personne mince, c'est consommer ce dont on a réellement besoin et savoir l'apprécier, c'est accepter que ce que nous mangeons nous nourrisse, c'est savoir renoncer à consommer tout ce qu'on pourrait consommer, c'est cesser de faire seulement du remplissage.

Devenir une personne mince, c'est acquérir un nouveau savoir-vivre.

Notes

1. Rand C.S.W., Macgregor A.M.C., « Morbidly obese patients perceptions of social discrimination before and after surgery for obesity », *South Med. J.*, 1990, 83, 1390-1395.
2. Brownell K.D., Rodin J., « The dieting maelstrom. Is it possible and advisable to lose weight ? », *Am. Psychologist*, sept. 1994, 49, 9, 781-791.
3. « Le poids de l'obésité en France », d'après les communications des Drs B. Detourneau et M. Philippo. Compte rendu du congrès du JAKS, Villefranche-sur-Mer, 9-10/4/1999, *Quotidien du Médecin*, 6493, 7/5/1999, p. 11-12.
4. Guggenheim K., « Soranus of Ephesus on Obesity », *Intern. J. of Obesity*, 1977, 1, 245-246.
5. Hopkins K.D., Lehman E.D., *Successful Medical Treatment of Obesity in 10th Century Spain*. Lancet, 1995, 8, 12, 346, 452.
6. Lascaratos J., *Medical Management of Obesity in 14th Century Bysantium*. Lancet, 1995, 7, 346, 5455.
7. Il s'agit d'un rouleau appelé *yamai-zoshi*, pièce fragmentée par la suite, dit « himan no onna » (ou « femme obèse »), actuellement au Musée de la ville de Fukuoka. Stunkard A.J., Lafleur W.R. Wadden T.A., « Stigmatization of obesity in medieval times : Asia and Europe », *Int. J. Obes. Relat. Metab. Disord.* 1998 ; 22 : 1141-4.
8. Le patient consommait 2 grands bols de 46 cm de large, accompagnés de 50 ou 60 pièces de sushi de poisson. Tachibana No Narisue, le Kokon-chomonju, 1254. Voir réf. précédente.
9. *Épître aux Philippiens*, 3, 18, 19.
10. *Sanctorius Sanctorius*, Medicina Statica, année 1614 pour la traduction anglaise. Voir Schwartz H., *Never Satisfied : a Cultural History of Diets, Fantasies and Fat*. New York, Free Press, 1986.
11. George Cheyne, *The English Malady*. Londres, 1733, et « An essay of health and long life », Londres, 1725, cité par Schwartz, *op. cit.*
12. Schwartz H., *op. cit.*
13. Dancel, *Préceptes fondés sur la chimie organique pour diminuer l'embonpoint sans altérer la santé*. Paris, 1849, et *Traité théorique et pratique de l'obésité* avec plusieurs observations de guérison de maladies occasionnées ou entretenues par cet état anormal. Paris, 1863.

14. BANTING W., *Letters on the Corpulence Adressed to the Public.* Londres, 1864.
15. OERTEL M.J., *Traitement de l'obésité,* 1886, et *Considérations physiologiques et critiques sur le traitement de l'obésité par la méthode d'Ebstein*, Leipzig, 1885.
16. EBSTEIN, *L'Obésité et son traitement*, Weisbaden, 1882.
17. SCHWARTZ H., *op. cit.*
18. SCHWARTZ H., *op. cit.*
19. Rappelons que nos intestins abritent naturellement de nombreuses bactéries, dont l'action est indispensable à une bonne digestion. La stérilisation complète des intestins, par exemple par un traitement antibiotique mal conduit, provoque de sérieux troubles digestifs.
20. Les végétaliens ne consomment que des aliments d'origine végétale, tandis que les végétariens s'autorisent le lait et les produits laitiers frais, non fermentés, les œufs et le miel.
21. Voir « La diététique amaigrissante, la pollution intérieure », page 103.
22. SILVERSTEIN B., PERDUE L., PETERSON B., KELLY E., *The Role of the Mass Media in Promoting a Thin Standard of Bodily Attractiveness for Women*, Sex Roles, 1986, 14, 9/10, 519-32.
23. DUBOIS Roger, *Comment maigrir : moyens efficaces, conseils pratiques et régimes pour vaincre l'excès d'embonpoint*, 1912, éd. Nilsson.
24. ALLEN Amy, *Voulez-vous maigrir ?,* Flammarion, Paris, 1931.
25. CASH T.F., « The Psychology of physical appearance : aesthetics, attributes, and images », *in Body Images, Development, Deviance and Change*. CASH T.F. & PRUZINSKY T. Editors. Guilford Press, NY, 1990.
26. BRUCH H., *Les Yeux et le ventre, l'obèse, l'anorexique*. Payot, Paris, 1984.
27. APFELDORFER G., *Je mange, donc je suis. Surpoids et troubles du comportement alimentaire*, Payot, Paris, 1991.
28. SCHWARTZ H., *op. cit.*
29. Lorsque l'alimentation n'apporte pas de sucres, les neurones du cerveau, au lieu de consommer du glucose, utilisent les corps cétoniques provenant des graisses comme carburant. Ce changement de métabolisme procure une euphorie que bien des régimes tentent de mettre à profit. Le problème est qu'il n'est pas possible de maintenir cette euphorie indéfiniment. Plus grand est le confort durant l'amai-

grissement, plus dure est la chute quand on tente de revenir à une alimentation plus normale.

30. TARNOWER H., BAKER S.S., *Scarsdale, le régime médical infaillible*. Alain Stanké Ltée et Marabout, 1978, 1979.
31. GESTA M., LEDERMAN D., *La Méthode Gesta. Pour vivre au mieux de sa forme et mincir de plaisir*. Albin Michel, 1996.
32. PELTRIAUX P., CABRÉ M., *Maigrir avec la méthode Peltriaux*. Éditions Générales, First, Paris, 1998.
33. ATKINS R.C., *La Révolution diététique du Dr Atkins*. Buchet-Chastel, 1975.
34. AUDETTE R.V., AUDETTE R., *Neanderthin : a Caveman's Guide To Nutrition*. Paleolithic Press, 1995.
35. Est-il besoin de préciser qu'il s'agit là d'une affirmation sans fondement ? L'homme préhistorique, avec une espérance de vie de l'ordre de 25 ans, n'avait guère la possibilité de développer des maladies de l'âge mûr…
36. Et au cholestérol, tant qu'on y est. Diminuer sélectivement le cholestérol dans l'alimentation n'a pas le moindre effet sur le poids et n'apporte rien du point de vue de la santé si le taux de cholestérol sanguin est normal, mais n'en constitue pas moins un moyen supplémentaire de médicaliser l'alimentation, d'établir des normes de bonne conduite alimentaire.
37. POWTER S., *Régimes, arrêtons les inepties*. Michel Lafon, Paris, 1995.
38. MAZEL J., *Le Régime de Beverly Hills*. Modus Vivendi, Laval, Canada, 1996.
39. SHELTON H., WILLARD J., OSWALD J., *The Original Natural Hygiene Weight Loss Diet Book*. 1968.
40. WOOLEY O.W., WOOLEY S., « The Beverly Hills eating disorder : the mass marketing of anorexia nervosa », *Intern. J. of Eating Disorders*, vol. 1, 1982, 57.
41. SCHWARTZ H., *op. cit.*
42. LECONTE M., *Maigrir avec les hautes calories*. Jean-Claude Lattès, 1984.
43. MONTIGNAC M., *Savoir gérer son alimentation ou Comment maigrir en faisant des repas d'affaires*. Artulen, Paris, 1989.
44. MELVILLE A., JOHNSON C., *Comment maigrir là où ça résiste*. Sand, 1988.
45. KOUSMINE C., *Sauvez votre corps* ! Robert Laffont, 1987.

46. Comme signalé plus haut, les végétaliens ne consomment que des aliments d'origine végétale, tandis que les végétariens s'autorisent le lait et les produits laitiers frais, non fermentés, les œufs et le miel.
47. Le « régime associé », par opposition au régime dissocié, proposé par Jacques Fricker est représentatif de ce courant. FRICKER J., *Le Nouveau Guide du bien maigrir*. Odile Jacob, 1993, 1996.
48. SCHWARTZ H., *op. cit.*
49. FRASER L., *Loosing It : America's Obsession with Weight and the Industry That Feeds on It*. Penguin Books and Plume book, 1997.
50. KERMEL M., LAURENT B., « Les plats cuisinés industriels », *in* APFELDORFER G. (sous la direction de). *Traité de l'alimentation et du corps*, Flammarion, Paris, 1994, p. 448-449.
51. Contrairement à ce qui se passe lors d'un jeûne ou d'un quasi-jeûne (voir note 28), la faim ne disparaît pas dans le cas d'une alimentation allégée. Ce serait en fait plutôt à voir comme un point positif si l'utilisation d'aliments factices ou allégés permettait un apprentissage de la régulation des sensations de faim et de satiété, ce qui n'est malheureusement pas le cas.
52. LOUIS-SYLVESTRE J., « La régulation des entrées et des sorties ; le stockage et la gestion des réserves », *in* APFELDORFER G. (sous la direction de). *Traité de l'alimentation et du corps*, Flammarion, Paris, 1994, p. 594-602.
53. Fumer 20 cigarettes par jour représente, du point de vue de l'espérance de vie, un risque équivalent à un surpoids conséquent, de l'ordre de 35 à 50 %. Question santé, on fait rarement une bonne affaire quand on fume dans le but de mincir ou de ne pas grossir.
54. FRICKER J., « Les vitamines », *in* APFELDORFER G. (sous la direction de). *Traité de l'alimentation et du corps*, Flammarion, Paris, 1994, p. 515-527.
55. JARDET P., *L'Obésité, causes, nature, symptôme, complications, traitements*, 1888.
56. JARDET P., *op. cit.*
57. BRAY G.A., « Obesity : historical development of scientific and cultural ideas », *Intern. J. of Obesity*. 1990, nov. 14:11 909-26.
58. FRASER L., *op. cit.*
59. MAURY E.A., *Dictionnaire familial d'homéopathie*. Éditions du Jour, 1973.
60. LERAY, *Embonpoint et obésité*. Paris, 1930.
61. CAVAILLON André, *Traitement de l'obésité par les méthodes scientifiques*, Thèse médecine, Paris, 1914.

62. MESSÉGUÉ M., *Cours de diet-esthétique*. Méthode de Maurice Mességué. Auto-édité, cahiers, 1970.
63. ENCAUSSE G., *Du traitement de l'obésité locale*. Éditions Chamuel, 1886.
64. ROUET Marcel, *Les Cellulites et Obésités d'origine psychique, leur traitement par le massage réflexogène, la relaxation psychosomatique, la suggestion et l'hypnose*, 1963, et ROUET Marcel, *Maigrir et vaincre la cellulite par la détente nerveuse*, 1976.
65. LERAY, *op. cit.*
66. LERAY, *op. cit.*
67. IMBERT DE LA TOUCHE, *L'Obésité d'origine nerveuse et son traitement par l'électricité*. Communication faite à l'Association française pour l'avancement des sciences, Congrès de Besançon, août 1893. Voir aussi : CAVAILLON André, *Traitement de l'obésité par les méthodes scientifiques*, Thèse médecine, Paris, 1914.
68. MATHIEU, *Pourquoi on engraisse, comment on maigrit*, 1929.
69. FRUMUSAN, *La Cure de l'obésité*, Paris, 1922.
70. La « Dr Christie's galvanic belt » est proposée en 1849 pour le traitement de la dyspepsie, puis la « Gorge Burwell's Boston boncontour obesity belt » voit le jour en 1892. SCHWARTZ H., *op. cit.*
71. Docteur DONNET, *la Bible de l'amaigrissement*, Éditions Carrère, 1985.
72. DALET R., *Sauvegardez vous-même votre santé et votre beauté par simple pression d'un doigt*. Éditions Trévise, 1979.
73. ERNST E., « Acupuncture/Acupressure for weight reduction ? », *A Systematic Review*. Weiner Klinische Wochenschrift, 1997, 109, 2, 1, 60-62.
74. SCHWARTZ H., *op. cit.*
75. Publicité « Le Cellesse de Philips », *Elle*, mai 1998.
76. HECKEL, *Culture physique et cure d'exercice*. Myothérapie, Masson, Paris, 1913.
77. MATHIEU., *op. cit.*
78. SCHWARTZ H., *op. cit.*
79. Publicité « Slendertone® », *Santé Magazine*, 1977.
80. Catalogue *La Redoute*, automne-hiver 1999, p. 419.
81. Publicité pour la ceinture Frank-Braun, *L'Illustration*, 21 mars 1914.
82. Catalogue *La Redoute*, automne-hiver 1999-2000, p. 354.
83. Publicité « Sudisette », *Nous Deux*, 1963.

84. Un travail musculaire de moyenne intensité, environ la moitié de l'effort physique maximal, mais prolongé (une heure ou plus) et régulier (quotidien, si possible), permet un travail musculaire en aérobiose, mobilisant les réserves de graisses. Voir FRICKER J., « Les thérapies corporelles », *in* APFELDORFER G. (sous la direction de), *Traité de l'alimentation et du corps*, Flammarion, Paris, 1994, p. 707-712.
85. COUÉ Émile, *La Maîtrise de soi-même par l'autosuggestion consciente*. Renaudot et Cie, Paris, 1989.
86. SCHWARTZ H., *op. cit.*
87. CANTOR Alfred J., *L'Étonnante Méthode Slumberslim*. 32 pages, 1963.
88. BIRKINSHAW Elsye, *Maigrir par la pensée grâce au régime mental-minceur de 21 jours*. Éditions Solar, Paris, 1991.
89. VANDERLINDEN J., VANDEREYCKEN W., « The (limited) possibilities of hypnotherapy in the treatment of obesity », *Am. J. Clin. Hypn.* (3EC), 1994, avril ; 36 (4) : 248-57.
    ALLISON DB., FAITH MS., « Hypnosis as an adjunct to cognitive-behavioral psychotherapy for obesity : a meta-analytic reappraisal », *J. Consult. Clin. Psychol.*, 1996, juin ; 64 (3) : 513-516
    KIRSCH I., « Hypnotic enhancement of cognitive-behavioral weight loss treatments : Another meta-reanalysis », *J. Consult. Clin. Psychol.*, 1996, juin, Vol. 64 (3) 517-519.
90. BRUCH H., *op. cit.*
91. RODIN J., ELMAN D., SCHACHTER S., « Emotionality and Obesity », *in* SCHACHTER S., Rodin, *J. Ed. Obese Humans and Rats,* Washington DC. Erlbaum/Wiley, 1974.
    RODIN J., SLOCHOWER J., « Externality in the nonobese : the effects of environmental responsiveness on weight », *J. Pers. Soc. Psychol.*, 1976, mars, 33 (3), 338-44.
92. WADDEN T.A., STUNKARD A.J., LIEBSCHULTZ J., « Three year follow-up of the treatment of obesity by very low diet, behavior therapy, and their combination », *J. Consult. Clin. Psychol.*, 1988, 56, 925-928.
    GOODRICK G.K., FOREYT J.P. « Why treatments for obesity don't last », *J. Am. Diet. Assoc.*, 1991, 91 (10), 1243-1247.
93. W. SHEDD Charlie, *Pray Your Weight Away*, 1957, cité par SCHWARTZ H., *op. cit.*

94. « I promise not to sit and stuff/But stop when I have enough, Amen. » LOVETT C.S., *Help Lord, the Devil Wants Me Fat !* 1978, SCHWARTZ H., *op.* cit.
95. *Old Tappan*, N.J., 1977, cité par SCHWARTZ H., *op. cit.*
96. Evelyn KLIEWER, cité par SCHWARTZ H., *op. cit.*
97. Marie CHAPIAN, *Free to Be Thin*, Minneapolis, 1979, cité par SCHWARTZ H., *op. cit.*
98. HUNTER Frances, *God's Answer to Fat – Loose It – for Jesus*. Houston, 1976.
99. « Loose it and los it. »
100. « Hurray ! for the Holy Spirit/Who as come to live within/Hurray ! for my diet/Huray ! I'm getting thin ! », HUNTER Frances, *op. cit.*
101. COOK Shirley, *Diary of a Fat Housewife*, Denver, 1977.
102. « The more we get together the slimmer we'll be. »
103. « We are plump little pigs/Who eat too much/Fat, fat, fat. »
104. COSTAGLIOLA M., CHAVOIN J.-P., GROLLEAU J.-L., « La lipoaspiration, bases, historique et principes », *Chirurgie*, 1994-1995, 120, p. 534-535).
105. COSTAGLIOLA M., CHAVOIN J.-P., GROLLEAU J.-L., *op. cit.*
106. Il s'agit du syndrome de Wernicke-Korsakoff, consistant en une amnésie des faits récents, une désorientation temporo-spatiale, de fausses reconnaissances, associées à de la fabulation et de l'euphorie. Ce syndrome, dû à un déficit en vitamine B1, est fréquent chez les alcooliques, et se rencontre aussi dans le béribéri ou la pellagre. La thiamine ou vitamine B1 est absorbée par un processus actif dans lequel la muqueuse de l'estomac joue un rôle essentiel.
107. FRICKER J., « Prise en charge d'une obésité massive, la chirurgie », *Le Concours médical*, 1998, 120, 3, 179-183.
108. AUGRY F.M., *La Gastroplastie verticale calibrée dans le traitement actuel de l'obésité morbide*, Thèse Paris 5, 1997.

    MACLEAN L.D., RHODE B.M., « The history of surgery for morbid obesity », *Canadian J. of Surgery*, 1984, 27, 2, 126-127.

    MASON E.A., « Operations for morbid obesity », *Handbook of Eating Disorders*, part. 2, p. 269-274, Elsevier, 1988.

    BUCHWALD H., RUCKER R.D., « The history of metabolic surgery for morbid obesity and a commentary », *Word J. of Surgery*, 1981, 5, 781-787.

    PENET D., DREVARD E., FIMBEL S., SIMÉAN A., TOURNIAIRE J., « Gastroplastie verticale calibrée, résultats cliniques à quatre ans », *Rev. franç. endocrinol. clin.*, 1998, 39, 6, 595-601.

MERLINI M., « Chirurgie de l'obésité sévère : quelques réflexions dans un domaine qui évolue », *Rev. med. de la Suisse romande*, 1998, 118, 203-208.

DOLDI S.B., « La chirurgie de l'obésité morbide : des courts-circuits intestinaux à l'anneau gastrique ajustable », *Ann. Chir.*, 1998, 52, 2, 125-131.

LUYCKX F.H., SCHEEN A.J., LETIEXHE M.R., DESAIVE C., GIELEN J., LEFEBVRE P.J., « Comment je traite… une obésité sévère et ses anomalies métaboliques par une gastroplastie », *Rev. Med. Liège*, 1999, 54, 3, 138-142.

109. CHEMLA M., *Place du ballonnet intragastrique dans le traitement de l'obésité*, Thèse Paris, 1990.

110. GARROW J.S., « Morbid obesity : medical or surgical treatment ? The case for medical treatment », *Intern. J. of Obesity*, 1987, II, suppl. 3, 1-4.

GARROW J.S., « When to advise surgery for severe obesity », *Post-Graduate Med. J.*, 1989, 65, 759, 10-13.

GARROW J.S., « Gluttony », *British Med. J.*, 1996, 313, 7072, 1595-1596.

GARROW J.S., « Is it possible to prevent obesity? », *Infusionstherapie*, 1/1990, 17, 28-31.

111. La pinte impériale fait 600 ml.

112. MAUSS M., « Esquisse d'une théorie générale de la magie », 1902-1903, 1re éd., *in Sociologie et Anthropologie*, PUF, Paris, 1950, 1968.

113. MATHIEU Gustave, *Maigrissez grâce à l'ananas*, coll. « Nature et santé », Éditions du Centre d'études et de documentations scientifiques, La Seyne-sur-Mer, 1988.

114. MAZEL Judy., *op. cit.*

115. Ce sont deux chercheurs américains, Peter C. Herman et Janet Polivy qui, les premiers, dès les années 1975, ont décrit le syndrome de restriction cognitive, cet état particulier dans lequel on se place dès lors que pour maigrir, on s'interdit de manger ce qui nous fait envie. L'alimentation n'est alors plus régulée en fonction des sensations de faim et de satiété, mais selon un système de croyances préétablies, où interviennent des présupposés sur la valeur plus ou moins nourrissante des aliments. La consommation d'aliments interdits déclenche un abandon du contrôle et une prise alimentaire plus importante que la normale. Le contrôle peut aussi être abandonné sous l'effet de tout stimulus perturbateur, comme une émotion, un

stress, une sensation d'inconfort physique ou psychologique, une consommation d'alcool.

116. Certes, on ne peut mettre sur le dos de la restriction cognitive la totalité des difficultés psychologiques des personnes en surpoids. Les difficultés rencontrées dans l'enfance et la petite enfance jouent assurément un rôle décisif dans l'installation de certaines obésités et dans certains troubles du comportement alimentaire. Le rejet social, en parvenant à convaincre les gros qu'ils sont tout à la fois laids et veules, conduit immanquablement à la détestation de soi. Mais tous ces facteurs ne doivent pas conduire à négliger les effets d'une pratique de la restriction des années durant, qui à elle seule suffit à expliquer une bonne part des anomalies psychologiques observées. À la longue, l'effort de restriction déborde de la sphère alimentaire et contamine le psychisme dans son entier.

117. D'autres modalités de défense, partiellement interchangeables avec les boulimies et autres compulsions alimentaires, sont possibles : les achats compulsifs, le vol dans les magasins, le jeu compulsif, certaines formes d'alcoolisme ou de toxicomanies et d'une façon générale, les comportements à risque.

118. Mais tel n'est pas le sujet de ce livre. Le lecteur intéressé pourra se référer à deux ouvrages précédents : APFELDORFER G., *Je mange, donc je suis. Surpoids et troubles du comportement alimentaire*, Payot, Paris, 1991, et *Maigrir, c'est dans la tête*, Odile Jacob, 1996.

Bibliographie

Livres et articles généraux :

ALLISON D.B., FAITH M.S., « Hypnosis as an adjunct to cognitive-behavioral psychotherapy for obesity : a meta-analytic reappraisal », *J. Consult. Clin. Psychol.*, 1996 juin ; 64 (3) : 513-6.

APFELDORFER G., « Surpoids et troubles du comportement alimentaire », *Je mange, donc je suis,* Payot, Paris, 1991.

APFELDORFER G., *Maigrir comme acte magique*. Cahiers de l'OCHA, Paris, Cidil Éd., 1996, n° 5, 76-85.

APFELDORFER G. (sous la direction de), *Traité de l'alimentation et du corps*, Flammarion, Paris, 1994.

AUGRY F.M., *La Gastroplastie verticale calibrée dans le traitement actuel de l'obésité morbide*, Thèse Paris 5, 1997.

BASDEVANT A., « Séméologie et clinique de la restriction alimentaire », *Cah. Nutr. Diét.*, 33,4, 1998.

BRAY G.A., « Obesity research and medical journalism », *Obesity Research*, 1995, 3, 1, 65-71.

BRAY G.A., « Obesity : historical development of scientific and cultural ideas », *Int. J. Obes.*, 1990, nov. 14:11 909-26.

BROWN P.J., KONNER M., « An anthropological perspective on obesity », *Annals of the New York Academy of Sciences*, 1987, 499, 29-46.

BROWNELL K.D., « Behavioral, psychological and environmental predictors of obesity and success at weight reduction », *Int. J. Obes.*, 1984, 8, 543-550.

BROWNELL K.D., « Whether obesity should be treated », editorial. *Health Psychol.*, 1993, sept. : 12 (5) : 339-41.

BROWNELL K.D., G.A. MARLATT E., LICHTENSTEIN, WILSON G.T., « Understanding and preventing relapse », *Am. Psychologist*, 1986, vol. 41, n° 7, 765-782.

BROWNELL K.D., RODIN J., « The dieting maelstrom. Is it possible and advisable to lose weight ? » *Am. Psychologist*, sept. 1994, 49, 9, 781-791.

BROWNELL K.D., WADDEN T.A., « Etiology and treatment of obesity : understanding a serious, prevalent and refractory disorder », *J. of Consult. and Clin. Psychol.*, 1992, 60 (4), 505-517.

BRUCH H., *Les Yeux et le ventre, l'obèse, l'anorexique*, Payot, Paris, 1984.

BUCHWALD H., RUCKER R.D., « The history of metabolic surgery for morbid obesity and a commentary », *Word J. of Surgery*, 1981, 5, 781-787.

CASH T.F., « The psychology of physical appearance : aesthetics, attributes, and images », *in Body Images, Development, Deviance and Change*. CASH T.F. & PRUZINSKY T., Editors, Guilford Press, NY, 1990.

CASSELL J.A., « Social anthropology and nutrition : a different look at obesity in America », *J. Am. Diet. Assoc.*, 1995, avril 95 : 4 424-4427.

CAVAILLON André, *Traitement de l'obésité par les méthodes scientifiques*, Thèse médecine, Paris, 1914.

CHEMLA M., *Place du ballonnet intragastrique dans le traitement de l'obésité*, Thèse Paris, 1990.

CILISKA D., *Is Dieting the Answer ? in Beyond Dieting, Psychoeducational Interventions for Chronically Obese Women : a Non-Dieting Approach*, Brunner/Mazel, NY, 1990, p. 3-19.

COLLINS R.L., ROTHBLUM E.D., WILSON T.W., *The Comparative Efficacy of Cognitive and Behavioral Approches to the Treatment of Obesity. Cognitive Therapy and Research*, 10, 3, 1986, 299-318.

COSTAGLIOLA M., CHAVOIN J.-P., GROLLEAU J.-L., « La lipoaspiration, bases, historique et principes », *Chirurgie*, 1994,-1995, 120, p. 534-535.

COUÉ Émile, *La Maîtrise de soi-même par l'autosuggestion consciente*, Renaudot et Cie, Paris, 1989.

CUMMINGS C., GORDON J.R., MARLATT G.A., « Prevention and prediction », *in The Addictive Behaviors : Treatment of Alcoholism, Drug Abuse, Smoking and Obesity*, MILLER W.R., Ed. Pergamon, New York, 1980.

DANCEL, *Préceptes fondés sur la chimie organique pour diminuer l'embonpoint sans altérer la santé*, Paris, 1849, et *Traité théorique et pratique de l'obésité avec plusieurs observations de guérison de maladies occasionnées ou entretenues par cet état anormal*, Paris, 1863.

DOLDI S.B., « La chirurgie de l'obésité morbide : des courts-circuits intestinaux à l'anneau gastrique ajustable », *Ann. Chir.* 1998, 52, 2, 125-131.

EBSTEIN, *L'Obésité et son traitement*, Weisbaden, 1882.

ELDREDGE K.L., AGRAS W.S., « Instability of restraint among clinical binge eaters : a methodogical note », *Intern. J. Eating Disorders*, 1994, 15, 3, 285-287.

ENCAUSSE G., *Du traitement de l'obésité locale*, Éd. Chamuel, 1886.

ERNST E., *Acupuncture/Acupressure for Weight Reduction ? A Systematic Review*. Weiner Klinische Wochenschrift, 1997, 109, 2, 1, 60-62.

EVANS FA, STRANG JM, « A departure from usual methods in treating obesity », *Am. J. Med. Sci.*, 1929, 177, 339-348.

FAIRBURN C.G., BEGLIN S.L., « Studies of the epidemiology of bulimia nervosa », *Am. J. Psychiat.*, 1990, 147, 401-408.

FALLON A., « Culture in the mirror : sociocultural determinants of body image », *in Body Images, Development, Deviance and Change*. CASH T.F. & PRUZINSKY T., Editors, Guilford Press, NY, 1990.

FITZGIBBON M.L., KIRSCHENBAUM D.S., « Distressed binge eaters as a distinct subgroup among obese individuals », *Addictive Behaviors*, 1991, 16 (6) : 441-51.

FOREYT J.P., POSTON WALKER S.C., GOODRICK G.K., « Future directions in obesity and eating disorders », *Addictive Behaviors*, 1996 nov.-déc. vol. 21 (6) 767-778.

FRASER L., *Loosing It : America's Obsession with Weight and the Industry That Feeds on It*, Penguin Books and Plume book, 1997.

FRICKER J., « Prise en charge d'une obésité massive, la chirurgie », *Le Concours médical*, 1998, 120,3, 179-183.

FRIEDMAN M.A., BROWNELL K.D., « Psychological correlates of obesity : moving to the next research generation », *Psychol. Bulletin*, (QE8), 1995 jan. ; 117 (1) : 3-20.

FRUMUSAN, *La Cure de l'obésité*, Paris, 1922.

GARN S.M., CLARK C.D., *Economics and Fatness. Ecology of Food and Nutrition*, 1974, 3, 19-20.

GARNER D.A., « Dieting maelstrom or painful evolution ? », *American Psychologist*, 1995 nov. vol. 50 (11) 944-945.

GARNER D.M., GARFINKEL P.E., SCHWARTZ D. et THOMPSON M., « Cultural exceptations of thinness in women », *Psychol. Reports*, 1980, 47, 483-491.

GARROW J.S., « Gluttony », *British. Med. J.*, 1996, 313, 7072, 1595-1596.

GARROW J.S., « Is it possible to prevent obesity? », *Infusionstherapie*, 1/1990, 17, 28-31.

GARROW J.S., « Morbid obesity : medical or surgical treatment ? The case for medical treatment », *Intern. J. of Obesity*, 1987, II, suppl. 3, 1-4.

GARROW J.S., « When to advise surgery for severe obesity », *Postgraduate Med. J.*, 1989, 65, 759, 10-13.

GOODRICK G.K., FOREYT J.P., « Why treatments for obesity don't last », *J. Am. Diet. Assoc.*, 1991, 91 (10), 1243-1247.

GREENBERG I., PALOMBO J.D., BLACKBURN G.L., « Obesity : facts, fads, and fantasies », *Nutrition*, 3, 68-76.

GREENO C.G., WING R.R., « Stress-induced eating », *Psychol. Bulletin*, 1994, 115, 3, 444-464.

GUGGENHEIM K., « Soranus of Ephesus on obesity », *Intern. J. of Obesity*, 1977, 1, 245-246.

HEATHERTON T.F., BAUMEISTER R.F., « Binge eating as escape from self-awareness », *Psychol. Bulletin*, 1991, 110 (1), 86-108.

HECKEL, « Culture physique et cure d'exercice », *Myothérapie*, Masson, Paris, 1913.

HERAUD G., *Diététique et Idéologies*, Sem. Hôp. Paris, 1988, 64, 5, 350-356.

HERMAN C.P., MACK D., « Restrained and unrestrained eating », *J. Pers.*, 1975, 43, 647-660.

HERMAN C.P., OLMSTED M., POLIVY J., « Obesity, externality and susceptibility to social influence : an integrated analysis », *J. of Pers. Soc. Psychol.*, 1983, vol. 45, N° 4, 926-934.

HERMAN C.P., POLIVY J., « Anxiety, restraint and eating behavior », *J. of Abnormal Psychol.*, 1975, vol. 84, n°6, 666-672.

HIRSCH. J., « Understanding obesity : the unfinished business », *J. of Parenteral and Enteral Nutrition*, 1997, 21, 4, 192-195.

HOPKINS K.D., LEHMAN E.D., *Successful Medical Treatment of Obesity in 10th Century Spain*, Lancet, 1995, 8, 12, 346, 452.

IMBERT DE LA TOUCHE., *L'Obésité d'origine nerveuse et son traitement par l'électricité*. Communication faite à l'Association française pour l'avancement des sciences, Congrès de Besançon, août 1893.

JARDET P., *L'Obésité, causes, nature, symptôme, complications, traitements*, 1888.

KIRSCH I., *Hypnotic Enhancement of Cognitive-Behavioral Weight Loss Treatments : Another Meta-Reanalysis, J. of Consulting & Clinical Psychology*, 1996, juin, vol. 64 (3) 517-519.

KIRSCHENBAUM D.S., FITZGIBBON M.L., « Controversy about the treatment of obesity : criticisms or challenges ? », Special Series : Body dissatisfaction, binge eating, and dieting as interlocking issues in eating disorders research. *Behavior Therapy*, 1995 Win vol. 2.

KOTTEK SS., « On health and obesity in talmudic and midrashic lore », *Israel J. of Med. Sciences*, 32, 1996, 509-510.

LASCARATOS J., *Medical Management of Obesity in 14th Century Bysantium*. Lancet, 1995, 7, 346, 5455.

LERAY, *Embonpoint et Obésité*, Paris, 1930.

LEVEN, *Obésité et Amaigrissement*, 1927.

LUYCKX F.H., SCHEEN A.J., LETIEXHE M.R., DESAIVE C., GIELEN J., LEFEBVRE P.J., « Comment je traite… une obésité sévère et ses anomalies métaboliques par une gastroplastie », *Rev. Med. Liège*, 1999, 54, 3, 138-142.

MACLEAN L.D., RHODE B.M., « The history of surgery for morbid obesity », *Canadian J. of Surgery*. 1984, 27, 2, 126-127.

MASON E.A., *Operations for Morbid Obesity. Handbook of Eating Disorders*, part. 2, p. 269-274, Elsevier Ed. 1988.

MATHIEU, *Pourquoi on engraisse, comment on maigrit*, 1929.

MAURY E.A., *Dictionnaire familial d'homéopathie*, Éditions du Jour, 1973.

MAUSS M., « Esquisse d'une théorie générale de la magie », 1902-1903 1re éd., *in Sociologie et Anthropologie*, PUF, Paris, 1950, 1968.

MERLINI M., « Chirurgie de l'obésité sévère : quelques réflexions dans un domaine qui évolue », *Rev. Méd. de la Suisse romande*, 1998, 118, 203-208.

MILLER P.M., *Redefining Success in Eating Disorders. Addictive Behaviors*, 1996 nov.-déc., vol. 21 (6) 745-754.

OERTEL M.J., *Considérations physiologiques et critiques sur le traitement de l'obésité par la méthode d'Ebstein*, Leipzig, 1885.

OERTEL M.J., *Traitement de l'obésité*, 1886.

PENET D., DREVARD E., FIMBEL S., SIMÉAN A., TOURNIAIRE J., « Gastroplastie verticale calibrée, résultats cliniques à quatre ans », *Rev. franç. endocrinol. clin.* 1998, 39, 6, 595-601.

POLIVY J., HERMAN C.P., « Dieting and binging », *Am. Psychol.* 1985, fév., 40, 193-201.

POLIVY J., HERMAN C.P., « Dieting and its relation to eating disorders », *in Eating Disorders and Obesity*. Brownell K. D. and Fairburn C. G. Editors. Guilford Press, NY, 1995, p. 83-86.

POLIVY J., HERMAN C.P., « Etiology of binge eating : psychological mechanisms », *in Binge Eating, Nature, Assessment and Treatment*. FAIRBURN C.G., WILSON G.T. Editors, Guilford Press, NY, 1993, pp. 173-205.

RAND C.S.W., MACGREGOR A.M.C., « Morbidly obese patients perceptions of social discrimination before and after surgery for obesity », *South Med. J.* 1990, 83, 1390-1395.

ROBISON J.I., HOERR S.L., PETERSMARCK K.A., ANDERSON J.V., « Redefining success in obesity intervention : the new paradigm », *J. of Am. Dietetic Ass.*, avril 1995, vol. 95, 4, p. 422-423.

ROBISON J.I., HOERR S.L., STRANDMARK J., MAVIS B., « Obesity, weight loss, and health », *J. Am. Diet. Assoc.* 1993 ; 93 : 445-449.

RODIN J., ELMAN D., SCHACHTER S., « Emotionality and obesity ». *in* SCHACHTER S., RODIN J., Ed. *Obese Humans and Rats,* Washington DC. Erlbaum/Wiley, 1974.

RODIN J., SLOCHOWER J., « Externality in the nonobese : the effects of environmental responsiveness on weight », *J. of Pers. Soc. Psychol.*, 1976, Mar., 33 (3), 338-344.

SCHWARTZ H., *Never Satisfied : a Cultural History of Diets, Fantasies and Fat*. New York, Free Press, 1986.

SILVERSTEIN B., PERDUE L., PETERSON B., KELLY E., *The Role of the Mass Media in Promoting a Thin Standard of Bodily Attractiveness for Women*, Sex Roles, 1986, 14, 9/10, 519-532.

STUNKARD A.J., WADDEN T.A., « Psychological aspects of severe obesity », *Am. J. Clin. Nutr.*, 1992, 55, 524S-532S.

STUNKARD AJ., « Current views on obesity », *Am. J. of Medicine*, 1996, 2, 100, 230-236.

STUNKARD, A.J., LAFLEUR W.R., WADDEN T.A., « Stigmatization of obesity in medieval times : Asia and Europe », *Int. J. Obes. Relat. Metab. Disord.* 1998 ; 22 : 1141-1144.

TOUYZ S.W., *Self-Help Groups*. Handbook of Eating Disorders, Elsevier Ed. 1988, 2, 261-267.

VANDERLINDEN J., VANDEREYCKEN W., « The (limited) possibilities of hypnotherapy in the treatment of obesity », *Am. J. Clin. Hypn.* (3EC), 1994 avril ; 36 (4) : 248-257.

WADDEN T.A., STUNKARD A.J., LIEBSCHULTZ J., « Three year follow-up of the treatment of obesity by very low diet, behavior therapy, and their combination », *J. Consult. Clin. Psychol.* 1988, 56, 925-928.

WESTOVER S.A., LANYON R.I., « The maintenance of weight loss after behavioral treatment », *A Review. Behav. Mofi.* 1990, avril, 14 (2) : 123-137.

WHITE R., HAVALA S., « Why America cannot sustain its diet », *Preventive Medicine*, 1995, 24, 656-657.

WOOLEY O.W., WOOLEY S., « The Beverly Hills eating disorder : the mass marketing of anorexia nervosa », *Intern. J. of Eating Disorders*, vol. 1, 1982, 57.

WOOLEY S.C., « Maelstrom revisited », *American Psychologist*, 1995 nov. vol. 50 (11) 943-944.

WOOLEY S.C., GARNER D.M., « Obesity treatment : the high cost of false hope », *J. Am. Diet. Assoc.*, 1991, 91, 10, 1248-1251.

YANOVSKI S.Z., « The chicken or the egg : binge eating disorder and dietary restraint », *Appetite*, 1995, 24, 258.

Méthodes amaigrissantes, histoires d'amaigrissement et conseils nutritionnels

ALLEN Amy, *Voulez-vous maigrir* ? Flammarion, Paris, 1931.

APFELDORFER G., *Maigrir, c'est dans la tête*, Odile Jacob, Paris, 1996.

ATKINS R.C., *La Révolution diététique du Dr Atkins*, Buchet-Chastel, 1975.

AUDETTE R.V., AUDETTE R., *Neanderthin : a Caveman's Guide To Nutrition*. Paleolithic Press, 1995.

BACRI José, *Le Plaisir de maigrir par la psychodiététique*, Seghers, Paris, 1977.

BIRKINSHAW Elsye, *Maigrir par la pensée grâce au régime mental-minceur de 21 jours*, Éditions Solar, Paris, 1991.

BOUTBOUL Gérard, *De la liposuccion à la lipoplastie ou Comment éliminer sa cellulite*, Éditions Sauramps, 1988.

BROS Evelyne, *Maigrir chinois*, Michel Lafon, Paris, 1998.

CANTOR Alfred J., *L'Étonnante Méthode Slumberslim*, 32 pages, 1963.

CHAUVET Nicole, *J'ai choisi d'être mince*, Presses de la Renaissance, Paris, 1980.

CHOPRA Deepack, *Le Poids qui me convient*, Presses du Châtelet, Paris, 1994.

CONTICINI Philippe, *J'ai perdu 120 kilos*, Édition N° 1, Paris, 1996.

COUDRON Lionel, *Mieux manger pour mieux vivre*, Belfond, 1990.

DALET R., *Sauvegardez vous-même votre santé et votre beauté par simple pression d'un doigt*, Éditions Trévise, 1979.

DONNET, *La Bible de l'amaigrissement*, Éditions Carrère, 1985.

DUBOIS Roger, *Comment maigrir : moyens efficaces, conseils pratiques et régimes pour vaincre l'excès d'embonpoint*, Éditions Nilsson, 1912.

DUBOIS Sonia, *Journal d'une grosse repentie*, Michel Lafon, Paris, 1995.

DUKAN Pierre, *Maigrir, l'arme absolue*, Belfond, Paris, 1978.

FRICKER J., *Le Nouveau Guide du bien maigrir*, Odile Jacob, 1993, 1996.

GESTA M., LEDERMAN D., *La Méthode Gesta. Pour vivre au mieux de sa forme et mincir de plaisir*, Albin Michel, 1996.

GOURNAY Constance, *Je veux maigrir. Le guide complet des techniques pour maigrir.*

KOUSMINE C., *Sauvez votre corps* ! Robert Laffont, 1987.

La Méthode Paul A. Montgomery, *Mincir rapidement et sans effort*, Paris, 1992.

LAMY J., ZACKER C., *Maigrir sans régime*, Chantecler, Belgique, 1997.

LECONTE M., *Maigrir avec les hautes calories*, Jean-Claude Lattès, 1984.

LEFORT Colette, *Maigrir à volonté… ou sans volonté* ! Éditions du Rocher, Paris, 1989.

LONJON-RAYNAUD L., *Maigrir sans drogues*, Maloine, Paris, 1951.

MATHIEU Gustave, *Maigrissez grâce à l'ananas,* coll. « Nature et santé », Éditions du Centre d'études et de documentations scientifiques, La Seyne-sur-Mer, 1988.

MAZEL J., *Le Régime de Beverly Hills*, Modus Vivendi, Laval, Canada, 1996.

MELLIN Laurel., *The Diet-Free Solution*, Regan Books, HarperCollins Pub, NY, 1997.

MELVILLE A., JOHNSON C., *Comment maigrir là où ça résiste*, Sand, 1988.

MERLINI M., « Chirurgie de l'obésité sévère : quelques réflexions dans un domaine qui évolue », *Rev. Méd. de la Suisse romande*, 1998, 118, 203-208.

MESSÉGUÉ M., *Cours de diet-esthétique*, Méthode de Maurice Mességué, Auto-édité, Cahiers, 1970.

MONTIGNAC M., *Savoir gérer son alimentation ou comment maigrir en faisant des repas d'affaires*, Artulen, Paris, 1989.
MORON Jacques, *La Nouvelle Clef du poids*, Robert Laffont, Paris, 1991.
ORBACH Susie, *Maigrir sans obsession*, Le Jour éditeur, Canada, 1984.
PALLARDY Pierre, *Maigrir avec Pierre Pallardy*, Michel Lafon, Paris, 1997.
PANIZZA Didier, *Le Juste Poids, mangeons heureux* ! Flammarion, Paris, 1995.
PELTRIAUX P., Cabré M., *Maigrir avec la méthode Peltriaux*, Éditions Générales, First, Paris, 1998.
POWTER S., *Régimes, arrêtons les inepties*, Michel Lafon, Paris, 1995.
PUHN Adèle, *Le Régime qui fait des miracles en cinq jours*, J.-C. Lattès, Paris, 1996.
ROTH Geneen, *Oser avoir faim, manger avec plaisir et maigrir,* Éditions Alain Stanké, Paris, 1995.
ROUET Marcel, *Individualisez votre régime*, Le Livre contemporain, Paris, 1958.
ROUET Marcel, *Les Cellulites et obésités d'origine psychique, leur traitement par le massage réflexogène, la relaxation psychosomatique, la suggestion et l'hypnose*, 1963.
ROUET Marcel, *Maigrir et vaincre la cellulite par la détente nerveuse*, 1976.
RUBIN Theodore Isaac, *Forever Thin*, Berkley Books, NY, 1970.
SACKSOCK Hubert, *Maigrir sans rechute*, Éditions de la Pensée moderne, Paris, 1975.
SAURY Alain, *Régénération par le jeûne*, Éditions Dangles, St-Jean-de-Braye, 1978.
SHELTON H., WILLARD J., OSWALD J., *The Original Natural Hygiene Weight Loss Diet Book*, 1968.
SHELTON Herbert, *Les Combinaisons alimentaires et votre santé*, Le Courrier du Livre, Paris, 1968.
SKAWINSKA Véronique, ROUSSOS Demis, *Les Bons Petits Plats qui font maigrir*, Éditions Carrère-Michel Lafon, 1983.
SOUBIRON Jean-Marc, Anne LEFÈVRE, *La Beauté sur mesure par la chirurgie esthétique*, Archipel, 1995.
STEIN Laura, *Le Régime Manhattan,* Éditions Solar, 1986.
TARNOWER H., BAKER S.S., *Scarsdale, le régime médical infaillible*, Alain Stanké Ltée et Marabout, 1978, 1979.
WALB L., *L'Alimentation dissociée* d'après Hay. Karl F. Haug Verlag, Heidelberg, 1981.
WEIGHT WATCHERS, *Le Nouveau Livre gourmand*, Belfond, Paris, 1993.
YAICH Jean-Louis, *La Faim en soi*, Seuil, Paris, 1991.
YAICH Jean-Louis, *Savoir maigrir*, Presses de la Renaissance, Paris, 1989.
ZERMATI Jean-Philippe, *La Fin des régimes*, Hachette, Paris, 1998.

Illustrations

Page 168 : Sauna individuel Marcel Rouet : *Livre de Rouet.*

Pagc 170 : Bain de lumière électrique incandescente ou à arc. *Nouvelles Méthodes pour guérir les maladies.* Bilz, 1890.

Page 175 : Points d'acupressure de Dalet. Dessins originaux.

Page 181 :
— Plus jamais ça : publicité, Belgique, 1994.
— 400 g de cellulite en 30 minutes : Delogyl, Natural Selection, Lausanne, Suisse.

Page 182 :
— Mincir en dormant : Filiform, Centre Postaligne, Chantilly, 1992.
— Le Dr Sergei R. : publicité, Italie, 1994.

Page 184 : Électrothérapie passive, Dr Bergonié. Article 1900-1913.

Page 186 :
— Ceinture Radium : *Fémina*, 1913.
— Gaine Sveltine : *Modes et Travaux*, 1950.
— Peter Pan : *Modes et Travaux*, 1960.

Page 189 : Balance, *Je sais tout*, © Kharbine Tapabor.

Page 198 : Regardez comment cette femme a maigri en quelques nuits : publicité, Belgique, 1994.

Page 205 : Germaine Charrier, radiesthésiste, traite la cellulite : *Santé d'abord*, 1957.

Page 212 : Relaxation : *Santé Magazine*, 1981.

Page 233 : Chirurgie de l'estomac. Dessins originaux.

Page 262 : Video Game, Internet, 1999.

Page 278 : Ceinture Franck-Braun : *L'Illustration*, 1914.

Table des matières

DANS LA COLLECTION « POCHES PRATIQUE »

N° 1 : Dr Henri-Jean Aubin, Dr Patrick Dupont, Pr Gilbert Lagrue, *Comment arrêter de fumer ?*
N° 2 : Dr Serge Renaud, *Le Régime crétois : incroyable protecteur de notre santé*
N° 3 : Dr Dominique Petithory, *La Diététique de la longévité*
N° 4 : Dr Anne de Kervasdoué, *Les Troubles des règles*
N° 5 : Dr Philippe Brenot, Dr Suzanne Képes, *Relaxation et Sexualité*
N° 6 : Dr Jean-Philippe Zermati, *Maigrir sans régime*
N° 7 : Dominique Laty, Dr Jean-Bernard Mallet, *Le Régime des pâtes*
N° 8 : Dr Martine Ohresser, *Bourdonnements et sifflements d'oreille*
N° 9 : Dr Bernard Fleury, Dr Chantal Hausser-Hauw, Marie-Frédérique Bacqué, *Comment ne plus ronfler*
N° 10 : Dr Denis Vincent, Dr Lucile Bensignor-Clavel, *Rhume des foins et allergies*
N° 11 : Dr Vincent Boggio, *Que faire ? Mon enfant est trop gros*
N° 12 : Dr Gégard Apfeldorfer, *Maigrir, c'est fou !*
N° 13 : Dr Thierry Vincent, *L'Anorexie*
N° 14 : Pr Pierre Duroux, Pr Michel de Boucaud, Marie-Dominique Le Borgne, *Mieux vivre avec l'asthme*

Ouvrage proposé par le Dr Jacques Fricker

Impression réalisée sur Presse Offset par

BRODARD & TAUPIN

GROUPE CPI

La Flèche (Sarthe), le 27-03-2006

N° d'impression : 34379
N° d'édition : 7381-1785-X
Dépôt légal : avril 2006

Imprimé en France